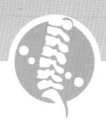

骨肌系统常见疾病

磁共振成像

诊｜断｜规｜范

U0199480

主　编　郭启勇

副主编　潘诗农

编　者（按章节前后次序排序）

郭启勇　潘诗农　赵　衡　葛英辉

刘　强　李绍林　郝大鹏　沈　君

曾献军　查云飞　牛金亮　程晓光

龚向阳

人民卫生出版社
·北京·

版权所有，侵权必究！

图书在版编目（CIP）数据

骨肌系统常见疾病磁共振成像诊断规范 / 郭启勇主编 . —北京：人民卫生出版社，2021.5（2024.5 重印）

ISBN 978-7-117-31565-4

Ⅰ.①骨… Ⅱ.①郭… Ⅲ.①骨疾病－常见病－核磁共振成像－诊断学－规范②肌肉疾病－常见病－核磁共振成像－诊断学－规范 Ⅳ.①R680.4-65②R685.04-65

中国版本图书馆 CIP 数据核字（2021）第 083298 号

人卫智网 www.ipmph.com	医学教育、学术、考试、健康，购书智慧智能综合服务平台	
人卫官网 www.pmph.com	人卫官方资讯发布平台	

骨肌系统常见疾病磁共振成像诊断规范
Gujixitong Changjian Jibing Cigongzhen Chengxiang Zhenduan Guifan

主　　编：郭启勇

出版发行：人民卫生出版社（中继线 010-59780011）

地　　址：北京市朝阳区潘家园南里 19 号

邮　　编：100021

E - mail：pmph @ pmph.com

购书热线：010-59787592　010-59787584　010-65264830

印　　刷：廊坊一二〇六印刷厂

经　　销：新华书店

开　　本：889×1194　1/32　**印张**：12.5

字　　数：290 千字

版　　次：2021 年 5 月第 1 版

印　　次：2024 年 5 月第 3 次印刷

标准书号：ISBN 978-7-117-31565-4

定　　价：60.00 元

打击盗版举报电话：010-59787491　E-mail：WQ @ pmph.com
质量问题联系电话：010-59787234　E-mail：zhiliang @ pmph.com

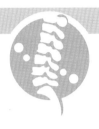

前言

近几年来，我们在中国医师协会放射医师分会的规范化培训活动中，深深地感觉到基层医院从事磁共振成像（magnetic resonance imaging，MRI）诊断的医务工作者迫切需要一本常见疾病的规范化诊断手册。目前，随着国家经济实力的增强和对百姓健康的重视，MRI设备在全国县级以上医院广泛普及，然而基层医院应用MRI技术的经验有限，而且规范化的MRI影像诊断标准，便于同行间对于所观察到的相同影像征象进行交流，同时便于患者在多个不同级别医院之间就诊。本着这样的初衷，我们编写了这本《骨肌系统常见疾病磁共振成像诊断规范》，而且把书籍设计为可以放在白大衣口袋里的大小，便于放射科医师随身携带、随时翻阅，及时准确地做出影像诊断。本书是我们计划编写的MRI诊断口袋书系列书籍中的一本，已出版的《中枢神经系统与头颈部常见疾病磁共振成像诊断规范》已出版并获得广泛好评。

本书按照骨关节发育畸形、创伤、坏死、骨软骨病、感染、肿瘤、慢性关节病、代谢性骨病、脊柱病变、血液系统骨病、软组织病变及运动创伤的顺序分章节论述，内容全面，且均由国内相关专业经验丰富的、在大学医学院附属医院工作多年的主任医师及教授负责编写。这种写作布局，便于读者在写报告时分类查阅，同时有利于鉴别诊断。对于常见疾病都分别列出了疾病的概述、临床与病理、MRI 表现和诊断要点及鉴别诊断，希望帮助读者建立明确的诊断及鉴别诊断思路。

MRI 的原理复杂，相关知识博大精深，现代医学的发展也日新月异，我们的认识需要不断提高。本书的编写难免有疏漏欠缺之处，诚恳希望广大读者在阅读应用过程中提出批评和改进意见，让我们共同学习进步。

郭启勇

2021 年 5 月

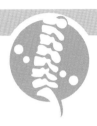

目 录

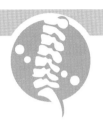

第一章

骨关节发育畸形

第一节　MRI 检查方法

骨关节系统磁共振成像（magnetic resonance imaging, MRI）常用序列包括 T_1WI 和 T_2WI 序列，必要时可行 T_2WI 的脂肪抑制序列，可选择冠状面、矢状面及横断面，但 MRI 对于皮质骨及松质骨的显示不如 X 线和 CT。MRI 作为临床上观察关节软骨的首选检查方法，可行平扫及增强检查，常规采用自旋回波序列（spin echo, SE），横断面 T_1WI、T_2WI，矢状面 T_1WI、T_2WI 及脂肪抑制 T_1WI 序列，必要时可加做冠状面扫描。

第二节　骨与关节的正常 MRI 解剖

MRI 具有独特的诊断价值，对骨骼组织具有高分辨率和良好的对比度，能在冠状面、矢状面和横断面上清晰地显示出肌肉和骨骼的解剖结构。骨关节内成分复杂，包括骨、关节内滑膜皱襞、纤维软骨、关节囊、韧带、肌腱、肌肉等（表 1-2-1）。

表 1-2-1　骨骼的正常 MRI 表现

	T_1WI	T_2WI	脂肪抑制 T_1WI
骨皮质	低信号	低信号	低信号
骨松质	中低信号	中高信号	中低信号
纤维软骨	中等信号	低信号	高信号
肌肉	等信号	等或低信号	低信号
脂肪	高信号	高信号	低信号
关节积液	低信号	高信号	中等信号
关节囊、韧带、肌腱	低信号	低信号	低信号
关节内滑膜皱襞	低信号	低信号	低信号

1. 骨（bone）　骨骼分为骨皮质、骨松质和骨髓。骨皮质坚实，为致密骨，含水少，在 MRI 各种序列 T_1 和 T_2 加权像上均为低信号，骨松质含有骨髓及脂肪组织，高分辨率 MRI 可清晰地显示骨小梁结构，骨发育期，幼儿骨髓有造血功能为红骨髓，SE 序列 T_1 加权像上呈均匀低信号，T_2 加权像上信号稍高。少年儿童骨髓脂肪组织增多，转化为黄骨髓，T_1 加权像呈高信号，T_2 加权像呈中等信号，T_2 梯度回波序列上呈低信号。

2. 关节内滑膜皱襞（synovial fold）　全身各关节内均有滑膜皱襞伸入关节腔内，滑膜皱襞由两层滑膜形成，中间有丰富的毛细血管和少量结缔组织，呈舌状伸入关节间隙内，在 T_1 和 T_2 加权像上，滑膜均呈夹在两关节软骨之间的线样低信号。

3. 纤维软骨（fibrocartilage）　纤维软骨在人体内分布广泛，韧带、肌腱和骨间膜等均由纤维软骨附着在骨的表面，T_1WI 和 T_2WI 上呈低信号。

4. 关节囊（joint capsule）、韧带（ligament）、肌腱（tendon）

关节囊、韧带、肌腱内均含有致密胶原纤维,在 MRI 各种序列中呈低信号。

5. 肌肉(muscle)　肌肉包绕在骨骼的周围,分布于全身各部位,T_1 加权像呈中等信号,T_2 加权像呈低信号。

第三节　骨关节发育畸形的 MRI 表现

一、先天性桡骨小头脱位

先天性桡骨小头脱位为较少见的先天性畸形,可双侧发生,也可合并其他畸形,桡骨小头可向前、后或侧方脱位,导致肘关节僵硬,患儿出生时常无明显畸形,随着生长发育可逐步出现肘部活动障碍,常因肘部轻微外伤后行检查才明确诊断。

【临床与病理】

本病主要表现为双侧肘部不对称,伸肘或屈肘关节时出现弹响或活动受限。尺骨弯曲方向与脱位类型有关,如桡骨小头前脱位,尺骨向前方凸起;桡骨小头后脱位,尺骨向后凸出;外侧脱位时尺骨则向外侧凸出。当桡骨小头前脱位时,肘关节屈曲范围变小,肘窝处可扪及脱位的桡骨小头,当桡骨小头后脱位时肘关节不能完全伸直,肘后方可扪及凸起的桡骨小头。

【MRI 表现】

根据桡骨头脱位的方向分为前、外和后方脱位 3 种。具体 MRI 表现:①桡骨头呈圆顶状,颈细而长;②肱骨小头发育不良或缺如;③部分滑车缺如;④内上髁突出;⑤相对短的尺骨和相对长的桡骨。

【诊断要点与鉴别诊断】

先天性桡骨小头脱位需与创伤性桡骨头脱位相鉴别。

先天性桡骨头脱位诊断要点为:桡骨小头发育不良,形态呈半球形,与肱骨小头相对应的关节无凹形切迹,肱骨小头偏小,尺骨上的桡骨切迹小或缺如,桡骨过长,尺骨干随桡骨头脱位的方向呈弯曲畸形等。而创伤性桡骨头脱位,有明确外伤史,骨骼形态无明显异常,但若脱位时间较长,儿童骨骼处于生长期,尺骨亦可出现弓形改变,桡骨头向上移位。

二、马德隆畸形

马德隆畸形是由于桡骨远端尺侧及掌侧骨骺发育障碍引起的腕部畸形,该疾病罕见,由 Madelung 医生于 1878 年首次详细描述并将其命名。

【临床与病理】

马德隆畸形好发于 6~13 岁青少年,男女发病比例约为1:4,发病机制尚未完全明确,该病可能与骨折畸形愈合、营养不良性发育障碍、外伤、类风湿关节炎等有关,且该病常与软骨生成障碍、软骨发育不全伴随发生。约 30% 的马德隆畸形患者具有家族遗传史,且为常染色体显性遗传,目前研究证实该病与 *SHOX*、*GNAS* 等基因相关。该病多双侧发病且严重程度不一致。典型的临床表现为前臂短缩、尺骨远端向背侧突出、桡骨远端关节面向掌尺侧倾斜,旋后、尺偏、背伸活动减弱,伴随或不伴随疼痛。早期诊断与治疗是该疾病功能恢复的关键。

【MRI 表现】

目前马德隆畸形的诊断以 X 线检查为主,但对于早期病变却难以发现,MRI 对于马德隆畸形的早期诊断具有一定价值,可以显示韧带及骨骺畸形。在冠状面 MRI 图像上可见桡骨远端尺侧缩短,桡骨远端关节面向尺侧偏斜,邻近腕骨弓由原来弧形排列变成倒三角形,月骨位于三角的顶点;桡月韧带与掌桡三角韧带附着处信号明显减低,且韧带不规则增粗;在矢状面上,腕关节向掌侧移位呈枪刺状,尺骨头向背侧突出,桡骨向掌侧倾斜,桡骨关节面仍可见桡月韧带与掌桡三角韧带附着点的特征性低信号切迹。此外,还可见桡骨远端尺侧部分骨骺低信号生长障碍带,三角纤维软骨复合体弥漫增厚并且倾斜,提示生长缓慢。

【诊断要点及鉴别诊断】

马德隆畸形需与假性马德隆畸形相鉴别,后者为其他疾病的后遗症或并发症,如佝偻病、桡骨远端损伤或感染、多发性内生软骨瘤及外生骨疣等。结合病史及其典型 X 线表现不难诊断,MRI 检查可显示韧带畸形,对该病的早期诊断具有一定价值。

三、发育性髋关节发育不良

发育性髋关节发育不良(developmental dysplasia of hip, DDH)是一种比较常见的畸形,过去称之为先天性髋关节脱位,1991 年北美儿童矫形外科协会命名会上用 DDH 来代替传统的先天性髋关节脱位,该疾病发病率在不同地区和不同人群之间差异很大,某些欧洲国家如荷兰、捷克和意大利发病率在 1% 以上,国内为 1.1%~3.8%。本病以女孩多见,发病率约是男孩的 5 倍;臀位产发病率约为头位产的 10 倍,但男女发病率之比降为 1∶2,该疾病也见于双卵双胎产、头产女婴和冬天出生者。单侧脱位以左侧多见,为双侧脱位的 2 倍。DDH 包括完全性脱位和半脱位,也包括髋关节弹响和髋关节不稳。本症病因尚不完全清楚,具有一定的遗传倾向,可通过显性基因传递。导致髋关节脱位的原因包括髋关节发育不良、关节囊松弛、股骨颈前倾角过大及关节周围软组织发育缺陷等。一般认为髋臼发育不良是引起脱位的最主要解剖病因,如加上股骨颈前倾角过大等因素,更易发生脱位。

【临床与病理】

跛行为主要症状,双侧脱位者为鸭步样步态。体检时可发现双下肢不等长,单侧脱位者臀纹、腿纹不对称。通过对关节囊的形态学及组织化学研究和对圆韧带活检,发现二者的改变为继发性机械性压力所致。早期治疗能达到良好的效果,可避免成年后的髋关节残疾。

【MRI 表现】

患肢股骨头向外侧移位,患侧股骨头骨骺变小、信号欠均匀,冠状面患侧骨性髋臼角增大、失去正常的圆形轮廓,同时可见患侧股骨头软骨边缘不光滑,部分病例关节腔可见少量积液、关节窝内脂肪垫增生肥大、关节腔内软组织充填、等(图 1-3-1、图 1-3-2)。

【诊断要点及鉴别诊断】

根据髋脱位和髋臼发育不良等改变,结合发病的年龄特征,不难诊断 DDH,应与其他性质的髋脱位以及易误诊为脱位的病变进行鉴别:

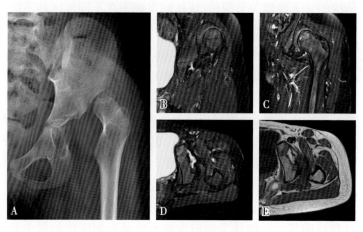

图 1-3-1 发育性髋关节发育不良

A. X 线正位片;B~D. 脂肪抑制 T_2WI 冠状面、矢状面、横断面;E. T_1WI 横断面;髋臼窝平浅宽大,髋臼顶发育不良呈斜坡状,髋臼角明显增大,股骨上段向外上方移位,股骨头与髋臼分离,关节囊拉长肥厚

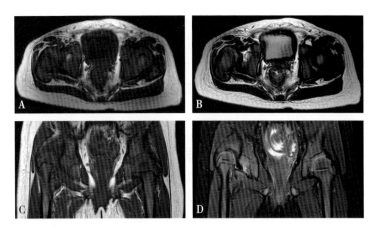

图 1-3-2　发育性髋关节发育不良

A. T$_1$WI 横断面；B. T$_2$WI 横断面；C. T$_1$WI 冠状面；D. 脂肪抑制 T$_2$WI 冠状面；髋臼窝平浅宽大，髋臼顶发育不良呈斜坡状，关节囊拉长肥厚，股骨上段向外上方移位，股骨头与髋臼分离

（1）获得性创伤性髋脱位：根据创伤史、髋臼发育正常可鉴别。

（2）获得性非创伤性髋脱位：由脑性瘫痪或截瘫等引起，该病的髋臼角一般仍保持正常，此类患者具有长期瘫痪病史。

（3）病理性髋脱位：化脓性髋关节炎由于积脓和关节囊破坏，引起髋脱位，关节软组织肿胀，信号增高，髋臼角正常。

（4）股骨颈骨折和骨骺分离：在婴儿股骨头颈未骨化时仅能见到股骨近段移位，极易误诊为 DDH。

（5）呆小病：其表现包括股骨头小、信号不均，扁平髋，合并骨骺滑脱时可能误诊为 DDH，全身显著的骨骺骨化延迟可供鉴别。

四、先天性髌骨脱位

先天性髌骨脱位（congenital dislocation of the patella，CDP）是临床上较为罕见的疾病，是一种以伸肌功能障碍为特征的疾病,Green 和 Waugh 于 1968 年首次报道。先天性髌骨脱位主要发生在患有唐氏综合征、骨 - 甲发育不良(Osteo-Onychodysplasia)、鲁宾斯坦 - 泰比综合征(Rubinstein-Taybi syndrome)和 William-Beuren 综合征等遗传性疾病的儿童中,在健康儿童中很少见。

【临床与病理】

目前对 CDP 的病理研究较少,目前病因尚不明确,多考虑与先天性股四头肌和髌骨发育不正常、子宫内因素、肌肉和筋膜粘连等有关。目前认为 CDP 是因为膝关节局部结构先天性发育不良或者肌肉的力量出现不平衡等原因造成。先天性髌骨脱位多为唐氏综合征、Osteo-Onychodysplasia、Rubinstein-Taybi 综合征和 William-Beuren 综合征发生的一部分,也可孤立发生。髌骨骨化一直持续到青春期,这导致诊断延迟,因为即使髌骨位置不正确,患儿第一次行走的时间也不会改变。然而,由于伸肌机制的薄弱,伸肌的不平衡,患儿表现为频繁坠落。CDP 主要有四个特点:①患儿在出生时股骨髁间凹未出现髌骨;②髌骨处于脱位的状态;③患儿不能主动伸直;④患儿膝关节被动活动时表现正常。髌骨骨化始于 3~4 岁,此前髌骨骨化中心尚未出现,X 线无法发现异常,加之触诊困难,很少出现临床症状与体征,早期诊断困难,因此仔细的体格检查是必要的,重点是触诊髌骨,髌骨很小,相对固定于外侧髁上。

【MRI 表现】

X 线前后位可显示髌骨的位置和大小,可以显示股外侧髁发育不良的程度、关节间隙狭窄的严重程度以及胫骨相对于股骨的相对位置,横断面可显示髌骨的位置、形状和大小、髁间沟发育情况和股骨外侧髁发育不良的程度。CT 提供骨质细节信息,运动扫描(不同弯曲角度)可显示髌骨相对于股骨干的位置。磁共振成像可以准确区分软骨与邻近关节结构,显示精细的解剖细节和伸肌机制相关结构之间的关系,应作为术前评估和计划的一部分。CDP 表现为:髌骨小或观察不到髌骨,股四头肌短小,滑车发育不良。此外磁共振成像清晰显示连续的伸肌,以及未附着在相应解剖位置上的髌韧带。矢状面 MRI 显示细小髌骨的位置较高,横断面可显示髌骨的脱位。另外,MRI 可观察到膝关节韧带的撕裂和损伤与否,以及急性损伤后对应关节腔的积液,对于急性病例意义较大(图 1-3-3、图 1-3-4)。

【诊断要点及鉴别诊断】

对于疑似病例应对其进行 MRI 检查以帮助诊断。MRI可以确定发育中的髌骨的大小、形状和方向,显示变薄及纤维化的股四头肌,确定股四头肌和股四头肌肌腱附着的大小和位置,以及髌腱、内外侧支持带的大小和位置,评估半月板,对于术前计划很大帮助,是术前不可分割的一部分。CDP应与创伤性髌骨脱位相鉴别,创伤性髌骨脱位的高位髌骨、滑车软骨发育不良易与 CDP 混淆,但其明确的外伤病史有助于鉴别,MRI 有助于鉴别创伤性髌骨脱位继发的骨软骨损伤以及骨髓水肿,典型的骨髓水肿可能因髌骨移位时的撞击而出现在股骨外侧髁和髌骨内侧。

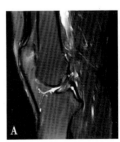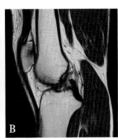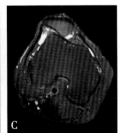

图 1-3-3　先天性髌骨脱位

A. 脂肪抑制 T_2WI 矢状面;B. T_1WI 矢状面见右侧髌骨位置较高,股髌间隙增大;C. 脂肪抑制 T_2WI 横断面见髌骨向外侧移位,髌上囊积液

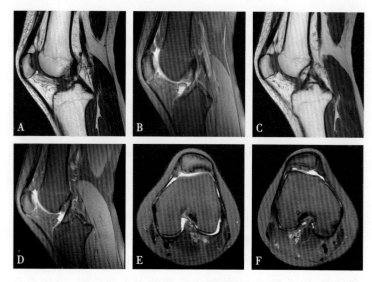

图 1-3-4 先天性髌骨脱位

A~D. 左、右膝关节 MRI 矢状面见右侧髌骨位置较高;E、F. 左、右股髌间隙明显增大,髌上囊积液

五、马蹄内翻足

马蹄内翻足(talipes equinovarus,TEV),是小儿骨科常见的先天畸形,严重影响足部发育及功能,是一种先天性足、踝的三维畸形。主要表现为前足内收、跟骨内翻、踝与距下关节跖屈、高弓足的三维畸形,常合并有踝关节马蹄位、胫骨内旋,发病率为 0.39%~8.00%,男性发病率高于女性(约为2∶1),单侧发病较多,右脚受累常见,部分病例可有家族史。早期治疗能达到良好的效果,可避免导致成年后的足畸形、功能障碍。

【临床与病理】

马蹄内翻足,是临床骨科最常见足踝畸形之一,其先天性足踝畸形是由于脚和小腿多个组织的结构缺陷导致脚和踝关节位置异常所致。主要由先天或后天原因导致。可分为四个主要部分:前足内收,后足内翻,马蹄和弓形足。马蹄内翻足的病因仍未完全清楚,通常被认为是特发性马蹄内翻足,或与其他医学综合征或神经肌肉疾病(如脊柱裂、脊髓脊膜膨出和关节畸形)有关,其他与马蹄内翻足有关的因素包括男性、初产母亲和母亲吸烟等。尽管有许多假说,如神经肌肉、骨骼、结缔组织和血管因素,但这种畸形的确切病因和发病机制尚不清楚。根据原因和反应分为四类:特发性、体位性、神经源性和综合征性马蹄内翻足。准确认识马蹄内翻足的病理解剖是矫正畸形的基础。如未经处置,马蹄内翻足会导致明显的残疾,严重影响成年后的生活质量。早期诊断和治疗是预防晚期残疾的关键。

【MRI 表现】

X 线可测量足跟骨与距骨纵轴夹角,小于 20° 提示足后部内翻。足距骨与跟骨夹角大于 20° 时,提示足前部内收。MRI 上骨骼与肌肉信号显示正常,部分可显示肌肉量减少,韧带变短。偶见腓骨头压迫腓神经。MRI 能够清晰显示骨肌及软组织结构的三维信息,并能够提供肌肉、韧带改变的异常表现(图 1-3-5)。使用常规冠状面、矢状面和横断面图像或三维技术的 MRI 可用于测量跗骨的旋转和半脱位以及术后并发症。

【诊断要点及鉴别诊断】

根据临床表现即可诊断,MRI 可以多参数、多方位提供组织结构的三维信息,为治疗方法的选择及后续疗效评估提供影像依据。注意马蹄内翻足与新生儿足内翻相鉴别,新生儿姿势性足内翻外观和先天性特发性马蹄内翻足相似,虽呈内翻改变但内侧不紧绷,可背伸至胫骨前,经手法治疗可恢复正常,此可与本病鉴别。

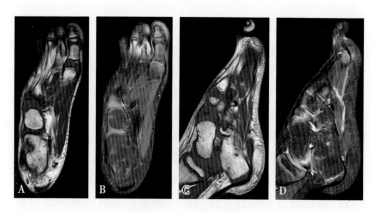

图 1-3-5　马蹄内翻足

A、B. MRI 横断面,跟骨、距骨、骰骨骨化良好,前足内收、内旋,距骨屈曲,距骨头向背侧、外侧隆起;C、D. MRI 矢状面,跟骨内翻,足弓高,足跟变窄,足外缘凸起

六、踇趾外翻畸形

踇趾外翻畸形(hallux valgus,HV),是踇趾第一跖趾关节处向外偏斜超过正常生理范围的一种前足畸形。踇趾外翻在 18~65 岁成人中患病率为 23%,超过 65 岁的老年人中患病率高达 35.7%。女性发病多于男性,男女比例为 1∶9~1∶15。此类疾病的各种组成原因具有多变性和可塑性,疼痛可能是其主要症状。

【临床与病理】

患者中 60%~70% 有家族史,18 岁以前如果没有踇趾外翻,一般认为没有家族史。遗传特殊的生物力学结构功能。踇趾外翻畸形的病因学基础被认为是原发性跖内翻,婴儿时期即可被发现,但经常存在其他解剖异常。可能存在倾斜的第一跖骨 - 楔骨关节,远端跖骨关节角(distal metatarsal articular angle,DMAA)可发生横向偏移,第一跖掌关节(metatarsophalangeal joint,MTPI)可为扁平或圆锥形。也有人认为踇趾外翻与柔软性扁平足和韧带松弛有关。鞋的磨损并不是导致畸形的原因,但可能是导致症状的原因。踇趾外翻畸形也与其他神经肌肉疾病有关,如脑瘫等。

【MRI 表现】

目前踇趾外翻畸形的影像诊断以 X 线为主,踇外翻角(HVA):第一跖骨纵轴线与第一趾近节趾骨纵轴线之间的夹角,正常 <20°。按 X 线片有关角度测量踇趾外翻畸形可分为:轻度 25° 以下;中度 25°~30°;重度 35° 以上。MRI 对于踇趾外翻畸形的诊断具有一定价值,可以显示肌肉韧带改变及骨髓水肿。踇趾外翻畸形的 MRI 征象为籽骨移位、籽骨骨质增生、内侧隆起肥大和存在第一跖骨头关节囊。部分可有相应骨髓水肿,同时观察到相对于第一跖骨长轴的内侧肌肉向外侧移位,这为评估外翻严重程度提供有力信息。大多数关节囊在 T_2WI 没有高信号显示,增强扫描无明显强化。

【诊断要点及鉴别诊断】

本病主要以 X 线诊断为主,通过测量外翻角、第一跖骨内翻角、内侧楔骨长轴角、第一跖骨和第一跖骨间角的角度,从 X 线承重片上评估踇趾外翻畸形。根据踇趾外翻畸形外观形态及 X 线表现等,不难诊断,MRI 可观察骨髓水肿及软组织信息,为制订临床治疗方案提供帮助。踇趾外翻畸形主要与踇趾僵硬相鉴别,踇趾僵硬表现为第一跖趾关节间隙变窄,关节周围骨质增生,籽骨增生,踇趾外翻畸形多与关节囊相关,大部分关节囊内几乎没有液体,增强扫描无明显强化。

七、扁平足

小儿扁平足(pediatric flatfoot)在小儿中很常见,通常无症状,并随着儿童年龄的增长而改善,是一种可变的复杂的足部畸形。可分为柔软性扁平足和僵硬性扁平足。

【临床与病理】

婴儿通常出生时有扁平足,在出生后的第一个十年中形成纵向足弓。在 3~6 岁的儿童中,44% 的人有扁平足,后脚外翻的平均值为 5.5°。从 3~6 岁,随着足弓的成熟,扁平足的比率从 54% 下降到 24%。与女孩相比,男孩的足弓发育迟缓大概 1 年。扁平足往往在超重和肥胖儿童中持续存在。扁平足畸形被定义为一种复杂的、可变的畸形,包括距骨过度的足底弯曲、负重时的翼下外翻以及与距骨头部相关的跟骨外翻、外旋和背屈。相对于距骨头部,舟骨呈外展和背屈,使整个中足和前脚相对于后脚呈外展和仰卧。正如 Evans 在 1975 年首次描述的那样,这些畸形导致了侧柱的"缩短",尽管目前尚不清楚这是否是真正的长度差异或由于距骨关节错位而导致的功能差异。在儿童和青少年中常见的扁平足类型包括:①柔软性扁平足;②僵硬性扁平足。无论柔软性扁平足还是僵硬性扁平足,均表现为腓骨远端或中足内侧、足跟内侧、跗骨窦的疼痛。除先天性因素外,小儿扁平足也可由于双脚缺乏锻炼或脚底软组织劳损造成。此外,穿鞋不适、儿童肥胖也可导致扁平足。扁平足临床上常表现为疼痛、活动相关后疲乏等症状。

【MRI 表现】

无症状柔软性扁平足通常不需要影像检查。在有症状的柔软性扁平足或僵硬性扁平足中,根据临床表现及体格检查不难诊断扁平足,影像学通常是根据鉴别诊断需要进行选择。X 线表现为跟骨倾斜角减小,跟骨头包容度和跟骰外展角增大,距跟角增大,距骨 - 第一跖骨角增大,跟骰角增大,部分可能出现跗骨融合症。MRI 提供诊断与评估补充信息,可了解骨与肌肉软组织间关系。MRI 显示足底扁平、足内侧纵弓塌陷,前足背伸、外展,后足外翻;可观察纤维和软骨结合以及胫后肌肌腱、足部其他肌腱和韧带的异常情况（图 1-3-6、图 1-3-7）。在副舟状骨综合征的病例中，可见胫后肌肌腱受损呈长 T_1 长 T_2 信号影，边界显示不清。如出现脚不对称或神经学异常可能需要对腿、脊柱或大脑进行 MRI 检查。

【诊断要点及鉴别诊断】

扁平足具有较特征性的改变，表现为足弓角的开大或足弓形态扁平，在 X 线或 CT 上即可做出诊断，对于观察足部骨

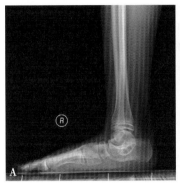 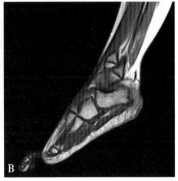

图 1-3-6　扁平足

A. 足负重位：足内弓约 154°，足外弓约 167°；B. T_1WI，示足底扁平、纵弓塌陷

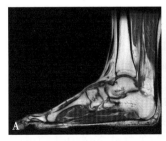 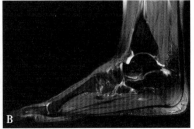

图 1-3-7　扁平足

A. T_1WI 矢状面；B. 脂肪抑制 T_2WI 矢状面，示足底扁平、纵弓塌陷

髂、肌肉、韧带的改变,MRI则具有其独特的优势。本病需与神经肌肉性平足症鉴别。神经肌肉性平足症是种罕见的神经退行性疾病所引起的足部畸形,表现为下肢痉挛、无力、足部畸形。

(郭启勇　潘诗农　刘强　赵衡)

参 考 文 献

1. 陈志刚. 关节病影像诊断学. 西安:陕西科学技术出版社,1999.

2. 梁碧玲. 骨与关节疾病影像诊断学. 北京:人民卫生出版社,2006.

3. 江浩. 骨与关节 MRI. 上海:上海科学技术出版社,1999.

4. KAAS L,Struijs PA. Congenital radial head dislocation with a progressive cubitus valgus:a case report. Strategies Trauma Limb Reconstr,2012,7 (1):39-44.

5. Karuppal R,Marthya A,Raman RV,et al. Case report:congenital dislocation of the radial head -a two-in-one approach. F1000Res,2014,3 (22):1-8.

6. Stehling C,Langer M,Nassenstein I,et al. High resolution 3.0 Tesla MR imaging findings in patients with bilateral Madelung's deformity. Surg Radiol Anat,2009,31(7):551-557.

7. Ali S,Kaplan S,Kaufman T,et al. Madelung deformity and Madelung-type deformities:a review of the clinical and radiological characteristics. Pediatr Radiol,2015,45(12):1856-1863.

8. Kozin SH,Zlotolow DA. Madelung Deformity. J Hand Surg Am,2015,40 (10):2090-2098.

9. Beltran LS,Rosenberg ZS,Mayo JD,et al. Imaging evaluation of developmental hip dysplasia in the young adult. AJR Am J Roentgenol, 2013,200(5):1077-1088.

10. Starr V,Ha BY. Imaging update on developmental dysplasia of the hip with the role of MRI. AJR Am J Roentgenol,2014,203(6):1324-1335.

11. Tokgöz MA,Çavuşoğlu AT,Ayanoğlu T,et al. Neglected bilateral congenital dislocation of the patella. Eklem Hastalik Cerrahisi,2017,28

(2):128-131.

12. Koplewitz BZ, Babyn PS, Cole WG. Congenital dislocation of the patella. AJR Am J Roentgenol, 2005, 184(5):1640-1646.

13. Kamath SU, Austine J. Radiological assessment of congenital talipes equinovarus (clubfoot):Is it worthwhile?. Foot (Edinb), 2018, 12(37): 91-94.

14. Machida J, Inaba Y, Nakamura N. Management of foot deformity in children. J Orthop Sci, 2017, 22(2):175-183.

15. Hecht PJ, Lin TJ. Hallux valgu. Med Clin North Am, 2014, 98(2):227-232.

16. Chell J, Dhar S. Pediatric hallux valgus. Foot Ankle Clin, 2014, 19(2): 235-243.

17. Welck MJ, Al-Khudairi N. Imaging of Hallux Valgus:How to Approach the Deformity. Foot Ankle Clin, 2018, 23(2):183-192.

18. Ford SE, Scannell BP. Pediatric Flatfoot:Pearls and Pitfalls. Foot Ankle Clin, 2017, 22(3):643-656.

19. Dare DM, Dodwell ER. Pediatric flatfoot:cause, epidemiology, assessment, and treatment. Curr Opin Pediatr, 2014, 26(1):93-100.

20. Harris EJ, Vanore JV, Thomas JL, et al. Diagnosis and treatment of pediatric flatfoot. J Foot Ankle Surg, 2004, 43(6):341-373.

21. Vulcano E, Maccario C, Myerson MS. How to approach the pediatric flatfoot. World J Orthop, 2016, 18:7(1):1-7.

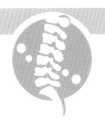

第二章

骨与关节创伤

第一节　MRI 检查方法

　　骨与关节创伤常见,通常 X 线片是首选检查方法,对于复杂部位的关节和中轴骨损伤,CT 检查已经是临床重要的首选检查技术。MRI 检查的时效性不及 X 线片和 CT,但其独特的多参数成像、任意平面成像、对关节内非骨性结构的显示和对可疑骨折的鉴别诊断作用等不能忽视,因此 MRI 也是骨与关节损伤影像学检查的重要组成部分,是 X 线片和 CT 检查的重要补充。

　　由于 MRI 的检查时间较长,尽可能选用能贴近检查部位并且能固定良好的表面专用线圈和多通道线圈,可以缩短检查时间并提高图像质量。MRI 的扫描层面要求包括长管状骨的长轴和短轴以平行或垂直于关节面,扫描范围至少包括一个关节和邻近软组织,可选择冠状面、矢状面及横断面成像。对于韧带、肌腱的损伤,依据其走行方向,增加其长、短轴方向的扫描。如肩关节的斜冠状面、斜矢状面和平行于膝关节前交叉韧带的斜冠状面或斜矢状面薄层无间隔扫描,可以完整显示韧带起止点及中间纤维束。

常用的 MRI 序列包括:常规自旋和快速自旋回波 T_1 加权成像(T$_1$ weighted image,T_1WI)、质子密度加权成像(proton density weighted image,PDWI)和 T_2 加权成像(T_2 weighted image,T_2WI)。骨皮质为低信号,脂肪及含有黄骨髓的骨松质呈高信号,骨折线在 T_1WI 显示为低信号。PDWI 的脂肪抑制序列图像上,骨髓和脂肪组织呈低信号,关节软骨为透明软骨呈中等偏高信号,关节内液体呈高信号,因此比 T_2WI 序列更常用于四肢关节的检查。抑脂的三维扰相梯度回波序列(3D-SPGR 或 DESS)软骨呈高信号,是评价软骨病变最有价值的序列。MR 关节腔造影 T_1WI 序列能更好地显示肩袖、关节盂唇及关节囊撕裂。

扩散加权成像(diffusion weighted imaging,DWI)和 MR 增强扫描用于对病变的性质如骨肿瘤、肿瘤样病变及炎症的鉴别以及疗效的评估。需要注意的是,检查中应至少有一个序列是常规不抑脂序列。

第二节　骨与关节创伤的 MRI 表现

在外力或病理因素作用下,上肢骨、下肢骨、骨盆骨、躯干骨均可发生骨折、关节损伤和关节脱位。骨折时局部骨皮质和/或骨小梁连续性中断,断端出血水肿,骨痂形成后随着机体的修复而吸收塑形,无骨外膜或骨外膜受损的骨折断端,在修复过程中不显示骨痂影,仅显示骨折线逐渐模糊。隐匿性骨折是常规 X 线检查难以发现的骨折,常见于疲劳骨折、衰竭骨折、隐性创伤骨折和隐性骨内骨折,可用 CT、MRI 或核素骨显像早期诊断。

骨骺损伤是骨骺闭合前骨骺部发生创伤,也称为骨骺分离。骨骺损伤可以是单独软骨损伤,也可以是软骨和干骺端、骨骺骨质同时断裂。骨骺损伤后易发生畸形愈合。

关节损伤时关节面局部骨、软骨、关节囊、关节周围软组织出血水肿,较轻的出血水肿大多可完全吸收,而严重损伤或反复损伤者,引起局部较重或反复无菌性炎症反应,可致局部纤维化,软骨、肌腱、韧带由于自身血供较少,损伤或撕裂后较难自然恢复。

关节脱位是组成关节的骨质位置发生异常改变,分为全脱位和半脱位,脱位可造成骨内血运中断,陈旧性脱位常出现纤维愈合。骨折、关节损伤和关节脱位常有疼痛和压痛、局部功能障碍和活动受限等。

一、上肢骨折

上肢骨包括上肢带骨(锁骨、肩胛骨)、肱骨、尺骨、桡骨、腕骨、掌骨及指骨,腕骨 8 块,包括舟骨、月骨、三角骨、豆状骨、大多角骨、小多角骨、头状骨、钩骨,掌骨 5 块,包括第 1~5 掌骨,第一指骨 2 块,包括近节指骨和远节指骨,第 2~5 指骨各 3 块,包括近节指骨、中节指骨和远节指骨。

(一)上肢带骨骨折

1. 锁骨骨折

【临床与病理】

常发生于锁骨中 1/3 段,局部胸壁畸形,伴发肩锁关节脱位者上肢功能受限,肩锁关节间隙大于 5mm 提示脱位,由于肌肉牵拉作用,锁骨近侧断端或锁骨肩峰端常常向上移位。MRI 有助于发现隐性骨折和周围韧带损伤。

【MRI 表现】

锁骨骨皮质连续性中断,骨折断端 T_1WI 低信号、T_2WI 高信号,相对缘骨髓腔内显示斑片状水肿区,T_2WI 及 T_2WI 抑脂像呈高信号,肩锁关节脱位者关节间隙显示点条状 T_2WI 高

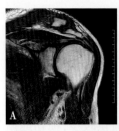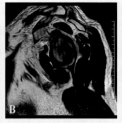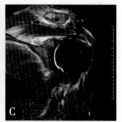

图 2-2-1　左侧锁骨外侧端骨折伴肩锁关节半脱位,冈上肌肌腱损伤

患者男性,70 岁,左肩摔伤后肿痛,外展受限。A. 斜冠状面 T_1WI;B. 矢状面 T_2WI;C. 斜冠状面 PD-FS 序列,左侧锁骨外侧端骨质不连续,断端错位,肩锁关节分离;冈上肌肌腱变细、连续,肩周软组织高度水肿

信号(图 2-2-1)常规 T_2 序列,在高信号的脂肪背景下注意观察低信号的喙锁韧带、喙肩韧带的形态及连续性,完全断裂时可见韧带挛缩。

【诊断要点与鉴别诊断】

患者常有明确的外伤史,局部疼痛,结合 X 线片及 CT 容易确诊。骨折愈合过程中,骨折断端对位的差异化并局部血肿机化、骨痂形成,首选 X 线及 CT 复查,MRI 表现可以多种多样,需要与锁骨的原发肿瘤、转移瘤和慢性骨髓炎鉴别。肿瘤性病变常常因轻微外伤后疼痛时发现,病变区可见骨质破坏,骨骼变形等原发病变特点,周围软组织肿块,增强后病变区域常有不同程度强化。锁骨处皮下组织一般较薄,骨髓炎时局部红肿热痛很容易检查到,局部骨膜反应明显,呈长 T_1 长 T_2 信号,增强后环形强化。

2. 肩胛骨骨折　肩胛骨骨折以 X 线和 CT 检查为主。合并肩胛盂骨折及可疑韧带损伤是 MRI 的适应证,请参考相关肩关节章节。

（二）肱骨骨折

【临床与病理】

肱骨骨折部位位于肱骨外科颈时,可伴肱骨大结节撕脱性骨折、肩关节脱位、肩胛骨盂唇损伤和肩袖损伤。肩关节脱位可分为前脱位和后脱位,前下脱位常见,形成方肩,搭肩试验阳性。肩胛骨盂唇损伤是造成关节前不稳定和脱位的基本损伤。肩关节囊和肩袖损伤时,肩关节活动受限,抬肩力量减弱。盂唇损伤和肩袖损伤请参阅第十一章运动医学。

【MRI 表现】

MRI 检查能发现肱骨外科颈及大结节隐匿性骨折、肩胛盂损伤、肩袖及韧带损伤,有助于判断肩关节不稳。肱骨外科颈骨折断端髓腔内显示斑片状抑脂 T_2 高信号影,肩关节囊、肩袖损伤局部显示条形、不规则形液体信号影,T_1 低信号,T_2 高信号,肌腱或韧带撕裂时,其低信号影连续性中断,部分中断时韧带、肌腱边缘毛糙、缺损,完全中断时挛缩移位(图 2-2-2、图 2-2-3)。

【诊断要点与鉴别诊断】

肱骨外科颈骨折,结合病史、X 线及 CT 资料容易明确诊断,需要与病理性骨折鉴别,后者可表现为不同的原发病变特点,如肱骨的骨质破坏,髓腔内黄骨髓信号被病变组织代替,邻近骨皮质变薄、破坏,病变可突破骨皮质形成软组织肿块,增强后病变不同程度强化等,不难鉴别。

(三) 肘关节骨折

【临床与病理】

肘关节骨折属于肘部周围复杂创伤,肘关节内骨折对关节功能和儿童骨发育影响更大,常伴有尺侧、桡侧副韧带、复合体损伤等,包括肱骨髁骨折、桡骨小头骨折和尺骨鹰嘴骨折。肱骨外髁骨折和肱骨远端全骺分离好发于小儿,髁间骨折多见成人。肱骨内上髁撕脱骨折发生率高,容易伴随尺侧副韧带损伤和内侧关节囊撕裂,好发于小儿及青少年。桡骨小头、桡骨颈骨折发生率高,成人可能为隐匿性骨折,唯一间接征象是肘关节脂肪垫"八字征"阳性,儿童常发生桡骨小头

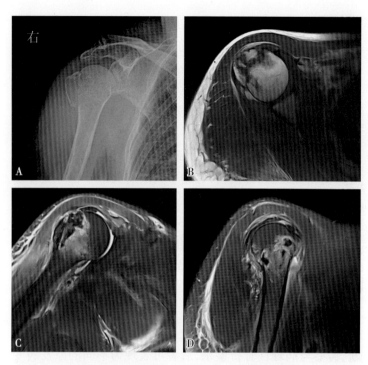

图 2-2-2 肱骨外科颈骨折伴大结节撕脱骨折

患者女性，61 岁，不慎摔伤致右肩部疼痛活动受限 3 天。A. 右肩关节正位，显示肱骨大结节撕脱骨折，隐约可见外科颈低密度骨折线；B. 横断面 T₁WI；C. 冠状面 PD-FS；D. 矢状面 PD-FS，右肱骨外科颈骨质不连续，周围显示小骨片影，断端呈条片状 PD 抑脂高信号影，关节腔条形、液性信号影，肩胛下肌肌腱附着部 PD 信号增高，关节囊周围软组织肿胀，肌肉间脂肪间隙呈不规则线条片状 PD 抑脂高信号影

骺分离。尺骨鹰嘴骨折包括因肱三头肌猛烈收缩造成尺骨鹰嘴骺分离、撕脱骨折或直接外力引起粉碎性骨折。

【MRI 表现】

肘关节骨折 MRI 重点需要关注通过关节面的骨折、骺分离骨折、关节囊和侧副韧带损伤。骨折区显示斑片状 T₁WI 低信号，T₂WI 高信号骨髓水肿，骨皮质不连续或边缘不完整，

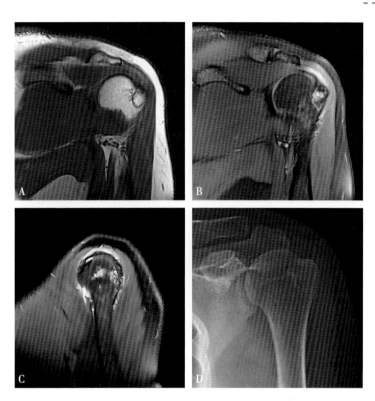

图 2-2-3 肱骨大结节撕脱骨折

患者女性,35 岁,被车撞伤导致左肩疼痛活动受限半天。A. 冠状面 T_1WI;B. 冠状面 PD-FS;C. 矢状面 PD-FS,左肱骨大结节局部骨皮质不连续,显示斑片状抑脂高信号,边缘模糊,肱骨头及肱骨干内散在片状抑脂高信号骨髓水肿影,冈上肌肌腱、冈下肌肌腱及肩胛下肌肌腱走行区显示条片状抑脂高信号影,肱二头肌肌腱鞘内、肩峰及三角肌下滑囊内少量弧形液性信号影;D. 左肩关节正位未见明显骨折征象

关节腔大量积液时显示局部脂肪垫推压移位,肘前、肘后脂肪垫翘起,周围软组织水肿呈高信号(图 2-2-4)。

【诊断要点与鉴别诊断】

肘关节解剖复杂,明确外伤病史,X 线及 CT 很容易明确有无骨折。MRI 检查主要观察韧带、肌腱及软骨损伤。肘关

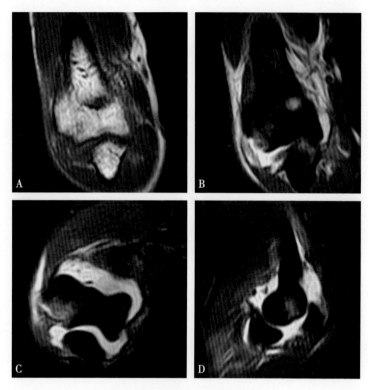

图 2-2-4 右肱骨外髁撕脱骨折

患者女性,35 岁,右肘外伤活动受限 1 天。A. 冠状面 T_1WI;B. 冠状面 PD-FS;C. 横断面 PD-FS;D. 矢状面 PD-FS,右肱骨外髁后部边缘骨皮质缺损,骨髓显示斑片状抑脂高信号,桡骨小头少量骨髓水肿,桡侧副韧带走行区增厚,呈抑脂高信号影,关节囊大量 T_2 高信号影并向外弧形推移,周围软组织弥漫性水肿

节骨折需要与外伤后继发骨髓炎和关节的滑膜炎鉴别。

(四)前臂骨折

【临床与病理】

前臂骨折包括尺桡骨干双骨折、尺骨干骨折和桡骨干骨折。其中尺骨上 1/3 骨折合并桡骨小头脱位称孟氏

（Monteggia）骨折；桡骨干中下 1/3 处骨折伴尺桡下关节脱位称盖氏（Galeazzi）骨折。孟氏骨折多发生于青壮年及小儿，直接或间接暴力皆可引起。1914 年意大利外科医生 Monteggia 最早报道此种类型。伤后肘部及前臂肿胀、畸形，在肘关节前或后方可摸到脱出的桡骨头，局部压痛明显。文献报道成人尺桡骨双骨折伴桡骨小头脱位时容易复位但不稳，X 线片可能会出现假象。当尺骨上段骨折而没有桡骨干骨折时，80%~90% 患者可能为 Monteggia 骨折。前臂骨折常损伤骨间膜，骨间膜撕裂会破坏前臂纵向稳定性，导致前臂旋转受限。

【MRI 表现】

前臂骨折 MRI 检查能显示轻微骨折和骨挫伤，发现骨间膜损伤和肌肉血肿，有助于判断软组织损伤范围（图 2-2-5）。

【诊断要点与鉴别诊断】

X 线、CT 检查诊断前臂骨折明确，MRI 能显示更轻微的异常表现。轻微骨折和骨挫伤，需要与骨髓炎鉴别，后者常伴有红肿热痛症状，MRI 髓腔病变范围较长，有明显骨膜反应，骨周软组织肿胀、水肿明显。

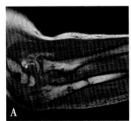
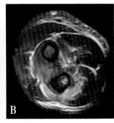
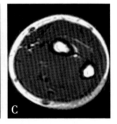

图 2-2-5　前臂尺骨骨折并骨间膜撕裂

患者男性，28 岁，左腕外伤。A. T_1WI 显示尺骨线状低信号影；B. T_2-FS 显示前臂中段骨间膜撕裂、不规则，伴周围肌肉损伤，肌间隙模糊，呈 T_2 高信号；C. T_2WI 为损伤远端，可见尺桡骨间线状低信号骨间膜影

(五) 手腕部骨折

1. 桡骨远端骨折

【临床与病理】

桡腕关节是一个非常复杂的结构,由桡腕关节、下尺桡关节及腕骨间关节共同组成,最为关键的周围结构为三角纤维软骨复合体(triangular fibrocartilage complex,TFCC)、舟月韧带及月三角韧带。桡骨远端骨折为桡骨远端松质骨部分骨折,骨折多发生在桡骨下端 2~3cm 的骨松质部分。儿童受到同样暴力可造成桡骨下端骨骺分离。根据患者的受伤机制,分为桡骨远端 Colles fracture(横断骨折线骨折远端向桡背侧移位)及史密斯骨折(Smith fracture)(反 Colles 骨折,向掌侧移位)。下尺桡韧带断裂、尺骨小头脱位时容易发生 TFCC 损伤或尺骨茎突骨折。少见桡骨远端沿冠状走向的斜行骨折(巴顿骨折)和矢状走向的劈裂骨折(司机骨折)。尺桡骨远端骺分离是儿童腕部骨折的特点。

【MRI 表现】

MRI 检查桡腕关节急性损伤较 X 线和 CT 敏感性高,TFCC 和韧带可以清晰显示。Colles 骨折表现为桡骨远端距关节面 2~3cm 处横断骨折,骨折线可达关节面,呈条状长 T_1 长 T_2 信号影,MRI 可显示无错位的不全性骨折(图 2-2-6)。下尺桡韧带损伤呈 T_2 高信号,下尺桡关节分离时间隙增宽伴积液,TFCC 信号增高提示损伤,常伴尺骨茎突撕脱骨折。当桡骨远端骨折合并舟月韧带损伤时提示腕关节不稳定,需要一期手术治疗,X 线检查舟月韧带损伤的敏感性为 46%,MRI 显示舟月韧带撕裂呈 T_2 高信号,舟月间隙增宽(图 2-2-7)。

【诊断要点与鉴别诊断】

桡骨骨折影像表现典型,容易明确诊断。广泛骨折及周围软组织肿胀时,需要与骨髓炎相鉴别。

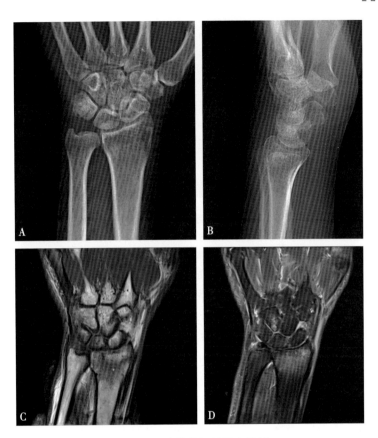

图 2-2-6　左桡骨远端不全骨折

患者女性,47 岁,左腕外伤。A、B. 左腕正侧位,桡骨茎突皮质隐约不连,远端骨质密度减低、模糊;C. 冠状面 T_1WI;D. 冠状面 PD-FS,左桡骨远端显示多条线样 T_1 低信号影,桡骨远端骨髓、尺骨远端、大多角骨及钩骨水肿,显示斑片状抑脂高信号影,舟月韧带及 TFCC 局部 PD 抑脂信号增高,提示损伤

2. 手及腕骨骨折

【临床与病理】

手及腕骨骨折临床常见。腕骨好发于舟骨和豆状骨。舟骨骨折腕部桡侧肿胀、压痛明显,腕关节向尺侧偏斜时疼

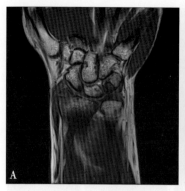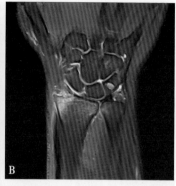

图 2-2-7 右桡骨茎突粉碎性骨折伴舟月韧带损伤

患者男性,33 岁,高处坠落多发伤。A. 矢状面 T_1WI;B. 矢状面 PD-FS,右桡骨茎突骨皮质连续性中断,稍移位,舟月韧带撕裂,间隙增宽,桡骨远端骨髓水肿呈抑脂高信号,三角骨显示类圆形囊肿,尺桡关节及腕关节间隙少量积液,周围软组织肿胀

痛明显。常规 X 线正侧位容易漏诊,需要加照舟骨位。舟骨体积小、皮质薄,豆骨体积更小并与三角骨重叠,进一步 CT 检查能避免细小骨折漏诊。早期诊断和治疗可以避免出现舟骨骨折延迟愈合、不愈合、缺血性坏死及继发的骨性关节炎、腕不稳、腕管综合征等并发症。掌骨及指骨骨折需要注意有无合并伸肌腱或屈肌腱损伤。

【MRI 表现】

MRI 图像能进一步提供 X 线或 CT 发现可疑骨折部位的信息,显示腕骨微骨折的敏感度高,T_1WI、T_2WI 骨折线或局部骨髓呈低至中等强度信号,正常骨髓为高信号。STIR 或 PD 抑脂像病变骨髓呈高信号,正常骨髓呈低信号。MRI 是诊断舟骨隐匿性骨折的"金标准",可用于检测舟骨骨折后骨质活性状况及预测术后舟骨愈合。专用手部线圈有助于对手部骨折伸、屈肌腱损伤的显示(图 2-2-8)。

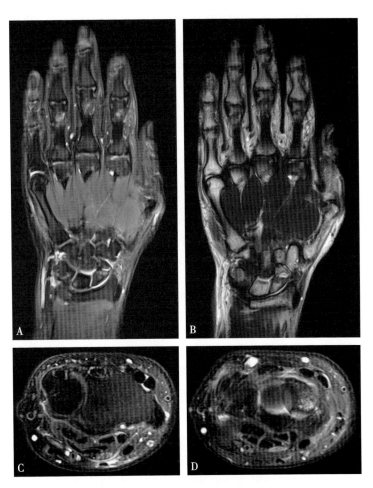

图 2-2-8　右舟骨骨折继发腕管综合征

患者男性,60 岁,右手外伤疼痛 20 年余,确诊舟骨骨折 1 年余,右舟骨皮质边缘不光滑。A. 冠状面 PD-FS 见短条状高信号影,周围斑片状骨髓水肿;B. T$_2$WI 呈低信号;C、D. PD-FS 横断面显示腕管内正中神经信号增高并受压变扁;结合肌电图显示右正中神经损伤,诊断为右舟骨陈旧性骨折继发腕管综合征

【诊断要点与鉴别诊断】

腕部的骨折结合病史及 MRI 表现容易明确诊断。临床上需要与类风湿关节炎鉴别,后者病史较长、多发关节病变,晨僵,类风湿因子阳性,MRI 显示腕骨关节软骨破坏、缺失,关节面欠光整,虫噬样破坏,滑膜增厚,关节关系失常,晚期关节间隙变窄、消失。

二、下肢骨折

下肢骨包括下肢带骨(髋骨)和游离骨,下肢游离骨包括:股骨、髌骨、胫骨、腓骨、跗骨、跖骨和趾骨,其中跗骨 7 块,包括距骨、跟骨、舟骨、内侧楔骨、中间楔骨、外侧楔骨和骰骨,跖骨 5 块,包括第 1~5 跖骨,第 1 趾骨 2 块,包括近节趾骨和远节趾骨,第 2~5 趾骨各 3 块,包括近节趾骨、中节趾骨和远节趾骨。

(一)股骨骨折

股骨骨折主要是股骨上段骨折更为复杂,尤其是股骨颈骨折 X 线片漏诊率高,后果严重,髋关节 MRI 在显示隐性骨折、不全性骨折或嵌插型股骨颈骨折以及骨折复查中比较敏感,能提高诊断的准确性,判断有无继发性股骨头缺血性坏死(图 2-2-9)。

【诊断要点与鉴别诊断】

股骨较为粗大,皮质较厚,可以承受较大外力,不易骨折。股骨骨折的影像诊断容易,当轻微外伤时,骨折常有原发疾病的基础,如老年患者常伴有严重的骨质疏松。还需要与病理骨折鉴别,因骨的原发病变如骨囊肿、骨纤维结构不良及转移瘤等合并病理性骨折,原发病变征象可能掩盖而增加诊断难度,请参考本书相关章节及本章的病理性骨折部分。

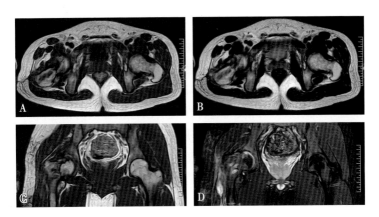

图 2-2-9 右股骨颈陈旧性骨折术后复查

患者男性,17 岁,右股骨颈陈旧性骨折术后复查。A. 横断面 T_1WI;B. 横断面 T_2WI;C. 冠状面 T_1WI;D. 冠状面 T_2W SPAIR;右股骨颈显示钉道影,股骨颈缩短,股骨头内信号不均,外侧软组织显示片状抑脂高信号,皮下脂肪内显示囊状长 T_2 信号

(二)膝关节骨折

【临床与病理】

膝关节骨折包括股骨下端骨折、胫骨平台骨折和髌骨骨折。根据损伤程度不同,可能伴随关节软骨损伤、关节内韧带及半月板损伤、关节周围软组织损伤等,严重者发生关节脱位,其中髌骨脱位最常见。急性关节损伤临床症状主要表现为关节红肿疼痛、功能障碍、弹响、绞索、关节内血肿形成、关节周围软组织肿胀、软骨下骨挫伤等。中老年人更容易发生单纯软骨骨折或者软骨和软骨下骨同时骨折。儿童及青少年急性外伤,更容易引起软骨下骨的骨折,关节软骨及软骨下骨骨折发生率低。髌骨脱位多伴有软骨损伤。

【MRI 表现】

MRI 对于韧带、半月板、关节软骨等周围软组织的损伤显示较 X 线、CT 更清晰,因此,MRI 除能清晰显示膝关节组成骨的骨折、骨挫伤或隐匿性骨折外，更重要的是显示伴随的半月板损伤、交叉韧带或内侧副韧带损伤、软骨损伤、关节积液等软组织损伤。关节软骨 PDWI 信号较 T_2WI 高，常代替 T_2WI 应用于临床。骨折伴随急性软骨损伤时，软骨信号不连续或缺损，骨折线通过骨性关节面与软骨损伤相连，软骨下骨挫伤、骨髓水肿呈不规则片状 PD-FS 高信号（图 2-2-10）。关节软骨损伤及半月板损伤表现为信号增高，前后交叉韧带损伤可能合并起点或止点处骨突撕脱骨折。以上详见运动损伤章节。

【诊断要点与鉴别诊断】

X 线及 CT 能够明确膝关节骨折，MRI 能够发现早期软骨损伤、半月板及韧带损伤等直接征象。膝关节骨折需要与退行性骨性关节炎相鉴别，后者的骨髓信号异常常发生在髌股关节及股骨、胫骨受力区关节面下，关节间隙变窄，骨性关节面边缘增生变尖等。

（三）急性髌骨脱位

【临床与病理】

急性髌骨脱位常见于 10~16 岁的儿童或青少年，女性居多，损伤包括创伤性脱位、软骨挫伤、软组织损伤。滑车发育不良、髌骨高位、胫骨结节 - 股骨滑车凹（tibialtubercle to trochlear groove，TT-TG）距离增宽是造成髌骨不稳、增加髌骨脱位风险的重要因素。MRI 是观察分析髌股关节的"金标准"。髌骨不稳以髌骨外侧移位最为常见。急性创伤性髌骨外侧脱位时常造成内侧髌股韧带损伤，可伴有骨髓水肿、骨软骨骨折、内侧副韧带损伤、半月板损伤及关节积液等。

【MRI 表现】

MRI 可详细地显示髌骨脱位、髌骨挫伤或骨折、髌骨内外侧支持带损伤以及关节内其他结构的伴随损伤。横断面显示髌骨移位、内侧支持带或内外侧支持带撕裂，伴周围软

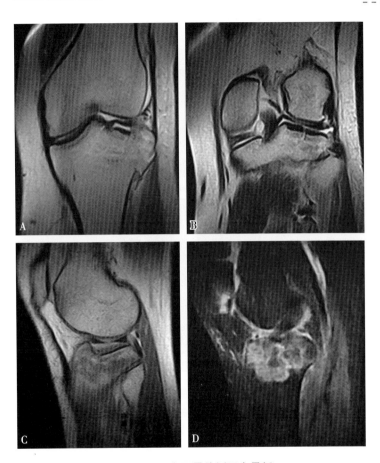

图 2-2-10 左胫骨外侧平台骨折

患者男性,44 岁,左膝关节车祸外伤。A、B. 冠状面 T_2WI;C. 矢状面 T_1WI;D. 矢状面 PD-FS;胫骨平台外侧髁骨质塌陷,关节面软骨断裂,前交叉韧带和腓侧副韧带增粗、信号混杂提示损伤,髌骨后缘、股骨前下缘相对面骨髓水肿,关节腔积液

组织广泛水肿,髌骨骨髓水肿的典型部位位于髌骨内后缘、股骨外髁前缘,表现为团片状、地图样、线性及不规则的异常高信号。关节积液 MRI 可为单纯积液、血性积液或积血、脂肪血性积液,其内可见分层现象。(图 2-2-11)

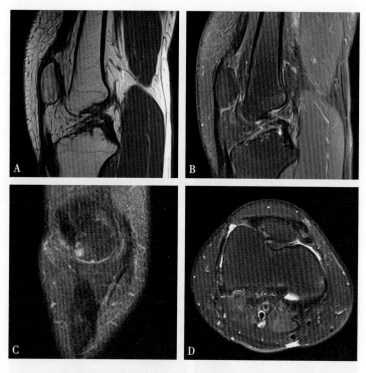

图 2-2-11 右侧髌骨急性脱位、髌股对应关系不良

患者女性,23 岁,摔伤致右膝关节肿痛、活动受限 1 周;1 周前不慎扭伤,伴右侧髌骨向外脱位感。A. T₁WI 矢状面;B~D. PD-FS 矢状面、冠状面和横断面,右侧髌骨位置高,外侧关节面软骨信号异常,软骨下骨髓信号增高,股骨滑车发育异常,外侧髁异常隆起,髌骨内侧支持带、前交叉韧带损伤,关节腔积液

【诊断要点与鉴别诊断】

急性髌骨脱位有特定年龄段及人群,需要关注滑车发育不良等潜在风险,结合外伤史及损伤部位不难诊断。需要考虑与单纯膝关节外伤鉴别。

（四）胫腓骨骨干骨折

【临床与病理】

急性创伤性胫腓骨骨干骨折临床表现典型,局部骨骼畸形明显,临床诊断相对容易,但儿童青枝骨折、青少年胫骨应力性骨折(疲劳骨折)等隐匿性骨折临床表现不典型。后者有剧烈运动史,如超强度步行、长跑,主要症状是负重部位疼痛和肿胀,休息后可缓解甚至消失,早期体征仅为局部压痛、纵向叩痛,无畸形及异常活动。

【MRI 表现】

胫腓骨骨干骨折 X 线表现典型,为首选重要检查方法,临床可疑隐匿性骨折时进一步 MRI 检查能明确诊断。隐匿性骨折骨松质 T_2WI 异常高信号,表现与骨挫伤相同,骨皮质骨折表现为低信号带中断,骨折线于 T_1WI 呈中低或高信号,T_2WI 在明显高信号骨髓水肿衬托下可见低信号骨折线(图 2-2-12)。隐匿性骨折需要与胫腓骨骨干的滋养血管沟相鉴别,滋养血管沟常位于骨干中段,呈斜行走向,周围无骨髓水肿或软组织肿胀。

【诊断要点与鉴别诊断】

胫腓骨骨干骨折诊断不难,隐匿性骨折需要与骨膜炎或骨髓炎、恶性骨肿瘤鉴别。

（五）足踝部损伤

【临床与病理】

足踝部损伤后易发生关节不稳,进而导致继发性骨性关节炎甚至疲劳骨折,常见于年轻人,病变包括骨、软骨损伤和周围韧带、肌腱损伤。胫距关节软骨较薄,体积较小,周围结构复杂,骨软骨损伤时周围水肿明显。骨挫伤是松质骨的骨小梁发生微小断裂伴骨髓内出血和水肿,没有明显的骨折线。

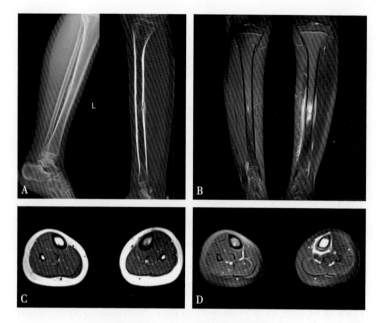

图 2-2-12 胫骨中下段疲劳骨折

患者女性,14岁,左腿疼痛待查。A. X线片、CT显示胫骨中段骨膜增生,CT隐约可见横行透亮线;B. MRI 冠状面 T_2-FS;C. 横断面 T_2WI;D. 横断面 T_2-FS,显示左胫骨中下段斑片状稍长 T_1 长 T_2 信号影,T_2 抑脂呈高信号影,并显示横行线样短 T_2 信号影,局部骨皮质增厚,胫骨周围软组织显示环形及条状 T_2 抑脂高信号影

【MRI 表现】

MRI 弥补了 X 线和 CT 在显示以上损伤方面的缺陷,对骨小梁和韧带损伤有较高的特异性。急性期损伤时骨折表现为线样长 T_1、长 T_2 信号(图 2-2-13),骨髓水肿时应注意排除小片撕脱性骨折的可能性。急性骨折和应力性骨折的骨折线相比,前者相对僵直,后者相对不规则,应力损伤在 T_1WI、T_2WI 均呈线样低信号。关节软骨损伤主要表现为软骨结构缺失,软骨下骨髓水肿、坏死或囊变,严重者可导致关节面塌陷。踝关节韧带损伤通常累及多条韧带,距腓前韧带最易受

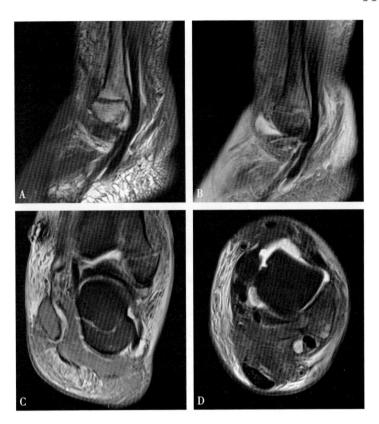

图 2-2-13　外踝腓骨远端骨折

患者男性,50 岁,左外踝外伤。A. 矢状面 T_1WI;B. 矢状面 T_2WI;C. 冠状面 T_2WI;D. 横断面 T_2WI;左外踝腓骨远端骨皮质连续性中断,显示长 T_1 骨折线影,左外踝肌腱周围显示片状长 T_2 信号影,关节内显示线样长 T_1 长 T_2 液性信号影,关节周围软组织肿胀

伤,表现为韧带拉长、水肿、增厚或表面粗糙,部分中断或完全断裂,断端伴不同程度短缩,信号高低混杂。肌腱损伤常见肌腱炎或肌腱周围炎、腱鞘炎和肌腱撕裂。肌腱慢性撕裂显示纤维瘢痕组织,部分周围脂肪化,其中跟腱、腓骨肌肌腱和胫后肌肌腱最易损伤。MRI 表现为肌腱增厚或变薄,肌腱

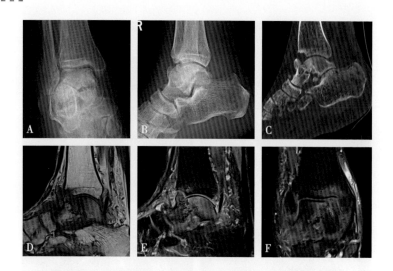

图 2-2-14　距骨陈旧性骨折继发距骨坏死和创伤性关节炎

患者男性,46 岁。A~C. 右踝关节 X 线片和 CT 矢状面骨窗重建显示距骨颈陈旧性骨折,骨块突起,距骨体密度增高,关节面硬化,舟骨骨赘形成;D~F. 矢状面 T_1WI、PD-FS 和冠状面 PD-FS,显示距骨形态欠规整及条状 T_1 低信号影,胫骨前缘骨质缺损,胫骨下段、距骨、跟骨片状长 T_1、PD 抑脂高信号,跟腱及胫骨后肌肌腱周围显示长 T_2 信号,关节滑膜增厚,周围软组织显示长 T_1、PD 抑脂高信号

内弥漫性长 T_2 信号。腱鞘炎表现为腱鞘内积液增多。距骨颈或体部骨折因血运解剖学原因容易继发缺血性坏死,严重时关节面塌陷(图 2-2-14)。

三、骨盆骨折

骨盆骨折包括髋骨和构成骨盆环的骶尾骨骨折。从力学角度看骨盆是一个骨弓,包括后方的股骶弓、坐骶弓及其前方的联合弓。

【临床与病理】

骨盆骨折多属严重创伤,容易合并盆腔脏器损伤或全身复合伤。骨盆损伤分为两大类,骨盆边缘骨折和骨盆环骨折。前者包括髂前上棘、髂前下棘、髂骨翼边缘骨骺分离或撕脱骨折,多见于青少年;髂骨翼骨折多为直接暴力,严重者合并大出血和内脏损伤;骶尾骨骨折常见于跌倒后臀部着地,当发生骶骨不全性骨折或隐匿性骶骨骨折时,多见骨质疏松性不全骨折或衰竭骨折,MRI 有突出诊断优势,临床表现为骶骨、骨盆区域疼痛和压痛,休息后可以恢复。骨盆环骨折多是两处以上的骨折,使骨盆环中断。

【MRI 表现】

骨盆边缘骨折时 MRI 能同时显示撕脱处骨质不完整和邻近韧带、肌肉的损伤。X 线片不易显示隐匿性骶骨骨折,CT 能够显示骨折局部皮质中断、骨小梁扭曲和中断,但不能显示局部骨髓水肿。MRI 能敏感地显示局部的骨髓水肿或骨挫伤,早于 CT 诊断隐匿性骨折和伴随的软骨或韧带损伤。骶骨应力性骨折呈 T_1WI 低信号、T_2WI 或 T_2 抑脂高信号,高应力区骨髓水肿,骨结构紊乱(图 2-2-15)。MRI 不适合急性严重骨盆损伤的诊断。

四、胸廓骨折

胸廓骨包括胸骨和肋骨,肋骨包括左右侧第 1~12 肋骨,共 12 对。

【临床与病理】

症状明显,部分患者外伤史不详。无移位、不全骨折时 X 线片易漏诊骨折,容易造成纠纷。

【MRI 表现】

对于局部症状和体征明显者首选 CT 检查。MRI 可以根据损伤局部的水肿信号确定是否为新鲜骨折,对肋骨挫伤、周围软组织损伤较 CT 显示更清晰。骨折断端 T_1WI 低信号,T_2WI 高信号(图 2-2-16),累及胸腔和纵隔者显示局部积液和

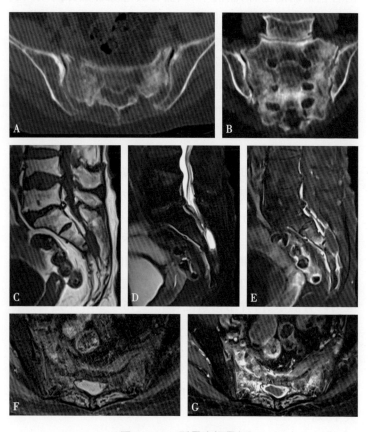

图 2-2-15 骶骨衰竭骨折

患者女性,73 岁,骶尾部疼痛不适。A、B. 骶椎 CT 横断面、三维重组斜冠状面,显示骶骨纹理紊乱、密度不均匀减低伴硬化,多处皮质中断,隐约可见骨折线;C~E. 矢状面 T_1WI、T_2WI-FS 和增强图像;F、G. 横断面 T_2WI-FS 和增强图像,骶椎呈片状 T_1、T_2 稍高信号、弥漫样强化,骨折线处无明显强化,未见软组织肿块,腰椎体双凹状变形提示老年性骨质疏松性压缩性骨折

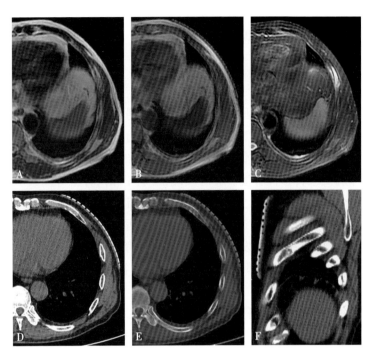

图 2-2-16 肋骨骨折

患者男性,53 岁,左侧胸痛待查。A. 横断面 T_1WI;B. 横断面 T_2WI;C. 横断面 T_2-FS;D~F.CT 软组织窗、骨窗及矢状面重建图像,显示左侧第 6 肋周围间隙软组织呈长 T_1、长 T_2 信号影,局部骨质欠连续

水肿。

【诊断要点与鉴别诊断】

轻微的肋骨骨折,在高分辨 CT 骨重建模式下容易诊断,可见骨皮质折曲、不连、错位,MRI 可见髓腔及周围软组织肿胀,呈长 T_2 信号。需要与骨髓炎鉴别,后者病变范围一般较大,周围骨膜反应及软组织水肿随病情同步变化,动态观察无骨痂形成。

五、特殊类型骨折

(一) 病理骨折

【临床与病理】

病理骨折是在原有骨病变基础上遇到轻微的外力即可发生的骨折。因此当发生骨折时的外力轻微则应警惕病理骨折的可能。病理骨折常见病因:①骨的原发性肿瘤、肿瘤样病变或转移性肿瘤。②骨质疏松:老年和内分泌等因素引起全身性骨质疏松,尤其是绝经后老年妇女。③内分泌紊乱,如甲状旁腺功能亢进。④骨的感染性病变:结核、化脓菌等细菌感染。⑤骨的发育障碍,如成骨发育不全等。除病理性骨折外,常见相邻部位血肿、脏器、血管、神经、脊髓及肌肉等软组织损伤的表现。

【MRI 表现与鉴别诊断】

病理骨折因受伤程度及部位不同,原发病变的特征性表现常常被掩盖而诊断困难。需要根据病史及 X 线及 CT 表现,做出对原发病变的诊断,本书在相关的骨肿瘤章节有详细阐述。本章仅介绍部分病变。

1. 骨囊肿　骨囊肿为骨内良性、膨胀性病变。好发于长管状骨,尤其是肱骨和股骨上段,患者常因骨折就诊。病理性骨折时,骨折碎片可陷落入囊腔内并下沉底部,称为“骨片陷落”征,是该病变较为特征的影像学表现。MRI 显示骨碎片均为低信号,因骨折囊腔内出血时,血液的沉积物位于底部,T_1WI 为中等信号,T_2WI 为低信号,显示为“液 - 液平面”征(图 2-2-17)。骨囊肿应与骨巨细胞瘤、动脉瘤样骨囊肿及单骨单病灶骨的纤维结构不良鉴别。骨巨细胞瘤好发于骨骺闭合后的骨端,偏心性生长,横径大于纵径,其内可见分隔。动脉瘤样骨囊肿多呈偏心性生长,膨胀明显,多房状,囊内常可见“液 - 液平面”。骨的纤维结构不良病变范围较大,边缘清,常

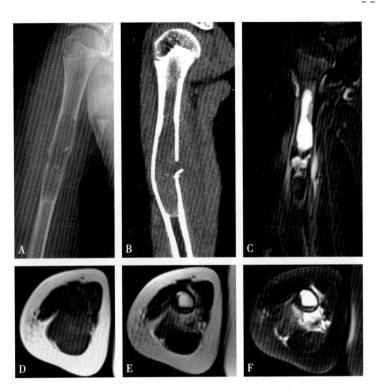

图 2-2-17 肱骨中段骨囊肿并病理性骨折

患者男性,13 岁,轻微外伤后右侧上肢肿痛;A. X 线正位片;B. 肱骨 CT 三维重组矢状面软组织窗,显示肱骨中段髓腔呈膨胀性扩大,病理性骨 折及碎骨片;C. 矢状面 T_2WI -FS 显示病变部分呈高信号,部分呈低信 号;D~F. 横断面 T_1WI、T_2WI 和 T_2WI -FS 显示髓腔内病变上部呈 T_2 高 信号,下部薄层低信号,呈"液 - 液平面"征,肱骨周围软组织肿胀

有硬化边,病变呈磨玻璃样密度增高。常常伴有骨骼变形。

2. 纤维性骨结构不良 纤维性骨结构不良(fibrous dysplasia of bone,FD)是正常的板层松质骨被异常的纤维组织和异常排列的编织骨小梁替代的骨疾病。可发生在单骨或多骨,单肢体或单侧多发。若同时并发皮肤色素沉着、性早熟和内分泌紊乱等,则称为奥尔布赖特综合征(Albright

syndrome)。病变内的纤维组织和骨硬化 T_1WI、T_2WI 均呈低信号,囊变信号均匀,在 T_1WI 上呈中等信号,T_2WI 呈高信号。X 线及 CT 呈磨玻璃样改变的编织骨,是本病特征性表现,T_1WI 为中等信号,T_2WI 呈均匀的稍高信号。合并骨折时信号不均匀,因出血时间不同而呈低信号或高信号(图 2-2-18)。本病主要依据 X 线片诊断,具有特征性表现,CT 和 MRI 作为补充。需要与 PAGET 病、内生软骨瘤、非骨化性纤维瘤等鉴别。

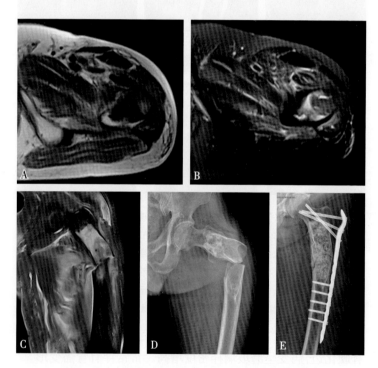

图 2-2-18　股骨近段纤维性骨结构不良并病理骨折

患者男性,81 岁,外伤后左髋部疼痛。A. 横断面 T_1WI;B. 横断面 T_2WI-FS;C. 冠状面 PD-FS 显示骨皮质变薄,骨髓腔内呈稍长 T_1 信号,T_2WI、PDWI 呈稍高信号,信号欠均匀,并可见小"液 - 液平面",周围软组织损伤呈高信号;D. 左髋正位片显示股骨近段骨折,断端错位、成角畸形,骨皮质变薄,髓腔增宽呈磨玻璃密度影;E. 病变局部刮除、植骨内固定术后

3. 骨巨细胞瘤　骨巨细胞瘤是源于骨骼结缔组织的间充质肿瘤,少部分生长活跃具有侵袭性。病变好发于骨骺闭合后的骨端,呈偏心性、膨胀性生长,横径大于纵径,其内有分隔,呈多房状,境界清。菲薄的骨壳在 T_1WI、T_2WI 均呈低信号,受伤骨折时可表现为折曲、中断。瘤体在 T_1WI 呈均匀的低或中等信号,高信号区提示亚急性出血,在 T_2WI 信号不均匀,呈混杂信号,陈旧性出血呈高信号,含铁血黄素沉积呈极低信号,出血和坏死液化区也可出现"液 - 液平面",增强扫描强化明显(图 2-2-19、图 2-2-20)。鉴别诊断需要考虑软骨母细胞瘤,骨囊肿和动脉瘤样骨囊肿。软骨母细胞瘤多位于骺板闭合前的骨骺或跨骨骺生长,扇贝样硬化边缘和病变内钙化是其特点。骨囊肿发生年龄小,位于干骺端或骨干,沿骨干长轴发展。动脉瘤样骨囊肿发生于长骨的干骺端,膨胀性生长更为明显。骨巨细胞瘤恶变时与骨肉瘤难以区分。

4. 骨肉瘤　骨肉瘤是最常见的原发性恶性骨肿瘤,主要表现为病程短,生长迅速,局部疼痛和肿胀,以夜间疼痛为特点,原发部位好发于股骨远端及胫腓骨近端,其次是肱骨近端。典型表现为骨折破坏、软组织肿块、瘤骨形成及骨膜反应,骨肉瘤 MRI 信号与其成分有关,瘤骨较多时肿瘤信号较低。因瘤骨所占比例不同,骨肉瘤信号多样,但总体而言在 T_1WI 上多呈略低、等信号;T_2WI 表现多样,成骨性肿瘤以低、等信号较多,溶骨性肿瘤以等、高信号居多。肿瘤的坏死、囊变和出血等继发性改变也常使信号混杂。软组织肿块的信号缺乏特征,MRI 可显示骨膜反应,瘤骨显示不如 X 线片和 CT 图像(图 2-2-21)。本病需要与骨转移瘤、化脓性骨髓炎等相鉴别,转移瘤发病年龄大,病灶常为多发,有原发灶病史。化脓性骨髓炎的骨破坏与新生骨形成以及骨膜反应的变化有一定规律性,早期骨破坏模糊,晚期骨破坏清楚,死骨形成,新生骨增多,骨膜反应呈层状。

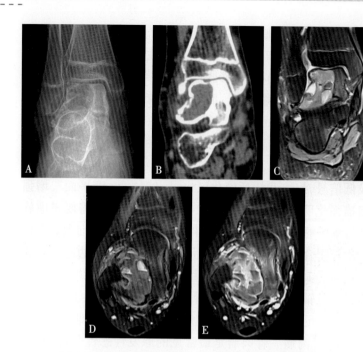

图 2-2-19　距骨骨巨细胞瘤微骨折并动脉瘤样骨囊肿

患者女性,13 岁,右侧踝部外伤后疼痛。A. X 线正位片;B. CT 三维重组冠状面软组织窗显示右侧距骨偏外侧溶骨性破坏,边缘清,有硬化缘,外侧皮质部分不连;C. 冠状面 PDWI -FS;D. 横断面 PDWI -FS 显示病变呈高信号,多个"液 - 液平面";E. T_1WI -FS 增强显示病变强化不均,囊变区无强化

(二) 衰竭骨折

【临床与病理】

衰竭骨折(insufficient fracture)与疲劳骨折(fatigue fracture)均属于应力性骨折,有研究认为二者是一个逐渐过渡的过程,难以完全分开,而且偶有无症状性衰竭骨折。骨质疏松为衰竭骨折的根本致病因素,病理基础为在外力下松质骨微骨折、骨折周围骨髓水肿及出血、骨小梁塌陷密集、内骨痂形成,如果纠正骨质疏松,去除应力,则骨折可修复愈合,如应

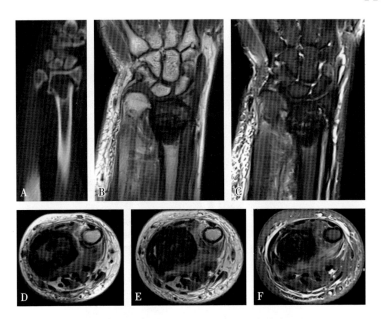

图 2-2-20　左桡骨远端骨巨细胞瘤并病理性骨折

患者男性,40 岁,外伤后左腕部疼痛。A. CT 三维重组冠状面骨窗显示桡骨远端局限性溶骨性破坏,边缘清,无硬化缘,局部骨质不连、错位;B、C. 冠状面 T_1WI、T_2WI -FS;D~F. 横断面 T_1WI、T_2WI 和 T_2WI -FS,显示左桡骨远端局部髓腔呈不均匀长 T_1 短 T_2 信号,其间见小斑片样稍高信号,周围软组织及皮下脂肪间隙抑脂 T_2WI 呈片状高信号

力持续存在,最终骨皮质断裂,形成完全性骨折或移位。本病多见于绝经期老年女性患者、酒精中毒和大量皮质激素治疗,亦可见于肢体废用、类风湿关节炎、肾性骨营养不良、佩吉特病、放射治疗后和器官移植等。衰竭骨折的发生部位与导致骨质疏松的原因和患者的活动有关,如肿瘤患者易发生于放射治疗靶区的骨骼,类风湿关节炎最常累及跖骨、腓骨,慢性阻塞性肺疾病的老年人肋骨多见。由于力学原理,骨盆连接躯干和下肢,在传递应力中起重要作用,因此骶骨为衰竭骨折的最常见部位,常双侧发生,也可多发累及耻骨支。患

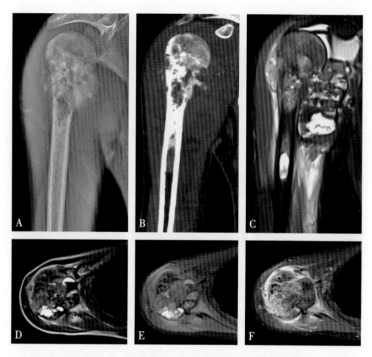

图 2-2-21 右侧肱骨近端骨肉瘤并病理性微骨折

患者男性，16 岁，右上臂近段疼痛。A. 右肱骨正位片；B. 肱骨 CT 三维重组冠状面软组织窗显示肱骨近段骨质破坏、不连续，不规则骨膜反应及软组织肿块，其内可见不规则高密度瘤骨；C. 冠状面 PDWI-FS；D~F. 横断面 T_2WI、T_1WI-FS 和增强，显示肱骨近端骨质破坏，外缘层状骨膜反应，软组织肿块见囊变及"液 - 液平面"，轻度不均匀强化，T_1 高信号出血区增强无明显强化

者一般无明确外伤病史，临床表现为局部疼痛，活动后加重，休息后减轻。疲劳骨折与同一部位反复过度活动有关，一般发生于正常骨的基础上，因此好发人群为青少年和青年，如学校军训、新兵入伍训练和运动员等，由于二者都属于应力性骨折，在此一并叙述。

【MRI 表现】

衰竭骨折影像学有以下特点：①骨质疏松明显，常与脊柱表现同时发生，如老年性骨质疏松改变所致的椎体双凹状变形，多发椎体楔形变等。②骶骨两侧翼为典型发病部位，其次见于髂骨、耻骨、股骨颈等部位。③具有与疾病相关的特定发生部位，如肿瘤放疗靶区，类风湿关节炎跖骨和腓骨，慢阻肺老年人肋骨等。④X 线及 CT 检查常呈隐匿性骨折表现。MRI 对早期的骨髓水肿敏感，因此能够早于 X 线及 CT 发现衰竭骨折。通常表现为 T_1WI 低信号、T_2WI 抑脂序列高信号，增强扫描可见明显弥漫性强化（图 2-2-22）。

疲劳骨折在 X 线及 CT 检查也可表现正常，或者仅有局部轻微的骨膜反应，呈花边状或层状，可偏一侧，也可环绕一周，无骨膜破坏，MRI 在 T_2WI、PDWI 脂肪抑制序列表现为高信号。T_1WI、T_2WI 均可见横行或斜行不规则低信号骨折线影，根据发病时间不同，骨折线的宽窄不一。所有病例均可见髓腔信号异常，T_1WI 呈等、低信号，PDWI 抑脂序列呈高信号，T_2WI 抑脂序列中呈明显高信号，与正常骨髓分界不清，其范围相对较大。花环状、层状骨膜增生和骨痂显示清晰，另常见不同程度的骨挫伤、软组织水肿，在 T_2WI 抑脂序列中表现为高信号（图 2-2-23）。

【诊断要点与鉴别诊断】

鉴别诊断需要考虑骨膜炎、骨髓炎和恶性骨肿瘤。骨膜炎和骨髓炎临床表现为明的红肿热痛，休息后能够缓解，骨膜反应完整。恶性肿瘤进展较快，局部骨质破坏明显，早期形成软组织肿块，骨膜反应不成熟，MR 增强检查有助于区分二者。

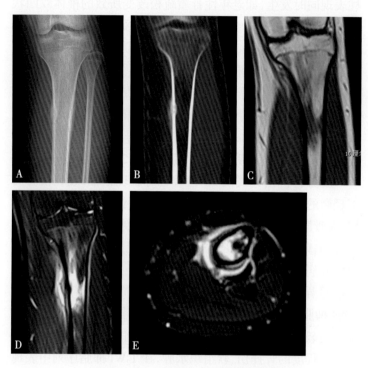

图 2-2-22　左侧胫骨上段疲劳骨折

患者男性,13 岁,体育运动后小腿上段疼痛,休息后缓解。A. 左侧胫骨
X 线正位片;B. 左侧胫骨 CT 三维重组冠状面,显示胫骨上段局部骨皮
质毛糙,周围可见局限性骨膜反应,边缘模糊;C. 冠状面 T_1WI 显示胫
骨髓腔内病变呈片状低信号,相邻黄骨髓呈高信号;D、E. 冠状面和横
断面抑脂 T_2WI,显示胫骨髓腔内骨髓水肿及周围骨膜反应呈高信号

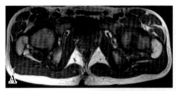
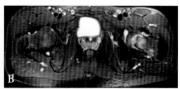
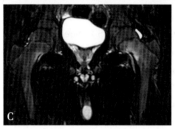

图2-2-23 双侧股骨颈疲劳骨折

患者男性,12岁,长跑后双侧髋关节疼,以左侧为著。A、B. 横断面 T_1WI、T_2WI -FS;C. 冠状面 T_2WI -FS,显示双侧股骨颈髓腔内侧片状 T_1 低信号,抑脂 T_2WI 高信号,边缘模糊,可见层状骨膜反应,左侧髋关节腔内少量积液

（葛英辉）

参 考 文 献

1. Limarzi G M,Scherer K F,Richardson M L,et al. CT and MR Imaging of the Postoperative Ankle and Foot. Radio Graphics,2016,36(6):1828-1848.

2. Hegazi T M,Belair J A,Mccarthy E J,et al. Sports Injuries about the Hip:What the Radiologist Should Know. Radio Graphics,2016,36(6):1717-1745.

3. Lee H S,Lee Y K,Kim H S,et al. Medial malleolar stress fracture resulting from repetitive stress caused by lateral ankle instability:A case report. Medicine(Baltimore),2019,98(5):e14311.

4. Gajdoš R,Pilný J,Pokorná A. Injury to the Scapholunate Ligament in Distal Radius Fractures:Peri-Operative Diagnosis and Treatment Results.

Acta Chir Orthop Traumatol Cech,2016,83(5):336-343.

5. Gorbachova T. Midfoot and Forefoot Injuries. Top Magn Reson Imaging, 2015,24(4):215-221.

6. Mandell J C,Khurana B,Smith S E. Stress fractures of the foot and ankle, part 1:biomechanics of bone and principles of imaging and treatment. Skeletal Radiology,2017,46(8):1021-1029.

7. Mandell J C,Khurana B,Smith S E. Stress fractures of the foot and ankle, part 2:site-specific etiology,imaging,and treatment,and differential diagnosis. Skeletal Radiology,2017,46(9):1165-1186.

8. 梁碧玲. 骨与关节疾病影像诊断学. 北京:人民卫生出版社,2006.

9. 丁建平,李石玲. 骨与关节损伤影像诊断图谱. 北京:人民卫生出版社,2006.

10. 金征宇. 医学影像学. 北京:人民卫生出版社,2010.

11. Ugurluer G,Akbas T,Arpaci T,et al. Bone complications after pelvic radiation therapy:Evaluation with MRI. Journal of Medical Imaging and Radiation Oncology,2014,58(3):334-340.

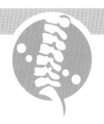

第三章

骨坏死和骨软骨病

第一节　MRI 检查方法

骨坏死（osteonecrosis）是常见骨病之一，多种原因可造成骨坏死，如外伤、使用激素、全身骨病、物理性损伤、感染、髋脱位等，目前对于骨坏死的分类和命名多种多样，最新的研究倾向于将这一疾病分成三组：第一组为各种因素导致的较大供血血管闭塞所引起的骨缺血性坏死，如股骨头缺血坏死、骨梗死等；第二组与慢性反复损伤或应力改变相关，如剥脱性骨软骨炎、胫骨结节骨软骨病等；第三组病因仍不明了，如椎体骨骺缺血坏死等。

骨骼的 MRI 成像可选择冠状面、矢状面及横断面，常用序列包括 T_1WI 和 T_2WI 序列，必要时可行 T_2WI 的脂肪抑制序列，但 MRI 对于皮质骨及松质骨的显示不如 X 线和 CT。MRI 作为临床上观察关节软骨的首选检查方法，可行平扫及增强检查，常规取 SE 序列，横断面 T_1WI、T_2WI，矢状面 T_1WI、T_2WI 及脂肪抑制 T_1WI 序列，必要时可加做冠状面扫描。

第二节　骨坏死和骨软骨病的 MRI 表现

一、股骨头骨骺缺血坏死

股骨头骨骺缺血坏死，即 Legg-Calvé-Perthes 病（Legg-Calvé-Perthes disease，LCPD），又称扁平髋、儿童股骨头缺血性坏死、股骨头骨骺软骨病，是一种特发性、幼年性、股骨近端的缺血性坏死（骨骺骨坏死），为一种发病原因不明的儿童股骨头骨骺区的骨坏死，可导致股骨头畸形以及髋关节活动障碍，甚至致畸致残，本病的高发年龄为 4~8 岁，男孩明显多于女孩（4~5：1）。大多数单侧发病，10% 累及双侧。

【临床与病理】

股骨头骨骺缺血性坏死早期表现为关节滑膜的肿胀充血及关节积液改变，关节腔内压力增高。早期股骨头骨骺软骨下骨质因缺血导致骨细胞凋亡、坏死，其所在骨陷窝变空，骨小梁坏死塌陷，继而引发周围软组织的改变，股骨头变扁平及塌陷，坏死、修复、再生同时发生。早期症状体征不明显，后期出现跛行、疼痛、关节活动受限等。骨骺骨软骨结构可恢复，部分病例可完全恢复无后遗症。永久后遗症包括扁平髋，股骨颈缩短、增宽，髋关节骨关节病，关节游离体等。骨骺缺血坏死，同时经骺软骨板至干骺端的骨骺动脉分支血供中断，因而干骺端常可见缺血坏死。

【MRI 表现】

以 X 线为基础，Catterall 等将该病分为四型：

Ⅰ型：股骨头骺区前部受累，未出现干骺端反应、死骨、和 / 或软骨下骨折线、软骨下塌陷。

Ⅱ型：骺区前部受累更为严重，约占骺区的 50%，但内外侧仍保持正常，出现死骨，软骨下骨折线位于前部，尚未达股骨头顶端。

Ⅲ型:整个骨骺区表现为高密度,有广泛干骺端反应,并股骨颈增粗变宽,软骨下骨折线达后部。

Ⅳ型:整个股骨头受累,呈蘑菇状变平、塌陷,干骺端反应性扩大,但有后期重塑(remodeling)。

早期诊断股骨头骨骺缺血坏死及确定其预后征象十分重要,MRI 检查对病变早期具有较大价值,早期股骨头骨骺缺血坏死可表现为 T_1WI 高信号、T_2WI 中等信号,股骨头骨骺出现延迟或变小,骺软骨以及骺板软骨显示增厚,关节积液。进展期骨化中心正常 T_1WI 高信号部分或完全消失、变小,并向外移位,此时股骨头变扁,骺软骨及骺板软骨厚薄不均。晚期股骨头缺血坏死表现为股骨头骺板不均匀变窄或提早消失;股骨颈变粗变短,大转子相对增大并上移;骺软骨不同程度增厚,厚薄不均,最终可完全正常或表现为扁平髋及骨关节炎样改变。

【诊断要点及鉴别诊断】

MRI 对早期病变诊断有价值,尤其早期的定性诊断。MRI 能准确诊断 X 线片阴性的病例,可观察进展期病变区软骨、关节间隙、关节积液及髋臼的改变。

其诊断要点包括:

1. 明确正常儿童股骨头 MRI 特征　儿童正常股骨头双侧对称、半圆形,股骨头骨骺核在 T_1WI 信号因不同年龄其骨骺核骨化程度不一而信号变化不一,早期主要表现为高信号,随着骨化程度增加、高信号骨骺核信号逐渐减低,骺软骨在 T_1WI、T_2WI 均表现为等信号,骺区骨化中心边缘不光滑,表面呈局限性斑点或线状 T_1WI 低信号。

2. 股骨头骨骺缺血坏死需与其他原因引起的继发性股骨头坏死鉴别,如甲状腺功能低下、镰状细胞性贫血及高雪氏病(Gaucher disease)等,此类股骨头缺血性坏死或碎裂多同时显示原发病变的影像特征；甲状腺功能低下引起的股骨头改变显示骨化中心出现迟缓、模糊并较正常者小，同时可见高钙血症；镰状细胞性贫血引起的股骨头缺血坏死以 MRI 关节腔内出血为特征表现；Gaucher 病骨髓穿刺与碱性磷酸酶增高有助于与本病鉴别。本病还需与髋关节结核、特发性髋关节软骨溶解症鉴别。早期髋关节结核若仅为关节囊肿胀时，股骨头骨骺缺血坏死与其较难鉴别，髋关节结核多有股骨颈骨质破坏，较早涉及髋臼缘，引起髋臼边缘侵蚀、关节间隙明显狭窄；股骨头骨骺缺血坏死大多没有股骨颈和髋臼的破坏，仅引起骨质疏松、囊性变或变形，关节间隙除愈合并继发退行性关节病时狭窄外，一般相对变宽或为正常。特发性髋关节软骨溶解症 MRI 示髋关节软骨变薄，局限性破坏，从中央向四周扩散，股骨近端软骨板破坏，骺板闭合，关节间隙逐渐变窄融合，股骨头、股骨颈畸形，骨髓水肿，但其滑膜无明显改变，周围肌肉可见萎缩。（图 3-2-1）

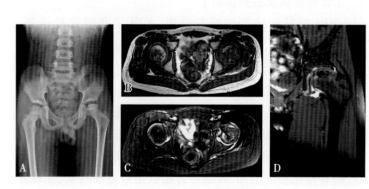

图 3-2-1　股骨头骨骺缺血坏死

A. X 线示左侧股骨头二次骨化中心发育较小，骨质密度较对侧增高；B~D. MRI 示左侧股骨头形态失常局部塌陷，左侧股骨头骨骺 T_1WI 呈不规则稍低信号，T_2WI 呈高低混杂信号，左髋关节腔内可见积液

二、成人股骨头缺血坏死

股骨头缺血坏死是软骨下骨不可逆缺血缺氧的结果，骨细胞死亡导致关节塌陷和疼痛，引起股骨头结构形态改变以及髋关节功能障碍，进而导致退行性关节炎。股骨头缺血坏死是一种常见的疾病，主要见于 30~60 岁成年男性，男女发病比例约为 4:1。引起缺血的因素分为创伤性和非创伤性。

【临床与病理】

股骨头缺血坏死多累及双侧股骨头，目前发病机制尚不明确。股骨头缺血坏死可能与明显的病因/危险因素（继发性股骨头缺血坏死）有关，也可能没有确定的病因（原发性股骨头缺血坏死）。与股骨头缺血坏死相关的病理状况和危险因素包括创伤、酗酒、皮质醇过多、高凝状态障碍、脂质储存疾病、自身免疫/胶原疾病、血脂异常、吸烟、血液透析、移植和放射治疗等。创伤可能会机械地破坏股骨头的血液供应。在非创伤性病例中，虽然已确定易感性基因，但病理过程仍不十分明确，且本病被认为是多因素的。也有部分病例可无明显相关危险因素，称为特发性股骨头缺血坏死。股骨头缺血坏死的早期诊断非常重要，尤其在股骨头关节面塌陷形成碎片之前做出诊断。

【MRI 表现】

早期 X 线无明显异常，有时可见骨质疏松和/或骨小梁增粗、模糊，X 线和 CT 仅能发现股骨头缺血坏死晚期病例，MRI 对早期（Ⅰ期）股骨头缺血坏死诊断性能优于其他影像检查方法，MRI 上可见阶段性、局灶性坏死病灶，对股骨头缺血坏死诊断具有非常高的敏感性与特异性，是诊断早期股骨头缺血坏死的首选影像检查方法。

在 T_1 加权序列上出现局限性软骨下"带状"损伤，信号强度低,被认为是股骨头缺血坏死的病理学特征。在非脂肪抑制的 T_2 加权 SE 和 TSE 图像上看到的"双线征"是对股骨头缺血坏死的诊断特征。中晚期 MRI 同时可观察对应髋关节关系、关节腔积液的存在以及关节软骨面的完整程度。此外 MRI 还能够显示软骨下骨折线。

股骨头缺血坏死分期根据 X 线和 MRI 中病变大小和关节面受累范围确定,分为 0~Ⅳ 期。0 期:正常;Ⅰ 期:表现为股骨头关节面下骨质信号局限性改变,多表现为 T_1WI、T_2WI 序列线状、斑点状低信号或局限性小囊状低信号,部分 T_2WI 序列内缘可见线状或条带状高信号影,形成高低信号并行表现,称为"双线征",是诊断早期股骨头缺血坏死的特征性表现;Ⅱ 期:股骨头圆形轮廓尚正常,T_1WI 序列上见斑片状、楔形、不规则形低信号影,T_2WI 序列上可见斑片状、不规则形高信号病灶,也可见高、低信号或等信号区域;Ⅲ 期:此期可见股骨头外形轮廓改变、变形塌陷,髋关节关系及间隙正常,T_1WI 序列表现为斑片状不规则低信号,T_2WI 序列呈中等或高信号改变;Ⅳ 期:进入病变晚期,股骨头塌陷进一步加重,冠状面显示更为明显,髋关节间隙变窄,T_1WI、T_2WI 序列上病变均表现为斑片状低信号影,此时正常骨髓也可出现 T_1WI 序列不规则低信号、T_2WI 序列高信号改变,边缘不清,可延伸至股骨颈 - 股骨转子间,此为骨髓水肿表现,晚期病变常合并关节肥大畸形。

【诊断要点及鉴别诊断】

MRI 是目前诊断股骨头缺血坏死最敏感和特异的方法,尤其对早期股骨头缺血坏死。股骨头缺血坏死需与髋关节退行性骨关节病、一过性骨质疏松、骨髓水肿综合征等鉴别,髋关节退行性骨关节病可出现关节间隙的变窄,骨质增生与骨赘形成,对应髋臼及股骨头关节面下骨质囊变,与股骨头缺血性坏死晚期表现相似,但退行性骨关节病局限于髋关节负重区骨性关节面下，关节面无明显塌陷、碎裂。一过性骨质疏松 MRI 可表现为斑片状、不规则样长 T_1 长 T_2 信号影，与早期股骨头缺血坏死表现相似，但髋关节一过性骨质疏松临床症状自发性消失，短期随访观察其骨质信号可恢复正常，且不出现典型"双线征"。骨髓水肿综合征 MRI 股骨头至转子间 T_1WI 呈低信号区，在 T_2WI 及抑脂序列上信号均匀升高，但无局灶性改变，较早可出现关节积液，一般不累及周围软组织。(图 3-2-2、图 3-2-3)

三、胫骨结节缺血坏死

胫骨结节缺血坏死又称胫骨结节骨软骨炎、胫骨结节牵引性骨骺炎。该病于 1903 年由 Osgood 和 Schlatter 分别报告，因此又称之为 Osgood-Schlatter 病。胫骨结节缺血坏死典型

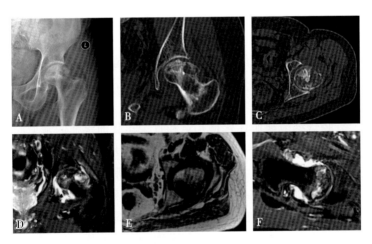

图 3-2-2　股骨头缺血坏死

A. 髋关节 X 线；B、C. CT；D~F. MRI。X 线示左股骨头塌陷；CT 示股骨头多发低密度灶；MRI 示左侧股骨头可见多发斑片状异常信号影，边界不清，T_1WI 呈低信号，T_2WI 呈高低混杂信号，关节面下骨质毛糙，关节面不光整，关节腔内可见液体信号影

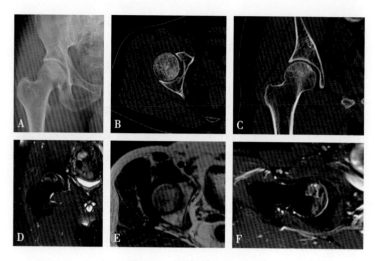

图3-2-3　股骨头缺血坏死

A. X线未见明显异常改变；B、C. CT示右侧股骨头局部塌陷，其下缘见斑片状高密度影；D~F. MRI示右侧股骨头见斑片状异常信号影，边界不清，T_1WI呈低信号，T_2WI呈高低混杂信号

特征为胫骨结节骨化中心部分分离，主要认为是由髌韧带反复牵拉所致。

【临床与病理】

胫骨结节缺血坏死是儿童和青少年膝前疼痛的常见原因，多见于10~15岁青少年，以男性居多，尤其爱好运动者多见，常发生在双侧。临床表现为胫骨结节肿胀、突出，局部疼痛、压痛，跳跃活动和有直接压力作用时疼痛加剧。胫骨结节为牵拉骨骺，约在16岁时开始与胫骨骨端融合。胫骨结节骨骺融合前由于髌韧带反复多次的牵拉作用，出现损伤，牵拉力较大时甚至使部分骨骺分离，从而影响血液供应，造成骨骺缺血坏死。慢性牵拉还可以刺激成骨细胞，引起胫骨结节处骨质增生肥大。

【MRI 表现】

在 X 线片上,碎裂的胫骨结节伴前方软组织局部突出增厚是诊断本病的要点。MRI 能更早发现胫骨结节异常征象。胫骨结节缺血坏死早期 MRI 即可见胫骨结节处出现长 T_1 长 T_2 信号影,此为胫骨结节骨髓水肿征象,可伴有髌韧带增粗、水肿,髌下囊积液及周围软组织肿胀、水肿。随着病情发展可见胫骨结节骨骺不规则肿大,骨骺下方可见囊变区,且骨骺呈现向上方移位的趋势,干骺端骨质不光整,边缘可见毛糙、翘起,髌韧带增粗、迂曲(图 3-2-4)。骨骺修复后胫骨结节可恢复正常,或与胫骨粗隆骨性融合形成隆起,也可留下单个分离的碎骨块游离于髌韧带内,成为胫骨结节上方的游离体。

【诊断要点及鉴别诊断】

胫骨结节缺血坏死的影像学表现是临床诊断该病的主要依据,MRI 检查可以较好地反映疾病分期及发展过程,是

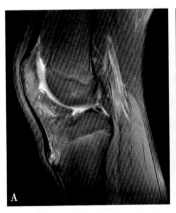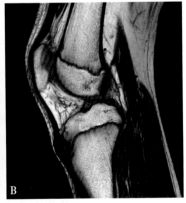

图 3-2-4　胫骨结节缺血坏死

A. 矢状面 PDWI;B. 矢状面 T_1WI;胫骨结节骨骺肿大,T_1WI 信号减低,PDWI 信号增高,边缘模糊,干骺端骨质边缘毛糙,髌韧带下止点增粗、迂曲,信号相对增高

诊断该病的最佳方式,特别是在早期和进展期诊断效果更好。若患者胫骨上方周围软组织有相应的临床症状,且影像学表现为胫骨结节二次骨化中心出现信号不均匀增高,胫骨结节向前上方移位,胫骨结节前见碎骨片,则可以确诊为胫骨结节缺血坏死。碎裂结节前方软组织局部增厚突出以及患者局部压痛是诊断胫骨结节缺血坏死的关键,由于胫骨结节缺血坏死与胫骨结节撕脱性骨折存在相似之处,所以临床还应将这两种疾病进行鉴别。两者的区别在于胫骨结节缺血坏死的干骺端骨缺损处较大、边缘更光滑,游离骨块边缘更完整,因此如果能够准确掌握胫骨结节骨软骨炎的临床症状和影像表现,对其进行诊断并不困难,而胫骨结节撕脱性骨折有明确的外伤病史。胫骨结节缺血坏死还应与剥脱性骨软骨炎、肿瘤和感染相鉴别。

四、月骨缺血坏死

月骨缺血坏死又称 Kienböck 病,其特点是月骨血供障碍引起骨坏死,确切机制和病因尚未阐明,可能与解剖、血供和创伤等多种因素有关。

【临床与病理】

该病好发于 20~40 岁,男女发病比例约 2∶1,往往发生于优势手。起病较隐匿,活动后加剧。通常为腕背侧中央区疼痛和月骨周围压痛,可出现腕关节疼痛、腕关节功能障碍和患侧手握力降低典型三联征表现。月骨缺血坏死的病理生理机制与解剖因素及月骨受力有关,其中尺骨阴性变异、月骨几何形状(如 Antuña Zapico Ⅰ 型和 Ⅱ 型)被认为是本病的危险因素。月骨由于终末动脉分支供应的区域无足够的侧支血管,月骨受急性创伤或反复轻微创伤可导致神经血管损伤(随后出现血管舒缩反应)、直接血管断裂、韧带破坏或直接骨折,最终中断血供并最终引起骨坏死。存活骨的剩余区域灌注过度,血管舒张,导致带状骨量减少。骨坏死和带状骨量减少可导致病理性骨折、骨塌陷,并最终导致腕骨不稳,继发腕骨间和桡腕关节的关节畸形和退行性骨关节病。

【MRI 表现】

Kienböck 病可以从形态学和功能上进行评估,这对于评价疾病的进展和选择最合适的治疗方法尤为重要。根据月骨的形态学和密度/信号特征对疾病进行分类。

Ⅰ期:患者出现月骨缺血坏死的临床症状。在 X 线或 CT 上,月骨解剖结构正常,骨密度可正常或轻度减低。在 MRI 上,通常可见 T_1WI 信号均匀降低,T_2WI 信号均匀增加。影像学表现反映了与 Kienböck 病早期水肿的相关改变。

Ⅱ期:月骨缺血坏死的特征是骨质硬化。X 线和 CT 扫描显示月骨较其他腕骨密度增加,月骨的大小、形状和解剖关系基本保持正常。MRI 可见月骨内 T_1WI 信号减低,T_2WI 信号可变,其中 T_2WI 上低信号区域反映了骨硬化(图 3-2-5)。如果月骨 T_2WI 信号无减低,MRI 则不能单独用来区分Ⅰ期和Ⅱ期,需要借助 X 线或 CT 分析骨密度改变以明确分期。

Ⅲ期:月骨缺血坏死的特点是月骨塌陷,主要表现为月骨变形、伸长。此阶段可用 X 线、CT 或 MRI 检查确诊。MRI 表现为 T_1WI 信号降低,T_2WI 因坏死和修复区并存导致信号多变。Ⅲ期分为 3 个亚类:ⅢA,腕骨对线无变化,桡舟骨角小于 60°;ⅢB,腕骨不稳定,桡舟骨角大于 60°,伴旋转舟骨半脱位;ⅢC,月骨冠状面慢性损伤。

Ⅳ期:表现为月骨塌陷并伴有桡腕关节或腕中段退行性关节炎。X 线片显示月骨和腕中关节塌陷和骨关节炎改变,表现为关节间隙变窄,腕骨高度降低,软骨下骨硬化、囊变伴骨赘形成。MRI 中,T_1WI 上信号明显降低,T_2WI 上信号增加或降低,月骨塌陷、延长,邻近反应性滑膜炎和关节

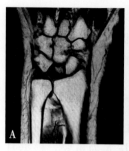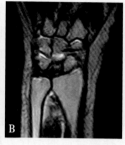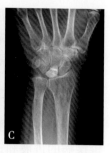

图 3-2-5 月骨缺血坏死

A. 冠状面 T_1WI；B. 冠状面 T_2WI；C. 腕关节后前位 X 线片；月骨解剖形状基本保持正常，月骨内骨髓信号失常，局部 T_1WI、T_2WI 信号减低，X 线片可见月骨骨质硬化，影像学提示月骨缺血坏死Ⅱ期

积液。

增强 MRI 能够反映疾病的形态学、功能学特征，具有三种增强模式：①骨水肿增强模式，月骨灌注完整，反映了与病变早期相关的水肿改变。②部分坏死增强模式为坏死和修复区并存，在增强图像上可见月骨部分强化，而无增强的坏死组织区域通常位于近端。③完全坏死增强模式为月骨完全无对比增强，表明骨完全坏死，最有可能在疾病晚期发现。

【诊断要点及鉴别诊断】

MRI 对早期月骨缺血坏死检出较 X 线片和 CT 更加敏感，并可以通过钆剂增强提供相关功能信息（MRI 新生骨的增强改变），有助于疾病分期和指导治疗。月骨缺血坏死主要与骨关节炎鉴别。类风湿关节炎、痛风和退行性或创伤后关节炎也可引起月骨的骨髓信号失常，但骨关节炎患者通常表现为月骨边缘的骨质增生、硬化，月骨缺血坏死还需与月骨囊肿鉴别，由骨内结缔组织黏液样变性或滑膜疝入骨内引起，MRI 具有典型的囊性表现（T_1WI 低信号，T_2WI 高信号，与水信号相似），囊肿周围可见骨髓水肿区。月骨缺血坏死偶尔需与骨岛鉴别,后者 T_2WI 表现为均匀低信号,且 X 线可见骨小梁进入。

五、跖骨头骨骺坏死

跖骨头骨骺坏死为跖骨头二次骨化中心及软骨的无菌性坏死,也称 Freiberg 病,病因尚不清楚,可能与创伤、重复性应力、解剖结构、职业密切相关。该病好发于第二跖骨,偶发于第三跖骨,大多单发。

【临床与病理】

跖骨头骨骺坏死多见于 13~20 岁青年人,女性发病多于男性。临床表现为局部疼痛、压痛,常有明显足趾纵向撞击痛,负重及活动后疼痛加剧。局部症状多为自限性,在 1~2.5 年后逐渐消失,遗留病趾短而粗大。

【MRI 表现】

MRI 可在病变早期显示骨缺血所致的斑片状水肿,通常发生于跖骨头背侧,骨坏死区为多条不规则条带状、裂隙样异常信号灶,T_1WI 为低信号,T_2WI 为高低混杂信号,高信号通常位于边缘。而此时 X 线片上早期无明显阳性改变,故 MRI 更常用于确定病变范围和早期诊断。

【诊断要点及鉴别诊断】

在跖骨头骨骺坏死早期或病症较轻微的情况下,MRI 有助于病灶检出和确定病变范围。跖骨头骨骺坏死需与痛风鉴别,后者多侵犯关节,尤以第一跖趾关节多见,关节面穿凿样破坏伴痛风结节为痛风特异性表现。本病还应该与外伤鉴别,后者有明确外伤史。

六、足舟骨缺血坏死

足舟骨缺血坏死为骨软骨病变,特征为足舟骨软骨内骨化异常或骨细胞死亡。1908 年由 Köhler 首先阐述足舟骨缺血坏死,亦称之为 Köhler 病。足舟骨缺血坏死病因不明,目前认为机械压力为主要病因。

【临床与病理】

足舟骨缺血坏死好发年龄为 2~9 岁,多为单侧发病,以男性多见,男女性别比约 3∶1。中足疼痛和跛行是最常见的临床症状,活动后症状加重,足背常有触痛、肿胀和红斑。由于足舟骨为足部最后骨化的跗骨,在承重应力分布中起重要作用。未骨化的舟骨可能在骨化的距骨和楔骨之间被过度压迫,机械压力的增加使得舟骨血供随之减少,导致局部缺血并引起骨内骨化中心的坏死。营养不良或内分泌疾病可延缓舟骨骨化,使患该病风险进一步增加。

【MRI 表现】

MRI 可显示早期足舟骨内骨髓水肿,T_1WI 上为低信号,T_2WI 上为高信号(图 3-2-6)。病变晚期足舟骨硬化,信号减低,甚至出现骨质碎裂或扁平,导致距骨头向外移。MRI 扫描对于坏死信号的改变较为敏感,可早期对该病进行较为准确的诊断。

【诊断要点及鉴别诊断】

足舟骨缺血坏死可以基于 X 线片、CT 成像或 MRI 进行诊断,MRI 早期诊断是最敏感和特异的方法。其主要需鉴别的疾病包括足舟骨骨折、足舟骨关节炎等。足舟骨骨折有骨折线,结合外伤史可以明确诊断;足舟骨关节炎为退行性疾病,关节间隙变窄,关节面骨赘为典型表现,且患者发病年龄常较大,鉴别不难。

七、椎体骺板缺血坏死

椎体骺板缺血坏死亦称休门(scheuermann)病,被认为是一种病因不明的遗传性疾病,机械因素在发病机制中起重要作用。该病特征为椎体终板软骨发育不良,导致的椎体前部

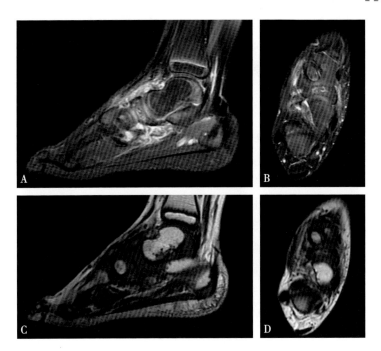

图 3-2-6 足舟骨缺血坏死

A. 矢状面脂肪抑制 T_2WI；B. 冠状面脂肪抑制 T_2WI；C. 矢状面 T_1WI；D. 冠状面 T_1WI；足舟骨骨髓水肿，T_1WI 信号减低，T_2WI 信号增高，周围软组织肿胀

楔形变。终板位于椎体骨质与椎间盘之间，是椎间盘复合体中最薄弱的部分，容易发生损伤。终板也是椎间盘营养供应的主要途径，因此终板发育不良，椎间盘也常受到影响。

【临床与病理】

椎体骺板缺血坏死好发于青少年，尤以 14~16 岁最多见，男性稍多，男女性别比接近于 1。主要临床表现为腰背部疲劳、疼痛，卧位休息后症状可缓解。多数患者缺乏早期检查及辅助治疗，进而病程加重引发青年性脊柱后凸、青年驼背症。病理改变与骨化中心的缺血性疾病有关。当脊柱生长过程中椎体终板受力过强,髓核穿过薄弱的终板突入椎体内。由于椎体软骨生长板结构破坏,细胞基质完整性受损,造成蛋白多糖胶原比例失衡,这些因素共同导致椎体楔形畸形。

【MRI 表现】

椎体骺板缺血坏死影像学表现与椎体终板的组织学损害有关。基本病变是椎体楔形变,不规则椎体终板和许莫氏结节。主要影像学表现为多椎体前缘不整齐、变薄,可呈阶梯状改变,尤以承重椎体为著,如胸椎下段及腰椎上段,甚至全胸腰椎受累(图 3-2-7)。多个椎体楔形变可使脊柱呈典型的圆驼状后凸或侧弯畸形。椎体相邻面常显示局限性凹陷(许莫氏结节),骺板软骨萎缩区形成的凹陷在 T_1WI 和 T_2WI 均表现与骺板骨呈等信号,而骺板软骨坏死区形成的凹陷在 T_1WI 上呈中低信号,T_2WI 上呈中高或高信号,周围伴随低信号环包绕。同时,在相应的骨骺内也出现相似的异常信号改变。

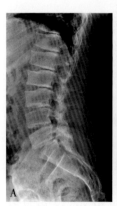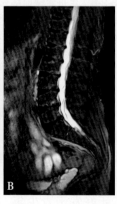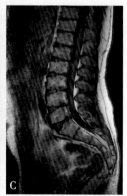

图 3-2-7 椎体骺板缺血坏死

A. 腰椎侧位片;B. 矢状面脂肪抑制 T_2WI;C. 矢状面 T_1WI。胸椎下段及腰椎椎体呈楔形变,椎体前缘呈阶梯状,椎体终板不规则可见局限性凹陷,凹陷边缘呈长 T_1 长 T_2 信号,多个腰椎椎间盘变性 T_2WI 信号降低,可见椎间盘向后方隆起伴有椎间盘变性时,可见髓核 T_2WI 信号降低,也可见椎间盘突出或膨出。

【诊断要点及鉴别诊断】

椎体骺板缺血坏死的 MRI 征象比较有特征性,典型病变不难诊断,该病需与姿势性后凸、脊柱结核、儿童椎体病理性骨折鉴别。姿势性后凸是继发于不良体位状态,但缺乏椎体楔形变和椎间盘退变等影像学改变。脊柱结核也可表现类似椎体骺板软骨缺血坏死的症状,但常累及相邻椎骨,并可见骨质侵蚀破坏伴椎旁软组织脓肿形成,椎间盘破坏导致椎间隙变窄或消失,晚期出现脊柱成角畸形。儿童椎体病理性骨折表现椎体压缩变形伴骨髓信号失常,椎间隙多正常,椎体或附件往往可见原发病灶所致的骨破坏征象,如有邻近或其他部位骨质改变则有助确诊。

八、剥脱性骨软骨炎

剥脱性骨软骨炎(osteochondritis dissecans,OCD)是一种特发性、局灶性骨软骨病变,伴或不伴骨软骨片剥脱,可进展为骨关节炎。发病原因不明,主要认为与家族史、局部缺血或重复性微创伤有关。

【临床与病理】

剥脱性骨软骨炎好发于青春期,男性居多,以单关节受累多见,尤其膝关节好发(常见于股骨内侧髁),肘关节和踝关节次之。部分无症状患者偶然发现,但多数有受累关节疼痛,活动或负重后加重,可出现关节活动受限、弹响、绞索及关节肿胀。组织学检查可见关节软骨或软骨下骨碎裂剥脱,剥脱骨软骨片可以与骨床相连,也可以完全游离形成关节内游离体,遗留局部骨床缺损。

【MRI 表现】

剥脱的骨软骨片在 T_1WI 上通常为低信号,T_2WI 信号多

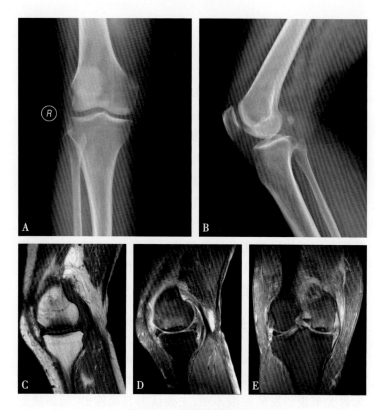

图 3-2-8 剥脱性骨软骨炎

A. 膝关节前后位;B. 膝关节侧位,右股骨内侧髁关节面下小片状低密度区,周围骨质可见硬化;C. 矢状面 T_1WI;D. 矢状面脂肪抑制 T_2WI;E. 冠状面脂肪抑制 T_2WI,股骨内侧髁软骨下骨异常信号,可见一与其平行的骨软骨片,软骨片及软骨下骨之间可见略长 T_1 略长 T_2 信号

变,可呈高、等、低多种信号改变(图 3-2-8)。注射钆剂后增强扫描可以评估骨软骨片预后情况,增强后骨软骨片与骨骺相比呈相对高信号,则表明血液供应尚存,提示病灶趋向稳定或愈合;反之,提示骨软骨片存在血液供应障碍,随后可发生剥脱。根据 MRI 检查结果与组织学之间的相关性,可将剥脱性骨软骨炎分为以下几个阶段。第 1 阶段:局部关节软骨增

厚,软骨信号减低,表明软骨水肿;第2阶段:关节软骨破裂,剥脱骨软骨片后缘呈低信号提示纤维附着,通常较稳定;第3阶段:关节软骨破裂,剥脱骨软骨片后缘出现高信号,表面剥脱骨软骨片与骨床之间存在积液,多提示病灶不稳定;第4阶段:游离体形成。

【诊断要点及鉴别诊断】

MRI不仅能明确剥脱的骨软骨片体积、关节腔内游离碎片以及骨床缺损范围,还能较准确地判断骨软骨片的稳定性。该病依据发病部位和影像学表现易于诊断,但需与关节结核、骨关节炎鉴别。结核骨质破坏缺损区以关节面非承重部位为主,伴关节囊肿胀;骨关节炎可出现关节间隙变窄,且发病年龄较大,结合临床鉴别不难。

九、骨梗死

骨梗死(bone infarction)又称骨髓梗死、骨脂肪梗死,指发生在长骨干骺端和骨干区域的骨坏死,股骨远端、胫骨近端是最常受累的部位,病灶通常呈多灶性和对称性,可伴骨骺缺血坏死。发病原因不明,糖皮质激素治疗和酗酒被认为是两个最主要的危险因素,约90%的患者与之有关。

【临床与病理】

骨梗死好发于25~50岁,男女发病无明显差异。急性骨梗死表现为患肢剧痛,活动障碍。慢性者患肢酸痛、软弱无力,可伴有一定程度活动受限。但也有很多患者没有任何症状。除骨关节症状外,不同病因尚有各自不同的临床表现。

骨组织血供中断,发生不可逆缺氧、坏死,骨髓细胞、骨细胞及骨髓脂肪细胞先后死亡,可按时间和区域分为两个阶段:第一阶段主要为细胞性缺血坏死阶段,中央无血管区骨髓细胞发生坏死,周围缺血骨髓充血、水肿,早期骨组织基本保持不变;第二阶段主要为骨修复阶段,坏死区周围出现反应性纤维结缔组织增生,邻近骨小梁代偿性成骨活动增强,新生骨形成。

【MRI 表现】

骨梗死的 X 线检查表现为骨髓腔内出现典型的高密度病灶,自干骺端向骨骺延伸,骨膜反应较常见。然而早期骨梗死的 X 线检查基本无特异征象,不易明确诊断。MRI 可较早发现病变,梗死区常有地图状表现,常见双线征,骨膜反应较常见,增强扫描病灶周边常见明显对比增强。根据病情发展,骨梗死分为急性期、亚急性期和慢性期,其 MRI 表现分别为:

1. 急性期 病变中心 T_1WI 呈与正常骨髓等或略高信号,T_2WI 呈高信号,边缘呈长 T_1、长 T_2 信号。

2. 亚急性期 病变中心 T_1WI 呈与正常骨髓相似或略低信号,T_2WI 呈与正常骨髓相似或略高信号,边缘呈长 T_1、长 T_2 信号,中心坏死区域可见脂肪信号。

3. 慢性期 T_1WI 和 T_2WI 均呈低信号,可能是骨髓纤维化和钙化共同作用的结果。

【诊断要点及鉴别诊断】

MRI 显示骨髓腔内出现自干骺端向骨骺延伸的地图样病灶,如有糖皮质激素治疗或其他相关病史可进一步支持该诊断。通常骨梗死 MRI 表现需与血液病鉴别。白血病等血液系统疾病侵犯骨髓可引起广泛多发 MRI 异常改变,但其没有骨梗死的地图样边缘,而呈一致均匀异常信号,在 T_2WI 脂肪抑制序列,特别是 STIR 序列上为高信号;在 T_1WI 上为低信号,与正常骨髓高信号界限分明。(图 3-2-9)

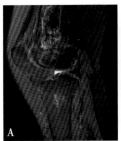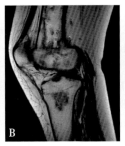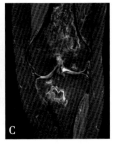

图 3-2-9　骨梗死

A. 矢状面 T_2WI；B. 矢状面 T_1WI；C. 冠状面 T_2WI，股骨下段、胫骨上段可见多发地图状异常信号影

（郭启勇　潘诗农　刘　强　赵　衡）

参 考 文 献

1. 陈为民,赵晓林,刘德新,等.不同影像方法对股骨头缺血坏死的诊断价值.现代生物医学进展,2008,8(9):1708-1710.

2. 陈志刚.关节病影像诊断学.西安:陕西科学技术出版社,1999.

3. 梁碧玲.骨与关节疾病影像诊断学.北京:人民卫生出版社,2006.

4. 江浩.骨与关节 MRI.上海:上海科学技术出版社,1999.

5. 董天华.成人股骨头缺血性坏死的现代新概念.苏州医学院学报,2000,20(12):1079-1080.

6. 郗金锁.MRI 在诊断早期股骨头缺血坏死的临床价值探讨.实用医技杂志,2007,14(30):4194-4195.

7. 黎加识,张礼鹃.Osgood-Schlatter 病 MRI 影像特征及应用价值分析.临床放射学杂志,2018,37(7):1173-1176.

8. 李丹,赵天平,程敬亮,等.Osgood-Schlatter 病的 CT 及 MRI 表现分析.实用放射杂志,2015,31(9):1496-1498.

9. Gholve P A, Scher D M, Khakharia S, et al. Osgood Schlatter syndrome. Curr Opin Pediatr, 2007, 19(1):44-50.

10. Fontaine C. Kienböck's disease. Chir Main, 2015, 34(1):4-17.

11. Cross D, Matullo K S. Kienböck disease. Orthop Clin North Am, 2014,

45(1):141-152.

12. Shane A, Reeves C, Wobst G, et al. Second metatarsophalangeal joint pathology and freiberg disease. Clin Podiatr Med Surg, 2013, 30(3): 313-325.

13. Palazzo C, Sailhan F, Revel M. Scheuermann's disease: an update. Joint Bone Spine, 2014, 81(3): 209-214.

14. Lowe T G. Scheuermann disease. J Bone Joint Surg Am, 1990, 72(6): 940-950.

15. Accadbled F, Vial J, Sales de Gauzy J. steochondritis dissecans of the knee. Orthop Traumatol Surg Res, 2018, 104(1): 97-105.

16. 尤壮志, 于静红, 朝鲁门, 等. 剥脱性骨软骨炎 MRI 诊断分析. 中华实用诊断与治疗杂志, 2012, 26(11): 1098-1100.

17. 唐凯, 楼跃, 张志群. 儿童和青少年股骨头剥脱性骨软骨炎 7 例临床治疗观察. 中国矫形外科杂志, 2007, 15(21): 1663-1664.

18. Lafforgue P, Trijau S. Bone infarcts: Unsuspected gray areas?. Joint Bone Spine, 2016, 83(5): 495-499.

19. Saini A, Saifuddin A. MRI of osteonecrosis. Clin Radiol, 2004, 59(12): 1079-1093.

20. 张雪哲. 骨坏死的影像学表现. 中华放射学杂志, 2006, 21(5): 451-455.

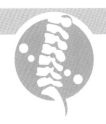

第四章

骨关节感染性疾病

第一节 骨关节化脓性感染

一、化脓性骨髓炎

化脓性骨髓炎,是由化脓菌经血行、淋巴管侵犯骨髓、骨和骨膜的化脓性炎症,也可以在开放性骨折时,致病菌直接进入到骨折处引起化脓性感染。金黄色葡萄球菌是常见的致病菌,占化脓性骨髓炎致病菌的72%~85%,白色葡萄球菌、链球菌、肺炎双球菌等也可致病。该病多长骨受累,常见部位依次为胫骨、股骨、肱骨、桡骨的干骺端和骨干。感染途径常为血行感染、邻近组织感染蔓延和外伤直接侵入。儿童急性发病为多,成人慢性过程常见。主要病理过程是:炎症、化脓、骨质破坏、骨质坏死及骨修复增生。

(一) 急性化脓性骨髓炎

【临床及病理】

急性化脓性骨髓炎是累及骨、骨髓和骨膜的急性化脓性炎症。多见于 2~10 岁儿童,约占全部病例的 81%,发病部位常以长管状骨干骺端居多,且在骨的任何部位均可发病。急性化脓性骨髓炎的典型临床症状是高热伴有肢体疼痛、寒战。实验室检查可有白细胞计数升高、血沉加快等。急性化脓性骨髓炎的分期:①骨膜下脓肿前期:发病 2~3 天内骨髓腔只有炎症浸润,没有形成脓肿。②骨膜下脓肿期:一般发病 3~5 天,骨髓炎性浸润可转为化脓,并在骨髓腔中形成脓腔,且脓液沿骨皮质哈佛氏管和伏克曼管向骨膜下蔓延形成骨膜下脓肿。③骨膜破裂期:发病 7~8 天后,骨膜下脓肿形成骨膜破坏,并见脓液侵入周围软组织。

急性化脓性骨髓炎病理:首先细菌栓子停留在干骺端松质骨,然后骨髓腔内化脓感染,脓液形成,炎症经哈佛氏管系统,形成骨膜下脓肿,当骨内外膜血供障碍时,可出现死骨。婴幼儿因骨膜疏松,骨膜下脓肿易见,骨膜反应明显,骨修复迅速,骺板对感染有阻碍作用,炎症多不侵及骨骺及关节。成人因骨膜薄且附着紧密,病变多在髓腔内发展;骨膜反应及骨皮质坏死亦较轻;炎症经愈合的骺板可累及关节。

【MRI 表现】

急性化脓性骨髓炎的影像基础:软组织肿胀,骨质疏松,骨质破坏、增生,骨膜增生,死骨形成。X 线:软组织肿胀,可为软组织间隙模糊、消失;进而出现骨质疏松,骨小梁模糊不清;溶骨性骨质破坏及骨膜反应及骨膜新生骨(图 4-1-1A、B);CT 对骨质破坏、死骨显示清楚,特别是小的骨质侵蚀破坏(图 4-1-1C、4-1-2A)。MRI:对早期病变更敏感,早期病变在 X 线、CT 表现不明确时,正常骨髓组织被炎性渗出取代,表现为骨髓水肿,兼有周围软组织水肿,为长 T_1 长 T_2 信号,在 T_2 或质子密度加权加脂肪抑制成像序列上显示为明显高信号;对软组织累及范围、脓腔显示清晰(图 4-1-2B~D),对制订外科手术计划有很大帮助;骨膜反应在 T_2 加权序列表现为线状

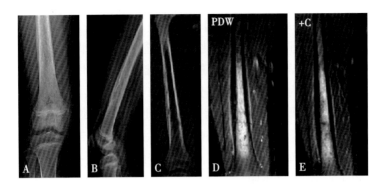

图 4-1-1 急性化脓性骨髓炎

A、B. X 线显示右股骨密度减低、骨膜新生骨,见小斑片状骨质破坏;
C. CT 显示髓腔密度不均,皮质骨质破坏,骨膜新生骨;D、E. MRI 显示
骨髓水肿,骨膜反应呈高信号

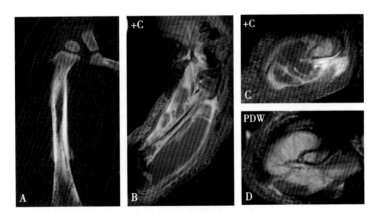

图 4-1-2 急性化脓性骨髓炎

A. CT 显示髓腔密度不均,可见多发小斑片状骨质破坏,可见骨膜新生
骨;B~D. MRI 除了显示髓腔病变,还可很好地显示周围软组织受侵情
况,脓肿形成

高信号,增强扫描可见线样强化(图 4-1-1D、E);死骨为 T_1WI、T_2WI 低信号。

【诊断要点及鉴别诊断】

1. 急性骨梗死 急性化脓性骨髓炎和急性骨梗死可有共同的临床表现如发热、骨痛,有时难以鉴别。骨梗死急性期典型表现为梗死灶中央部分在 T_1WI 呈高信号、T_2WI 为稍高或高信号即与正常骨髓信号相似,梗死灶的边缘为迂曲线状长 T_1、长 T_2 信号带及其外侧的长 T_1 短 T_2 信号带即所谓的"双线征"。病变范围较局限,发生病变的骨外形一般无变化,周围软组织肿胀不明显。

2. 恶性骨肿瘤 有些恶性骨肿瘤,如淋巴瘤、尤因肉瘤和骨肉瘤等,影像学表现与急性骨髓炎非常相似,有时鉴别诊断比较困难。淋巴瘤局部症状重,而全身症状轻;骨质破坏区边界相对明确,与正常骨质之间往往能勾画出界线来;骨质破坏灶周围软组织肿块较大,增强后肿块与周围软组织的分界清楚,肿块呈均匀强化,无脓腔形成。骨肉瘤的软组织肿块中常见云絮状或斑片状瘤骨。尤因肉瘤在病骨内及周围常有明显的反应性骨质增生和骨膜新生骨。

(二)慢性化脓性骨髓炎

慢性化脓性骨髓炎常见于急性化脓性骨髓炎迁延不愈的患者,可累及骨皮质、骨髓质及骨膜,常以死骨、骨质破坏及窦道不愈合为特点。

【临床与病理】

慢性化脓性骨髓炎通常是因急性化脓性骨髓炎迁延不愈所引起。慢性化脓性骨髓炎时,全身症状一般消失或限于局部,骨质改变以骨质破坏、骨质增生硬化、死骨形成、窦道反复不愈合为特征。慢性化脓性骨髓炎可以持续数年或十数年,当身体抵抗力降低时,可再次引起急性发作。

【MRI 表现】

慢性化脓性骨髓炎表现为皮质骨增生硬化,骨髓腔变小,并可见死骨和骨膜反应的形成,可伴有周围软组织脓肿或窦道形成。皮质骨增生硬化,在 T_1WI 为低信号,在 T_2WI 亦为低信号,增强扫描强化不明显。死骨的信号根据其内含骨髓的多少而表现不同,而密质的死骨周围通常见肉芽组织增生或者渗出性病变,因此死骨的信号呈多样改变,在 T_1WI 上死骨可表现为等、低或高信号,在 T_2WI 上其可表现为高或低信号。髓腔内活动性炎症在 T_1WI 上通常表现为不均匀稍低信号,在 T_2WI 上通常表现为不均匀稍高信号,增强常见斑片样强化;而硬化骨和纤维组织在 T_1WI 和 T_2WI 中均表现为低信号;窦道在 T_2WI 上通常表现为曲线或直线样高信号,其可由髓腔蔓延至周围软组织;软组织和骨髓的脓肿通常表现为 T_1WI 低信号, T_2WI 高信号,DWI 可见脓液扩散受限,增强扫描见脓壁环形强化(图 4-1-3)。

【诊断要点及鉴别诊断】

1. 干骺端结核　以骨质疏松为主,骨破坏区一般无边缘硬化,其内可有沙砾样死骨,容易侵犯至骨外形成冷脓肿、甚至穿破皮肤形成窦道。

2. 骨囊肿　皮质膨胀变薄,有细薄硬化边,易病理性骨折,临床症状不明显,血沉正常。

3. 骨纤维结构不良　当慢性骨髓炎表现为骨干增粗、膨大时,需与骨纤维结构不良鉴别。骨纤维结构不良的骨质破坏区内填充的是钙化不良和 / 或纤维组织,因此其信号常不均匀,而且亦无周围软组织和骨膜改变,无窦道、死骨、骨包壳形成。

4. 恶性骨肿瘤　骨肉瘤和尤因肉瘤常因有明显的骨质增生和不规则的骨破坏而与慢性化脓性骨髓炎混淆,但前两者的骨质增生是肿瘤骨或肿瘤引起的反应性骨质增生,它们

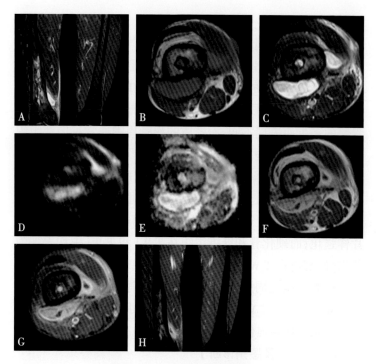

图4-1-3 慢性化脓性骨髓炎

右侧股骨下段骨皮质增生硬化,骨髓腔稍变窄,骨髓腔见条片状不均匀异常信号,T₂WI脂肪抑制序列(A、C)骨髓腔病灶为高信号、边缘低信号,T₁WI(B)骨髓腔病灶为等信号、边缘低信号,DWI(D)呈不均匀高信号,ADC值(E)不均匀降低,增强扫描(F~H)骨髓腔及周围软组织病灶不均匀强化,软组织脓肿形成

与骨破坏区没有固定的空间关系而化脓性骨髓炎的骨质增生是对骨破坏和脓肿的反应,所以往往是破坏区周围有骨增生、骨增生的中央常常有骨破坏区。这是它们的根本区别。另外恶性骨肿瘤的患骨皮质外围常有不规则的无结构的肿瘤骨和/或不完整的骨膜新生骨。

（三）慢性硬化性骨髓炎（Garre 骨髓炎）

【临床与病理】

Garre 骨髓炎亦称低毒性硬化性骨髓炎或增生型骨髓炎，其通常由低毒性细菌感染所致，骨外伤后骨膜下出血并继发感染是重要发病因素。本病好发于抵抗力强的青少年，常见发病部位为长骨骨干，亦可见于下颌骨。患者一般无全身症状，局部可有疼痛和酸胀感，夜间和活动后疼痛加剧，可反复发作、迁延不愈。由于青少年骨膜活力旺盛，成骨细胞活跃，低毒性感染的炎症刺激，使骨膜及皮质增生加厚，但一般不形成脓腔，病灶内往往不能培养出细菌，感染力较强的病例可出现皮质或髓腔的小破坏灶。

【MRI 表现】

Garre 骨髓炎通常表现为局限性或广泛性的骨皮质增厚、骨质增生硬化，髓腔变窄甚至消失；本病骨质破坏一般不明确，但病程较长的患者可出现小的不规则形破坏灶；骨膜反应少见，亦很少引起软组织肿胀。增厚硬化的骨质在 T_1WI、T_2WI 上均表现为低信号。部分患者在 T_2WI-FS 上内可有小的高信号灶，增强扫描可见强化（图 4-1-4）。

【诊断要点及鉴别诊断】

1. 长管状骨骨干结核　骨质破坏范围相对局限，一般无边缘硬化，可有与破坏区范围一致的轻度骨膜反应，其内可有沙砾样死骨。

2. 硬化型畸形性骨炎　畸形性骨炎可见骨干粗大、病骨骨质密度增高，髓腔变窄，内可有大小不一的透亮灶及高密度灶，部分高密度灶可表现为絮状改变，一般无骨膜反应；病骨可表现为弯曲变形。

3. 骨干骨肉瘤　成骨型骨肉瘤可有针状、云絮状肿瘤骨，常见 Codman 三角及软组织肿胀。

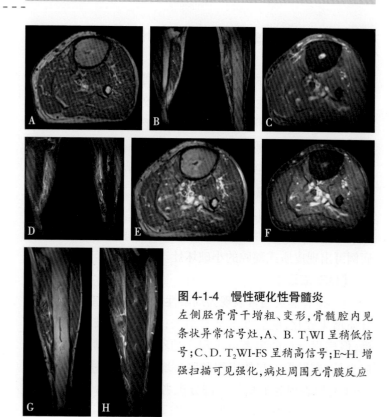

图 4-1-4　慢性硬化性骨髓炎

左侧胫骨骨干增粗、变形,骨髓腔内见条状异常信号灶,A、B. T₁WI 呈稍低信号;C、D. T₂WI-FS 呈稍高信号;E~H. 增强扫描可见强化,病灶周围无骨膜反应

(四)慢性局限性骨脓肿(Brodie 脓肿)

【临床与病理】

慢性局限性骨脓肿为慢性化脓性骨髓炎的一种特殊表现,好发于儿童、青少年。当致病菌为低毒性细菌或机体对病菌抵抗力强时,骨髓炎常常局限在骨髓某一部分,从而形成局限性骨脓肿。病变好发部位有长管状骨的干骺端或骨干,如胫骨、股骨两端,尺骨近端和桡骨远端等。临床症状主要表现为局部的疼痛、压痛,以夜间为著,脓腔和血液均不能培养出细菌。病理上骨脓肿由局部积脓、肉芽组织增生和纤维化,部分可见有碎屑样坏死骨,周围纤维组织膜围绕和硬

化骨包围。

【MRI 表现】

根据病灶成分不同,病灶内信号可多样改变。炎性渗出在 T_1WI 上表现为稍低、低信号,在 T_2WI 上表现为高信号;纤维肉芽组织在 T_1WI 上表现为稍低信号,在 T_2WI 上表现为稍高信号;病变周围硬化灶在 T_1WI 及 T_2WI 上均表现为低信号;病灶周围可有轻度骨髓水肿,其在 T_1WI 上表现为低信号,在 T_2WI 上表现为高信号;增强扫描脓肿环壁可有中等强化,周围的骨髓水肿可有轻度强化;脓液在 DWI 可见扩散受限,增强扫描脓液无强化;病灶周围无明显的软组织肿胀(图 4-1-5)。

【诊断要点及鉴别诊断】

1. 骨样骨瘤　好发骨干皮质,特征是有瘤巢,即直径不大于 2cm 的骨破坏区内可见钙化或骨化影,周围有较明显的骨质增生硬化和骨膜新生骨,夜间疼痛明显,水杨酸制剂可缓解。

2. 嗜酸性肉芽肿　有时候影像鉴别较困难,嗜酸性肉芽肿 10 岁以下儿童多见,腔内无脓液,血液检查嗜酸性粒细胞增高,需结合临床综合考虑。

3. 非骨化性纤维瘤　位于骨皮质非骨化性纤维瘤表现为偏心性的圆形或卵圆形病灶,边界清楚,病灶边缘可见骨质硬化,无骨膜反应。

二、化脓性关节炎

化脓性关节炎为一种严重的急性关节病,由细菌血行感染滑膜或骨髓炎继发侵犯关节所致,也可以是开放性外伤后直接感染,最多见于婴幼儿和儿童。临床起病急,症状重,伴有全身不适。受累以承重的大关节为主,多为单关节发病。常常早期出现关节破坏、关节间隙狭窄、邻近的骨质硬化等。致病菌以金黄色葡萄球菌最多见。

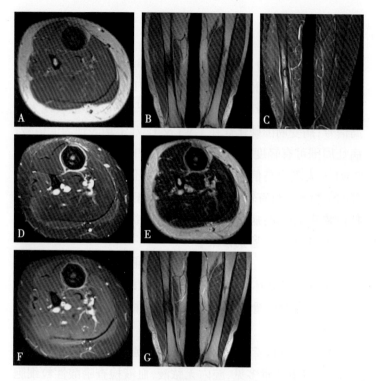

图 4-1-5   慢性局限性骨脓肿

右侧胫骨中段骨髓腔内结节影，T_1WI（A、B）呈等、稍低信号，T_2WI-FS（C、D）及 T_2WI（E）呈高信号，增强扫描（F、G）呈轻度均匀强化，病灶边缘可见低信号环，病灶邻近骨髓亦可见片状 T_2WI-FS 高信号影，胫骨骨皮质局部增厚，可见骨膜反应，周围软组织无明显肿胀

【临床与病理】

全身症状：发病急、寒战、高热等中毒症状。病变关节出现红、肿、热、痛及活动障碍。血液检查白细胞计数高，血沉加快。病理改变主要以滑膜为最先发病，出现滑膜充血水肿，继而出现关节积液、软组织肿胀以及骨髓水肿、骨髓炎，病变进展出现关节软骨及软骨下骨的破坏，由于关节积液可以出现关节间隙假性增宽但很快关节间隙变窄，后期出现骨质硬

化、关节骨性强直。

【MRI 表现】

MRI 可清楚显示关节滑膜增厚，T_1WI 常为等信号，T_2WI 中高信号，强化明显。软骨糜烂、破坏可以得到较好显示，骨髓水肿及周围软组织侵犯、脓腔呈 T_2WI 高信号；骨质破坏，周围骨质增生硬化呈 T_2WI 低信号（图 4-1-6）。

【诊断要点及鉴别诊断】

1. 关节结核　起病缓慢，白细胞稍高，有低热、盗汗等症状，全身中毒症状较轻，但在发病较急的结核性关节炎与发病缓慢的化脓性关节炎易混淆。结核性关节炎关节面破坏发生部位以非负重关节面为主；而化脓性关节炎关节面的破坏部位是以负重关节面为主。结核性关节炎少有骨质增生硬化性改变；化脓性关节炎可以合并存在不同程度增生硬化性改变。晚期结核性关节炎通常是纤维性关节强直；而化脓性关节炎以骨性强直为主。关节液检查或滑膜活检有助于区别。

2. 类风湿关节炎　常见为多发对称性的手足小关节受累，关节肿胀、不红。早期病变以肌腱韧带附着点及滑膜为

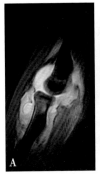
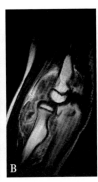
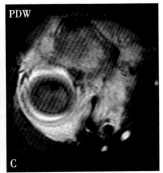

图 4-1-6　化脓性关节炎

A~C. MRI 显示关节腔积液，滑膜明显增厚，软组织广泛受累

主。关节面破坏发生较晚,骨破坏从关节面的边缘裸区开始是其特征性改变。患病时间长者有关节畸形和功能障碍。血清及关节液类风湿因子多为阳性;关节液细菌检查阴性。

3. 血友病性关节炎　常出现于容易受伤和承受重力的四肢大关节,多关节发病。早期即可出现骨质疏松表现,出血史较长者,可出现骨质边缘毛糙不齐的破坏,少数可出现关节强直。关节间隙变窄,髁间窝、尺骨鹰嘴加深、变宽,如"深碟样""火山口样"特征表现。滑膜增厚多伴含铁血黄素沉着、关节腔内出血。血液检查确诊有血友病病史。

三、化脓性脊椎炎

化脓性脊椎炎,又称脊柱化脓性骨髓炎,包括椎骨骨髓炎、椎间盘炎和硬膜外脓肿,占所有骨关节感染的1%,占化脓性骨感染的4%左右。该疾病好发于青壮年,但近年有文献报道老年人或者免疫系统受损伤者也容易发生化脓性脊椎炎。尽管化脓性脊椎炎发病率低,但近年来由于糖尿病、慢性肾脏或肝脏疾病、艾滋病病毒感染、长期使用类固醇等高危因素,化脓性脊椎炎的发病率在逐步上升。医源性也是导致化脓性脊椎炎的因素之一,如椎间盘微创手术、人工椎间盘植入术等。本病发病多隐匿,症状不典型且不具有特异性,早期诊断困难,一旦误诊漏诊,容易导致脊柱畸形、神经功能受损、瘫痪,甚至死亡。

【临床与病理】

化脓性脊椎炎临床表现包括背部疼痛(夜间加重)、发热、根性疼痛、神经损害、脊柱僵硬,伴随有乏力、食欲不振等,少数病例并发截瘫,部分病例出现复发、残留神经系统后遗症等。如患者临床上出现持续性腰背部疼痛、不规则发热,需高度怀疑化脓性脊椎炎。化脓性脊椎炎主要为血行感染,常继发于其他部位感染,非血行感染多由局部感染所致,如外伤、脊柱手术等。以单一致病菌感染多见，多种致病菌混合感染者少见。金黄色葡萄球菌所致者，起病急、全身中毒症状明显；白色葡萄球菌所致者，病程趋于慢性；其他致病菌还有变形杆菌、铜绿假单胞菌、链球菌等。化脓性脊椎炎最常见于腰椎，其次是胸椎、颈椎和骶椎。骨质破坏与骨质增生硬化并存为其主要病理特点，早期主要为骨质破坏伴随骨质增生硬化，中晚期以增生硬化为主。感染如未得到有效控制，脓肿扩散可累及相邻结构，如进入椎管形成硬膜外脓肿，椎间盘和椎体的破坏引起脊柱不稳定，椎体压缩导致后凸畸形、压迫神经导致瘫痪等，而脓栓形成或炎性浸润还可能引起脊髓缺血性损伤。

【MRI 表现】

MRI 是目前诊断化脓性脊椎炎最可靠的影像学诊断方法，可清楚显示受累脊椎及椎旁软组织的信号改变。急性期典型信号改变是由于骨髓水肿、血流信号增加形成，T_1WI 表现为低信号，T_2WI 表现为高信号。大多数情况下感染首先发生于椎体前部终板附近，水肿信号明显，继而可扩散至椎体和椎间盘。感染迁延可形成脓肿，脓腔在 MRI 上表现为 T_1WI 等 / 低信号、T_2WI 高信号，脓肿壁呈等 / 高信号，增强扫描脓肿壁呈环形明显强化，内部脓液 DWI 呈高信号、增强后不强化，脓腔往往较小，周围软组织水肿并广泛增厚，强化明显（图 4-1-7）。

【诊断要点及鉴别诊断】

1. 脊柱结核　结核病程较长，以骨质疏松多见，通常伴有明显的骨质破坏和细小死骨形成，而化脓性感染骨质增生硬化常见。结核性脊柱炎常见冷脓肿形成，脓腔较大，周围软组织受累范围相对较小。综合临床资料，有助于鉴别。

2. 布鲁氏菌感染性脊柱炎　患者通常有动物接触史，临床症状不典型。好发于腰椎，其他部位也可以发生，发生

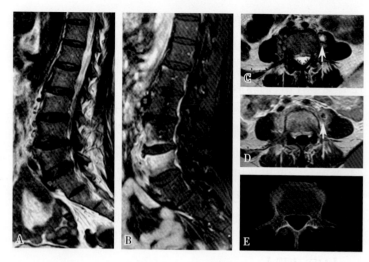

图 4-1-7　化脓性脊椎炎

A、B. 腰椎 MRI 矢状面显示腰 4、5 椎体前方软组织增厚,椎体信号不均匀,增强扫描增厚软组织及椎体明显强化;C、D. 腰椎 MRI 横断面显示增厚软组织内多发小脓腔,增强扫描脓腔内不强化(箭);E. 腰椎 CT 横断面显示病变椎体边缘骨质增生硬化,可见小囊状骨质破坏

在椎体的典型改变是椎体前上缘骨质破坏,同时伴有增生硬化,"鹦鹉嘴"样增生骨赘是其特征性表现。

第二节　骨关节结核

骨关节结核(tuberculosis of bone and joint)是继发性结核的一种,95% 都继发于肺结核,少数可继发于消化道结核、胸膜结核或者淋巴结结核。肺外结核最常累及的部位就是骨与关节,可以发生在原发灶活动期,也可以发病于原发灶静止多年以后。男女发病率上相似,临床以少年和青壮年多发。感染途径主要为血源性感染,好发部位常见于骨松质、关节滑膜;其中以脊柱结核最多,关节结核其次,其他骨结核则较少。早期的临床症状轻微,缓慢发病,有较长病程,常在3~4个月后才在X线上出现可见的破坏征象。关节结核临床症状早于X线征象出现,而脊柱结核症状可以于X线上有可见改变之后才有表现。临床上常有局部压痛、肿胀及功能障碍。可形成脓肿或瘘管或并发化脓性感染。抗生素广泛应用以后,常同时存在增生与破坏,有时会给诊断带来困难。晚期可有肌肉萎缩、发育障碍以及畸形等。

一、骨骺与干骺端结核

【临床与病理】

骨骺与干骺端结核临床诊断困难,由于患儿年龄较小、不能完整陈述病情、早期未出现典型或明显的临床表现,往往仅表现为低热、消瘦、盗汗、食欲下降等非特异性症状,查体难以发现轻微肿胀,疼痛定位困难,因此易延误患儿早期诊治。病情发展至中晚期,病变将造成儿童或青少年骨骺破坏、肢体缩短、肌肉萎缩,影响生长发育,甚至导致肢体功能性废用。

骨骺与干骺端结核在病理演变上,兼具松质骨与密质骨结核的特点。松质骨结核分为中心型和边缘型,前者易形成死骨和空洞,后者易形成局限性骨缺损。密质骨结核在形成局限性骨破坏和缺损区的情况下,存在病理性骨折的可能。1~16岁儿童和青少年的骨化中心有骺板结构,发育成熟的骺软骨对结核病变的扩散具有屏障作用。

【MRI表现】

MRI能直接显示早期骨骺病变,尤其梯度回波序列对评价骺软骨是否受累。骨骺与干骺端结核所致信号异常,表现为边界不清的弥漫T_1WI低信号、T_2WI混杂高信号,T_2WI抑脂像上表现尤为清晰,为骨内结核性脓肿或水肿所致。在骺板未发育成熟之前,干骺端血管与骨骺相通,病变可以累及骨骺、骺软骨板、干骺端以及相关关节,但干骺端不见骨膜反应。2 岁骺板发育成熟以后,其血管闭合、消失,此时骺板能起到屏障作用阻止或是延缓干骺端感染向骨骺蔓延。

骨骺与干骺端病变周围软组织肿胀,表现为沿受累骨的纵轴不同程度的弥漫 T_1WI 低、T_2WI 高信号,病变范围略大于受累骨;亦可见软组织内 T_1WI 稍低、T_2WI 稍高(略高于周围肌肉,但低于脂肪)信号灶,呈多房囊状,边缘为厚薄不均包膜样结构低信号影,此为冷脓肿形成(图 4-2-1)。

【诊断要点及鉴别诊断】

骨结核增生硬化相对少见,因此与慢性局限性骨脓肿较好鉴别:慢性局限性骨脓肿好发部位在干骺端,在骨破坏周围常见反应性硬化缘,骨外形多无异常,骨膜反应一般不出现,也无软组织改变。

二、长管状骨骨干结核

【临床与病理】

骨干结核是指发生于管状骨不侵犯关节的结核,在骨关节结核中是发病率最低的一种,包括骨干髓腔和干骺端松质骨。也可发生于肋骨、锁骨、肱骨、尺桡骨、股骨及胫腓骨,成人和青少年均可发病。多数患者缓慢发病,开始时症状轻微。患部隐痛、肿胀,进而局部出现肿块,亦可破溃,流出黄水或稀脓。少数患者发病急,症状重,全身发热,疲乏无力。

病理分型:①渗出为主型,主要表现为大量中性粒细胞或巨噬细胞浸润;②增殖为主型,特征为形成多个结核结节;③干酪样坏死为主型,出现大片坏死组织,常伴不同程度的钙化。

【MRI 表现】

长管状骨骨干结核病变破坏范围相对局限,表现为稍偏于骨干一侧的、多为单个圆形或椭圆形的骨质破坏,多无硬

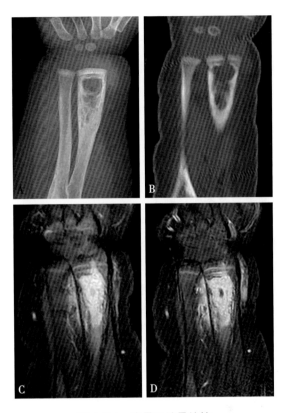

图 4-2-1 桡骨远端骨结核

患者男性，2 岁，A、B. X 线和 CT 示桡骨远侧干骺端膨胀性改变，中央可见低密度透光区，局部软组织肿胀；C、D. MRI 显示病变区呈混杂不均匀异常高信号，周围软组织水肿明显；CT 和 MRI 均可见病灶突破干骺端侵向骨骺

化缘。髓内病灶 T_1WI 为低信号、T_2WI 为混杂高信号，T_2WI 抑脂高信号，边界不清。病变如侵及骨皮质，可产生大致与破坏区范围一致的轻度骨膜反应。病变进展缓慢者或是儿童，可出现部分骨质硬化及骨膜增生，病变区骨干呈轻度膨胀、增粗。病变发展迅速者，以溶骨性破坏为主，破坏腔内的

死骨多被吸收,故死骨少见。

病变易见于周围少肌肉纤维或无肌肉纤维的四肢长骨,除胫骨以外其他长管状骨周围均有丰富的肌肉组织,因此脓肿不易发现而且容易吸收好转。如肌肉受累,T_1WI 表现为肌肉肿大、呈低信号,T_2WI 呈高信号,边界不清,为肌肉水肿所致。MRI 可判断病变受累范围及严重程度,偶有穿破皮肤形成窦道时,可见不规则 T_1WI 低、T_2WI 高信号影蔓延至皮下,形成蜂窝织炎,内见多个环形或半环形结节。

【诊断要点及鉴别诊断】

骨干结核有以下特征:病变局限性骨破坏,全身和局部症状轻微,病变发展缓慢,很少或不出现骨膜下脓肿,很少发生骨膜破坏及大片状坏死。

本病须与硬化性骨髓炎相鉴别,硬化性骨髓炎骨质增生硬化非常明显,骨皮质增厚,骨髓腔狭窄或者消失,骨干可表现为梭形增粗,骨膜增生与硬化区内的骨质破坏都不明显。临床上软组织多无异常。

三、短管状骨结核

【临床与病理】

多见于 5 岁以下儿童,常常双侧多发,好发于近节指(趾)骨,很少波及末节。临床上可有局部肿胀,肤色表现正常或稍红,稍有不适或疼痛。可无任何症状,常偶然发现。

【MRI 表现】

常见双侧多骨发病,多骨及多指受累,但在同一骨很少出现多处病灶。病变早期仅有骨质疏松,软组织梭形肿胀。随着病变发展在松质骨内见圆形或卵圆形骨破坏,或是多房性骨质缺损,其边缘清晰,并向外膨隆,由于残存的骨嵴大多都位于骨干中央,骨皮质膨胀变薄,呈"骨气臌"状改变,周边为层状骨膜增生,常累及关节。有的可见沙砾状小死骨。

【诊断要点及鉴别诊断】

多发性内生软骨瘤:好发于骨骺端,呈偏心性膨胀性生长,有清楚的分界,瘤灶内可见斑点状钙化或条状骨嵴,骨皮质变薄。多见单侧发病,没有骨膜反应和硬化边缘。

骨梅毒:双侧对称性发生,以骨膜增生和骨皮质增厚为主,一般无明显的骨质破坏,也无死骨形成,康瓦试验呈阳性。

四、脊柱结核

【临床与病理】

骨关节结核中,脊柱结核发病率最高,其中 10 岁以下儿童更为多见,而 30 岁以上患者发病率明显减少;发病部位在儿童中以胸椎最多见,其次是颈椎,腰椎少见;成人常见的发病部位依次是腰椎、胸椎和颈椎。临床表现:患者起病较慢、病程较长,可以迁延数月至数年,甚至可达十余年。早期可无明显全身症状、仅局部轻微症状或无自觉症状,可有轻微的钝痛,常局限于背部,严重时可形成脊柱畸形、活动障碍、截瘫等。

在病理分型上,脊柱结核可以分为两型:增生(或肉芽)型及干酪(渗出)型。两型病变常混合发生,但以其中一型为主。结核肉芽结节是增生型结核的典型表现,而结核肉芽病变组织最早造成骨小梁破坏。干酪型结核,病灶进展较增生型结核快,因病灶内并无典型的结核结节形成,实质渗出物内含有丰富的蛋白成分,造成肉芽组织和骨小梁容易较快地出现坏死,局部形成脓肿并向周围组织蔓延。同时,干酪样坏死进一步累及血管,造成骨滋养血管破坏,继发骨质坏死,破坏区内出现多发大小不一死骨。脊柱结核按始发部位分四型:

1. 中心型　发病多见于儿童,病灶主体位于脊柱椎体中心部,骨质破坏明显,椎体呈楔形压缩、变扁,如病变长期局限在椎体中心部可继发死骨和形成空洞。

2. **边缘型** 发病多见于成人,溶骨性骨质破坏明显,因此较少形成死骨,该型病变更容易侵犯相邻椎体及椎间盘,致椎间隙狭窄、消失。

3. **骨膜下型** 病变多发生于椎旁,结核性脓性分泌物沿脊柱前纵韧带向上、下蔓延,骨膜下脓肿可长期侵蚀数个相邻椎体前份骨质。

4. **附件型** 较为少见类型,病变主要局限于脊柱附件,以累及棘突、椎弓板及横突骨质为主。

【MRI 表现】

MRI是评价脊柱结核的首选影像学检查方法,对软组织、脊髓、椎间盘及骨髓的变化都非常敏感。炎性病变导致 T_1、T_2 弛豫时间都会延长,表现为 T_2WI 高信号,抑脂序列尤为明显,信号往往不均匀,异常信号往往延伸至椎弓根;椎体骨皮质几乎都有破坏。病变早期如尚未发生干酪样坏死、钙化或形成死骨等病变,增强扫描病灶多为均匀性强化,如合并以上病变则呈不均匀性强化。椎间盘改变多样,可以保持正常形态和信号,也可以表现为 T_2WI 信号减低或增高,也可以变窄、塌陷,甚至可以完整脱出至椎旁脓肿内。软组织病变则通常表现为 T_2WI 等 - 高、T_1WI 等 - 低信号。冷脓肿含有干酪坏死物,信号表现多样,大部分为 T_1WI 等或高信号、T_2WI 高信号,DWI 为高或稍高信号,增强扫描脓肿壁强化一般比较均匀,内壁光滑,壁可薄可厚,部分可见结节或分隔样凸起。椎体及周围病灶尚未出现坏死的区域可呈肿块样强化,需与肿瘤鉴别(图 4-2-2)。

【诊断要点及鉴别诊断】

脊柱结核的诊断特点在于:患者通常病程较长,而临床症状不严重;病变以溶骨性骨质破坏为主,累及两个以上相

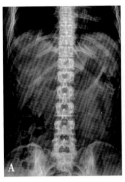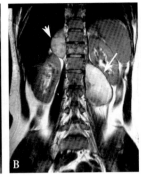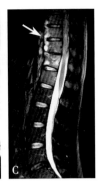

图 4-2-2 腰椎结核

A. X 线片示左侧腰大肌肿胀,向外隆起凸出,腰大肌外缘与脊柱所成的角度增大;B. 冠状面 MRI 示左侧腰大肌较大的脓肿(长箭),而右肾上方也有一较小的脓肿(短箭);C. 矢状面 MRI 示胸 9~12 脊椎骨膜下型结核(箭)

邻椎体,椎间盘破坏,椎间隙狭窄至消失,相应节段脊柱畸形后凸,椎旁冷脓肿形成,合并软组织多发钙化。

1. 化脓性脊椎炎 起病急,疼痛剧烈,常伴高热和血象升高。骨质及椎间结构破坏迅速,较早出现广泛骨质增生硬化,周围软组织以蜂窝织炎为主,形成的脓腔较小、壁厚。

2. 布鲁氏菌感染性脊柱炎 患者通常有动物接触史,临床症状不典型。好发于腰椎,其他部位也可以发生,发生在椎体的典型改变是椎体前上缘骨质破坏,同时伴有增生硬化,"鹦鹉嘴"样增生骨赘是其特征性表现。

3. 脊柱转移瘤 常多发、累及多个脊椎但很少累及椎间盘,常有原发肿瘤病史。

4. 椎体压缩性骨折 患者具有明确外伤史,椎体因应力作用表现为楔形压缩变扁或爆裂粉碎表现,可累及多个椎体,无伴侵蚀性骨破坏,亦不出现椎间盘破坏征象。

五、关节结核

【临床与病理】

通常见于儿童及少年,多累及一个以上承重的大关节结构,尤其以髋关节及膝关节最为多见。临床表现:慢性进行性炎症表现,局部疼痛及关节周围软组织肿胀,时间较长、多以月计或年计。一般呈梭形肿胀周围肌肉萎缩,多数患者有关节活动障碍。慢性关节病变(通常按月累及),病程后期可继发骨与软组织瘘管形成,关节纤维性强直、脱位及畸形愈合。

基本病理改变:

1. 分型　依据关节感染起源及发病部位,分为骨型(继发型)和滑膜型(原发型)。①骨型(继发型)关节结核,是由邻近的骨骺、干骺结核或脊椎结核蔓延而来,表现为关节骨一端骨骺、干骺端骨质破坏并由此侵犯关节,骨型关节结核好发于10岁以下儿童。②滑膜型(原发型)关节结核,由结核分枝杆菌引起滑膜病变,青壮年较为常见。病理上滑膜型关节结核性炎症,发生在关节边缘而非关节负重位置,最早表现为滑膜充血、水肿、增生及渗出,后期结核肉芽肿形成,继而造成关节软骨及骨性关节面多发骨质侵蚀、破坏。其中,75%以上的病变发生于髋关节及膝关节位置。骨型及滑膜型结核晚期,两者都可弥漫至全关节形成为全关节结核,有明显的骨和软骨的破坏。

2. 滑膜改变　①早期以充血、水肿为主,晚期以纤维结缔组织增生为主;②滑膜增生肥厚及纤维性渗出物可充满关节腔。

3. 软骨改变　结核性肉芽组织增生、蔓延,逐渐侵及关节面软骨,病变常累及关节非承重面及关节边缘骨质,关节缓慢破坏(按照月份累计),因此关节间隙狭窄多不对称,并出现在病变晚期。

4. 骨改变　病变首先发生于关节非承重的骨性关节面，造成关节面骨糜烂状侵蚀、破坏。其中，肱骨头骨结核因肉芽组织自肩关节囊附着处增生并侵蚀软骨及关节面下骨质，且脓液为肌肉吸收，从而形成无伴寒性脓肿的局限性"港湾状"骨质破坏区，称为"干性骨疡"。

【MRI 表现】

早期滑膜因充血、水肿，继而增生、变厚，并关节腔内积液，在 T_1WI 上呈低信号，T_2WI 上呈稍高信号。随着关节滑膜增厚进展，特异性结核性肉芽组织形成结节状或团块状病变，在 T_1WI 上呈低信号，在 T_2WI 上呈明显高信号，且信号不均；干酪样坏死在 T_2WI 上呈中等信号；在 STIR 序列，增厚滑膜及肉芽组织均为高信号表现。当关节面软骨受累时，原 T_1WI 正常软骨层次消失，表现为软骨模糊、变薄且信号减低，软骨局部不连续，并部分或大部分正常软骨信号消失。当关节软骨下骨质被肉芽组织侵蚀、破坏后，在 T_1WI 上呈局灶低信号，T_2WI 上呈不均匀性较高信号，关节内增厚滑膜相连续。当骨质破坏区内伴干酪小脓肿形成，呈 T_1WI 低、T_2WI 高信号，STIR 序列多表现为明显高信号区，病灶内部均匀，边界清楚。(图 4-2-3~ 图 4-2-6)

【诊断要点及鉴别诊断】

滑膜型关节结核，通常为慢性病程，病变前期累及关节边缘骨质而非承重面，随后才累及承重面骨质部分。关节软骨通常于晚期破坏，因此关节间隙狭窄呈非对称性且病变出现较晚。

1. 化脓性关节炎　患者急性起病且较严重，临床感染症状及体征明显；病程发展迅速，关节软骨早期破坏，关节间隙狭窄出现较快且为对称性狭窄；骨质破坏早期先发生于关节承重面，骨破坏区周围多伴增生硬化致密带，不出现明显骨质疏松；晚期多为骨性强直。

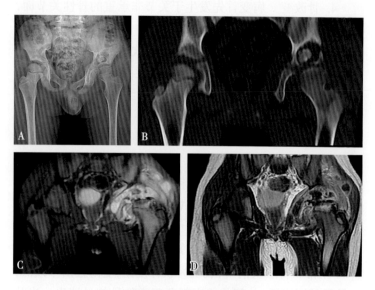

图 4-2-3 髋关节结核

A、B. X 线和 CT 示左侧髋关节间隙变窄, 股骨头密度减低, 关节面轻度不光整, 左侧髋臼溶骨性骨质破坏, 并见块状死骨形成; C、D. MRI 显示关节腔内和周围大量液体高信号影, 增强扫描呈环形强化

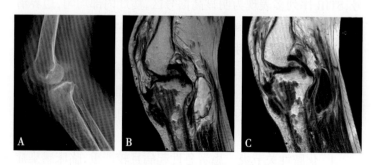

图 4-2-4 膝关节结核

A. X 线示胫骨上端骨质密度不均匀减低, 关节腔内密度增高; B. MRI 示胫骨前上端骨质破坏、呈低信号, 腘窝区和胫骨前方可见脓肿形成; C. 增强扫描可见脓腔周围呈薄壁环形强化

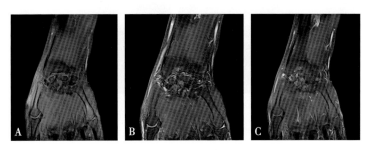

图 4-2-5 腕关节结核

MRI 显示右腕诸骨正常形态消失、边缘不规则、信号不均匀,桡骨远端及指骨近端关节面毛糙,邻近髓腔内多发斑片状 T_1WI 低信号(A)、PDWI-FS 高信号(B),增强后(C)腕关节周围局部软组织轻度强化

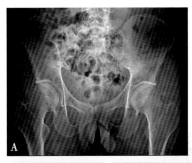

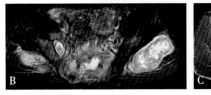 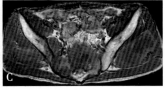

图 4-2-6 骶髂关节结核和寒性脓肿

A. X 线片受肠道影响骶髂关节结构显示不清;B. MRI 显示骶髂关节周围及双侧臀肌内异常信号灶,T_2WI 呈不均匀高信号;C. T_1WI 呈低信号

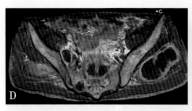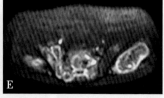

图 4-2-6(续)

D. 周围可见环形等信号影；增强扫描见病灶边缘明显环形强化，内部不强化；E. DWI 示病灶边缘受限而中央不受限

2. 类风湿关节炎 骨质改变与结核具有部分相似性，包括骨质破坏首先由关节边缘开始而非承重面，且骨质疏松明显，但类风湿关节炎常以多发小关节对称性受累为特征，早期即可出现对称性关节间隙狭窄，后期骨性关节面受累。

第三节 其他特异性感染

一、骨梅毒

【临床与病理】

梅毒是由梅毒螺旋体(Treponemapallidum，TP)引起的慢性传染病。早期梅毒(即第一、二期梅毒)患者的皮肤、黏膜活动性病变中有多量梅毒螺旋体，具有高度的传染性，可由母体经胎盘传给胎儿，称为先天性梅毒；根据被感染胎儿发病的早晚，先天性骨梅毒可分为早发型及晚发型，前者发病在 2 岁以内，后者发生在 2 岁以上的幼儿。先天性骨梅毒主要累及四肢长骨，其次是手足短管状骨，一般不侵及颅骨和脊柱。后天性骨梅毒极为罕见。

先天性骨梅毒主要表现为多发、对称且广泛的干骺端炎、骨膜炎、骨髓炎。干骺端炎最早出现，表现为临时钙化带增宽、密度增高、边缘毛糙呈"锯齿状",随病变发展,骨干远端呈致密白线,临时钙化带与骨干之间由于骨质疏松形成一低密度透亮带,即"夹心饼征";干骺端骨干侧可出现穿凿样骨质破坏,当两侧胫骨上端内侧出现典型的骨质破坏,称为Wimberger 征;骨膜炎及骨髓炎常多发、对称发病。先天性骨梅毒在 X 线片上具有一定的特征性,结合病史和实验室检查多可确诊,临床工作中较少用 CT 或 MRI 做进一步检查。

【MRI 表现】

①干骺端临时钙化带增宽、边缘毛糙呈锯齿状;②临时钙化带下方透亮带;③干骺端及其下方密度不均匀、结构紊乱;④骨干侧出现穿凿样骨质缺损,呈 Wimberger 征;⑤多发性对称性干骺端碎裂、分离、移位,但不累及骨骺中心;⑥多发、对称性骨膜炎、骨髓炎。(图 4-3-1)

【诊断要点及鉴别诊断】

1. 先天性佝偻病　骨质疏松,干骺端呈喇叭状、杯口状

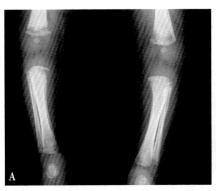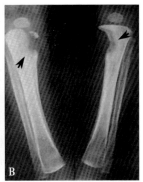

图 4-3-1　先天性骨梅毒

A、B. X 线片示双侧股骨远端及胫骨近端临时钙化带增宽、边缘毛糙呈锯齿状,临时钙化带下方见透亮带呈"夹心饼"改变,胫腓骨见线状骨膜新生骨(A);双侧胫骨近侧干骺端内侧对称性"穿凿样"骨质破坏(箭),呈 Wimberger 征(B)

改变,恢复期出现临时钙化带增宽,但一般无锯齿状改变,无透亮带出现。

2. 化脓性骨髓炎 起病急骤,局部红肿热痛和功能障碍,骨质不同程度破坏,骨膜增生明显,缺乏骨梅毒对称性发病的特征。

3. 维生素 C 缺乏病(曾称坏血病) 多见于人工喂养者,干骺端可见"骨骺指环征",即临时钙化带区致密钙化,骨骺中心骨质疏松,骨骺呈环状改变;骨外膜下可见血肿和钙化。

4. 婴儿骨皮质增生症 为自限性特发性疾病,多在出生后 3~6 个月发病,表现为长管状骨多发、对称的层状骨膜新生骨,干骺端一般不受累,周围软组织肿胀。发病数月后常自愈,不影响生长发育。

二、骨包虫病

【临床与病理】

包虫病是一种人畜共患的寄生虫病,全世界均有报道,在我国主要分布在新疆地区。骨包虫病占包虫病的 0.5%~4%,发病率较低。其中盆骨是其最好发部分,脊椎骨、骶骨及四肢长骨均可发生。因骨包虫病无纤维包膜结构,易沿着骨髓腔向骺板、关节软骨方向生长,穿破骨皮质可导致病理性骨折或脱位,可在周围软组织形成继发性包虫囊肿。

【MRI 表现】

MRI 在所有的影像检查中最有意义,尤其对脊柱骨包虫,STIR(短 T_1 反转恢复序列)序列有相对特征性改变。在长骨中,早期从骨端向骨干方向发展,在松质骨内形成蜂窝状、多房性的空洞区,破坏边缘与邻近组织无明显界限。晚期失去多房性结构,骨干轻度膨胀,皮质变薄,可突破骨皮质形成软组织囊肿,其内可有分隔和大小不等的液平,在 T_1WI 呈低信号,T_2WI 呈高信号。在扁骨上,好发于髋骨、颅骨、肋骨。早期无明显膨胀性骨质破坏,MRI 表现为扁平骨中多发类圆形病灶,边缘清晰,T_1WI 呈低信号,T_2WI 呈高信号。晚期可形成肿块,或向皮肤外破溃形成不愈合的瘘管。磁共振水成像技术可清楚显示窦道的结构,有时可见其中的子囊及破碎结构。脊柱包虫病在 MRI 最具特征,T_1WI 上,母囊信号高于子囊,母囊呈等信号,子囊呈水样信号。子囊充满于母囊内或排列在母囊周边,使整个病灶呈玫瑰花或车轮状。由于包虫壁的存在,囊壁在 T_1WI 及 T_2WI 上呈连续均匀一致的信号,以 T_2WI 及增强后更明显为本病的特征表现。

【诊断要点及鉴别诊断】

1. 骨巨细胞瘤　好发于长骨骨端,呈偏心性膨胀性溶骨破坏,呈肥皂泡状改变。包虫囊肿向骨内阻力最低处发展,常自干骺端向骨干延伸,囊性破坏区边缘锐利,外形轮廓不规则。骨巨细胞瘤在 T_1WI 呈中等信号,T_2WI 为高信号或等信号。

2. 椎体结核　脊椎包虫病与脊椎结核不同点是包虫病椎体及附件呈多囊性,病变不严重时椎体不会塌陷,椎旁软组织肿块往往只见一侧,椎间盘一般保持完整。

3. 动脉瘤样骨囊肿　椎体可呈膨胀性多囊性骨质破坏,椎弓常受累,与骨包虫病很难鉴别,但是二者 MRI 表现截然不同,动脉瘤样骨囊肿可出现阶梯状液 - 液平面,而包虫病以大囊内多发小囊呈车轮状改变为特点。

三、布鲁氏菌病

布鲁氏菌病(brucellosis)是由布鲁氏菌感染引起的急性或慢性疾病,是一种人畜共患疾病,患病的羊、牛等疫畜以及其乳制品是布鲁氏菌的主要传染源。在骨骼肌肉系统中,布鲁氏菌最常侵及脊柱,以腰椎最多见,其次为胸椎、颈椎,从而导致感染,引起布鲁氏菌性脊柱炎。

【临床与病理】

布鲁氏菌性脊柱炎典型的表现可总结为三联征,即腰背痛、午后高热、椎间隙及椎体感染征象。布鲁氏菌性脊柱炎的主要病理变化为渗出性改变,增生性改变,肉芽肿形成,肉芽肿纤维化。

早期感染中,布鲁氏菌性脊柱炎好发于血运丰富的椎体上终板前缘,然后进一步侵犯椎间盘及椎体,进而导致椎体骨质破坏,但椎体破坏程度多数较轻,椎体形态基本正常或轻度楔形变,但骨质增生及骨赘形成较明显,随着病变的进展,病变侵及椎旁软组织及椎管,形成椎旁脓肿,但范围多较局限,很少出现结核性脊柱炎"流注样"的大范围冷脓肿。

【MRI 表现】

X 线及 CT 可以发现病灶骨质破坏多呈比较小的,单发或多发的类圆形低密度灶(图 4-3-2、图 4-3-3),破坏灶边缘有不同程度增生硬化,多分布在椎体边缘,新生骨中可又见新破坏灶,椎间盘破坏的同时常伴邻近骨质增生硬化。MRI 可以早期发现椎体和周围受累软组织的信号异常,受累椎体和椎间盘在 T_1WI 上多表现为低信号,在 T_2WI 上多表现为混杂信号或较高信号(图 4-3-4),椎旁脓肿的特点是厚而不规则的增强脓肿壁,界限不清,周围脓肿多较局限,很少出现大范围的"流注样"脓肿(图 4-3-5),MRI 可提供布鲁氏菌性脊柱炎的感染重要信息,但骨质的改变应强调结合 X 线片或 CT 检查。

弛张热、脊柱区疼痛以及实验室检查(布鲁氏菌凝集实验≥1∶160),可提示布鲁氏菌性脊柱炎的诊断;对于某些不典型病例的影像诊断仍具有一定困难,需密切结合临床病史和疫区、疫畜接触史,最终诊断需依靠穿刺活检或细菌学、组织病理学等检查。

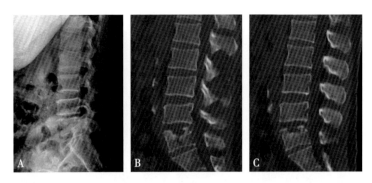

图 4-3-2　布鲁氏菌性脊柱炎

A. X 线示关节面下小片状低密度影;B、C. CT 重建矢状面(骨窗)显示 L_5 椎体上部比较小的、多发的低密度灶,破坏灶边缘有不同程度增生硬化,L_5 椎体高度未见减低,$L_{4/5}$ 椎间隙变窄

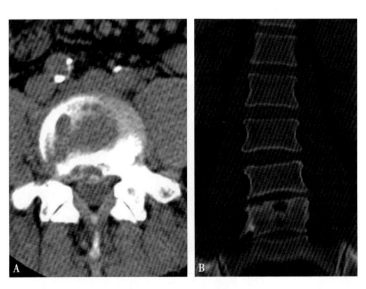

图 4-3-3　布鲁氏菌性脊柱炎

A. CT 横断面(软组织窗)显示 $L_{4/5}$ 间隙水平软组织密度灶,椎旁异常软组织影范围相对较小;B. CT 重建冠状面(骨窗)显示 L_5 椎体上部比较小的、多发的低密度灶,破坏灶边缘有不同程度增生硬化,$L_{4/5}$ 椎间隙变窄,边缘分布

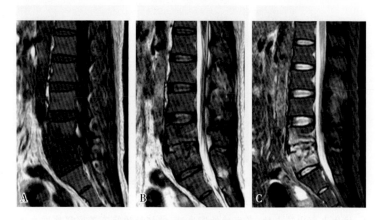

图 4-3-4　布鲁氏菌性脊柱炎

A~C. 腰椎矢状面图像：磁共振对病灶的显示更加敏感，可以显示 CT 上显示不清的 L_4 椎体及 $L_{4/5}$ 椎间隙；受累椎体和椎间盘在 T_1WI 上表现为低信号，在 T_2WI 上多表现为混杂稍高信号，抑脂序列病灶邻近椎体可见较明显水肿高信号

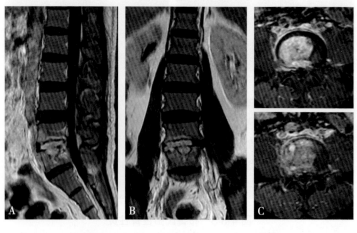

图 4-3-5　布鲁氏菌性脊柱炎（同上病例）

A~C. 增强扫描病灶出现较明显结节状、片状明显强化，代表炎性肉芽肿性病变；椎旁脓肿范围较局限，未出现大范围的"流注样"脓肿

【诊断要点及鉴别诊断】

1. 脊柱结核　腰背痛往往较轻,少见高热或弛张热,椎体骨质以破坏为主,邻近椎体骨质可见骨质疏松表现,少见骨质增生硬化,死骨较常见,椎间隙狭窄多较明显,可见椎旁"冷脓肿"等表现,椎体骨质破坏塌陷后常致脊柱后凸畸形。

2. 化脓性脊椎炎　骨质破坏程度较重,骨质破坏速度往往大于骨质修复速度,更容易形成骨质缺损,甚至出现后凸畸形;而布鲁氏菌性脊柱炎病变较为局限,在骨质破坏的同时会出现不规则新生骨组织,骨质增生修复速度大于骨质破坏速度,因此椎体一般形态较为完整或仅出现轻度楔形变。

(李绍林)

参 考 文 献

1. 王红波,李素英,王新会. MRI 在急性化脓性骨髓炎早期诊断中的应用及临床意义. 河南外科学杂志,2015,21(1):23-26.

2. 杨帆. MRI 与 X 线诊断急性化脓性骨髓炎的效果比较. 中外医疗,2015,3(27):156-158.

3. 白荣杰,程晓光,顾翔,等. 不典型骨髓炎的 X 线、CT 和 MR 影像比较分析. 中国临床医学影像杂志,2008,19(7):488-492.

4. 刘玉明,唐小锋,隋旭蕾,等. 儿童跖骨多发性慢性骨脓肿影像学表现一例. 中华临床医师杂志:电子版,2011,5(2):607-609.

5. 杨冠英,高明勇,谭湘萍,等. 骨髓炎的 MRI 诊断. 医学影像学杂志,2006,16(9):951-953.

6. 钟文美. 慢性骨髓炎的 MRI 表现及诊断价值. 中国 CT 和 MRI 杂志,2013,11(1):105-110.

7. 郭树农,张敏,张斌青. 慢性局限性骨脓肿的影像学表现. 中医正骨,2012,24(4):30-33.

8. 李永贤,张顺聪,莫凌,等. 化脓性脊柱炎的诊疗研究进展. 脊柱外科杂志,2016,14(5):316-320.

9. 张海栋,王仁法,宋少辉,等. 脊柱化脓性感染的 MRI 征象. 放射学实践,2010,25(2):189-192.

10. 程晓光.影像专家鉴别诊断·骨关节肌肉分册.北京:人民军医出版社,2012.

11. 马跃,潘诗农,郭启勇,等.儿童四肢关节结核 MR 影像特征分析.中国医学影像技术,2010,26(2):316-318.

12. 荣乔,杜万瑞,朱承刚.桡骨骨干结核一例.放射学实践,2012,27(9):1040-1041.

13. 胡喜红,李国平,帕米尔,等.新生儿先天性梅毒骨骼改变的 X 线表现.放射学实践,2007,22(2):193-196.

14. 杨诚,周银宝,杨兴惠,等.新生儿先天性梅毒的骨骼 X 线表现.中华放射学杂志,2001,35(5):377-379.

15. 褚华鲁,李白艳.骨包虫病的影像学表现.实用放射学杂志,2009,25(4):586-588.

16. Pedrosa I,Saiz A,Arrazola J,et al. Hydatid disease:radiologic and pathologic features and complications. Radiograpics,2000,20(3):795-817.

17. 李葳,赵英华,刘金,等.布鲁氏菌性脊柱炎与结核性脊柱炎的影像学鉴别诊断.中华医学杂志,2018,98(29):2341-2345.

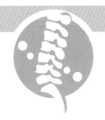

第五章

骨肿瘤与瘤样病变

第一节　MRI 检查方法

基于 2013 年第 4 版 WHO 骨与软组织肿瘤病理学分类,骨肿瘤分为软骨源性肿瘤、成骨性肿瘤、纤维源性肿瘤、纤维组织细胞性肿瘤、造血系统肿瘤、富于巨细胞的破骨细胞肿瘤、脊索组织肿瘤、血管性肿瘤、肌源性肿瘤、脂肪源性肿瘤、其他肿瘤、未明确肿瘤性质的肿瘤、肿瘤综合征等。

MRI 的软组织分辨率高,是评价骨肿瘤骨髓腔侵犯和伴发软组织肿块的最佳影像学检查手段,主要用于骨肿瘤术前评估肿瘤与邻近血管、神经等重要结构的关系。常规 MRI 非增强检查包括 T_1WI、T_2WI、脂肪抑制 T_2WI 序列,增强检查多采用脂肪抑制 T_1WI。借助常规 MRI 可准确对病变进行定位、定量并帮助判断病变成分。功能成像包括扩散加权成像(DWI)和动态增强 MRI 检查,DWI 可反映肿瘤的细胞密度和细胞外间隙,动态增强 MRI 检查可通过半定量和定量参数反映肿瘤的良、恶性,协助肿瘤术前定性及对肿瘤治疗进行监测。

第二节　骨肿瘤及瘤样病变 MRI 表现

一、良性骨肿瘤与恶性骨肿瘤的鉴别

良、恶性骨肿瘤的鉴别诊断可通过传统的形态学改变，也可借助 DWI、动态增强 MRI 的半定量、定量参数以及 MRS 手段等协助判断。

传统的形态学改变包括肿瘤累及骨的轮廓（良性：轮廓光整；恶性：轮廓不完整）、骨质改变（良性：膨胀性骨质改变；恶性：浸润性骨质破坏）、骨膜反应（良性：无 / 层状；恶性：骨膜三角 / 葱皮样）、软组织肿块（良性：无；恶性：有）、生长方式（良性：慢；恶性：快）及远处转移（良性：无；恶性：有时有）。

骨肿瘤在 DWI 上呈高信号，代表肿瘤细胞密度大、细胞间隙小，常常是恶性的，如尤因肉瘤、淋巴瘤等。动态增强 MRI 可反映骨肿瘤的血供情况，恶性骨肿瘤的时间 - 信号强度曲线的最大强化率和最大上升斜率明显高于良性骨肿瘤，恶性骨肿瘤的定量参数 K_{trans} 值、kep 值均高于良性骨肿瘤。恶性骨肿瘤的 MRS 中 Cho 峰升高而脂峰降低并出现乳酸峰，而良性骨肿瘤则相反。

二、骨瘤

骨瘤（osteoma）是来源于膜内化骨的一种常见良性骨肿瘤，病因不明。组织学认为骨瘤是一种良性瘤样增生性骨病变，并非真性肿瘤。最多见于颅面骨，以额窦最为多发，少数发生在四肢骨，偶见于软组织，称骨外骨瘤。骨瘤多于儿童或青春期前发病，男性多于女性（2∶1）。

【临床及病理】

肿块较小时一般无临床症状，通过影像学检查偶然发现,少数患者出现疼痛;肿块较大时可出现面部畸形,鼻窦内的较大骨瘤可引起鼻塞、鼻涕,侵入眼眶出现眼球突出,复视。多发性骨瘤或骨瘤累及长骨时应考虑到 Gardner 综合征,即家族性结肠息肉症,系常染色体畸变引起的显性遗传性疾病,临床三联症为结肠息肉、软组织肿瘤和骨瘤。骨瘤多为颜面骨骨瘤,无特异性;软组织肿瘤可为脂肪瘤、纤维瘤和表皮样囊肿等;结肠息肉多为腺瘤。骨瘤生长缓慢,可随骨骼发育成熟而停止生长。无症状者不需要治疗,当病变向四周不断延伸,邻近额窦开口,症状持续存在时可予以手术切除治疗,切除后很少复发,无恶变。

肉眼观察骨瘤是突出于颅骨内、外板或鼻旁窦内的骨块。根据骨质密度不同可分为致密型、松质型和混合型。致密型骨瘤质地坚硬如骨皮质,主要由成熟的板层骨和宽厚不规则的密集骨小梁构成。松质型骨瘤由成熟的板层骨和编织骨构成,小梁间髓腔为纤维组织或脂肪充填。

【MRI 表现】

骨瘤大多无症状,一般 CT 就能诊断,很少行 MRI 检查。致密型骨瘤 T_1WI 和 T_2WI 上均呈边缘光整的骨性低信号,Gd-DTPA 增强扫描无强化。当病变内含骨髓成分时,病变在 T_1 上呈低信号,T_2 信号欠均匀,增强可有轻微强化。(图 5-2-1)

【诊断要点及鉴别诊断】

骨松质内或与骨皮质相连的皮质样长 T_1、短 T_2 信号,边缘光整,信号较均匀。发生于副鼻窦区需与颅骨纤维异常增殖症相鉴别,后者在颅面骨常多处发病,板障受累为主,内外板多呈囊状膨胀改变,范围较广。发生于长骨中需与骨软骨瘤及骨旁骨肉瘤鉴别,骨软骨瘤多自干骺端向外生长,由外围皮质骨和中心松质骨构成,与母骨骨髓腔相通,可见软骨帽,而骨旁骨瘤仅与母骨皮质相连;骨旁骨肉瘤信号多不均匀,病变周围骨髓受累区及软组织肿块 T_2 呈高信号。

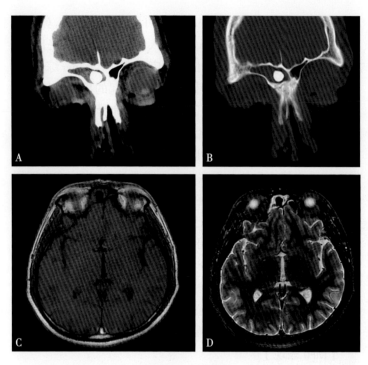

图 5-2-1　骨瘤

A、B. CT 冠状面软组织窗、骨窗示右侧额窦内结节状钙质密度影,右侧额窦黏膜增厚;C、D. MRI 示结节呈均匀低信号影

三、软骨瘤

软骨瘤(chondroma)是常见的良性骨肿瘤,根据病灶数目可分为单发性软骨瘤(solitary chondroma)和多发性软骨瘤(multiple chondroma),根据病变部位可分为内生软骨瘤(enchondroma)和外生软骨瘤(ecchondroma)。

(一) 内生软骨瘤

发生于干骺端或骨干髓腔者称为内生软骨瘤,是软骨瘤中最常见的类型,约占良性骨肿瘤的 15%。多发性内生软骨瘤伴软骨发育障碍和肢体畸形,称为奥利尔病(ollier disease),伴软组织血管瘤则称为马夫西综合征(Maffucci syndrome)。

【临床及病理】

内生软骨瘤多发生于 11~30 岁,男性多于女性,常发生在手足短管状骨,其次为肱骨近端及胫骨近端和远端。多数患者通常无症状,多因病理性骨折或偶然发现。若肿瘤生长迅速,疼痛加剧,常提示恶变。肉眼所见肿瘤切面有白色坚硬的钙化区域和黄色的骨小梁。镜下所见肿瘤由软骨细胞和透明软骨基质构成。细胞稀疏,核小而圆呈固缩状,很少有双核细胞,无坏死和核分裂。镜下对软骨瘤和软骨肉瘤的鉴别有时极困难,应密切结合临床和影像学表现。

【MRI 表现】

病灶呈圆形、类圆形、分叶状或条带状,边界清楚,多有骨壳及硬化边形成的长 T_1、短 T_2 低信号环围绕。未钙化的瘤软骨呈长 T_1、长 T_2 信号,钙化部分均呈低信号,但 MRI 较难显示较小的钙化灶。增扫描强可呈环形或弧形强化。(图 5-2-2)

【诊断要点及鉴别诊断】

骨松质或骨干髓腔内簇集的结节状长 T_1、长 T_2 信号,CT 上可见点环状钙化,邻近骨皮质变薄或膨胀性骨质破坏,周缘可见硬化边。软骨瘤需与以下疾病鉴别:

1. 骨囊肿　极少见于短管状骨,内无钙化斑块,MRI 上均匀长 T_1、长 T_2 液体信号。

2. 骨巨细胞瘤　少见于短管状骨,好发于长骨骨端,较少出现钙化斑块,MRI 上信号多混杂,常显示出血信号和液 - 液平面,增强扫描多呈明显不均匀强化。

3. 表皮样囊肿　常有外伤史,多见于末节指骨远端,呈边缘光滑的圆形或卵圆形透亮区,内无钙化。而内生软骨瘤少见于末节指骨。

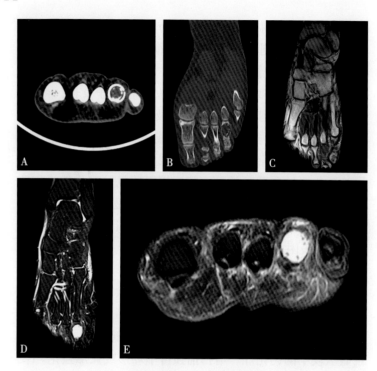

图 5-2-2　内生软骨瘤

A、B. CT 示左足第四趾近节趾骨可见囊状低密度影,边界不清,其内可见多发斑片状高密度影,骨皮质中断;C~E. MRI 示病灶呈长 T_1 长 T_2 信号影,其内可见斑点状短 T_2 信号影

(二) 骨膜软骨瘤

　　骨膜软骨瘤亦称为皮质旁软骨瘤或偏心性软骨瘤,起源于骨膜、骨膜下或皮质内结缔组织,紧邻骨皮质发生并被完整骨膜所包绕,约占全部软骨瘤的 1%。

【临床及病理】

　　男性多于女性,好发于 10~20 岁,最多见于肱骨上端,其次为手足短管状骨。肿瘤生长缓慢,主要表现为局部肿胀,可有轻度疼痛。肿瘤为边界清楚的灰蓝色半透明分叶状软骨,内可见钙化组织,表面覆盖致密纤维膜,与正常骨膜相延续,基底部的骨密质反应性的增厚或变薄,与髓腔不相通。肿瘤就像被包埋在骨密质中,髓腔内无浸润灶。镜下,肿瘤以透明软骨基质构成,陷窝内可见散在的软骨细胞,有时可见轻度不典型性和双核细胞,细胞间可见钙化区。

【MRI 表现】

MRI 可清楚地显示骨膜被病灶完整地揭起。病灶为圆形或卵圆形,位于骨端或骨干一侧皮质旁或皮质内,呈结节状长 T_1、长 T_2 信号,可见低信号分隔。病灶上下缘相邻皮质多有局限性增厚,骨干增粗。增强扫描病灶呈不同程度强化。

【诊断要点及鉴别诊断】

MRI 见皮质旁或皮质内簇集结节状长 T_1、长 T_2 信号和结节间低信号分隔。应与以下位于皮质旁或皮质内疾病相鉴别:

1. 纤维性骨皮质缺损　多见于儿童,随年龄增长可自行愈合,常双侧对称发生,病灶位于干骺端皮质内或皮质下,无钙化,T_2WI 信号较低,无结节感。

2. 骨膜下脓肿　软组织肿胀范围较广,疼痛明显。骨膜反应广泛,而非局限于病灶与正常骨交界的边缘。抑脂序列病灶周围组织呈广泛高信号。

四、骨软骨瘤

骨软骨瘤(osteochondroma)又称骨软骨性外生骨疣,是指突出于骨表面并覆以软骨帽的骨性突出物,内含骨髓组织,并与附着骨髓腔相通。骨软骨瘤是最常见的骨肿瘤,约占良性骨肿瘤的 35%,全部骨肿瘤的 17%。骨软骨瘤有单发和多发之分,以单发多见,两者之比为 8~15∶1,多发性骨软骨瘤是一种常染色体显性遗传病,表现为先天性骨骼发育障碍,畸形。

【临床及病理】

骨软骨瘤好发于 10~30 岁,男性多于女性。可发生于任何软骨内化骨的骨骼,长管状骨干骺端是其好发部位,以股骨下端和胫骨上端最常见。通常表现为缓慢生长的无痛性肿块,肿瘤较大时可压迫邻近神经、血管引起疼痛,近关节者可引起活动障碍。病变进展缓慢,预后良好,若肿瘤突然长大或生长迅速,应考虑有恶变的可能。

骨软骨瘤为一附着在干骺端的骨性突起。肉眼所见骨软骨瘤由骨性基底、软骨帽和纤维包膜三部分构成。镜下,表面纤维膜主要为胶原纤维,相当于被抬高的骨膜;纤维膜下方为透明软骨形成的软骨帽,软骨细胞呈柱状平行排列,以软骨基质为主,其内可见钙化,随年龄的增长软骨帽可完全骨化,但部分具有较强生长潜力的残余细胞可发生恶变;软骨帽下方的骨性基底为松质骨,小梁间充填脂肪细胞和造血组织,与母体骨髓腔相通。

【MRI 表现】

MRI 可以清楚地显示软骨帽的形态、厚度、信号特征以及动态变化,在显示软骨帽及判断骨软骨瘤是否恶变方面具有重要价值。软骨帽厚度因年龄和部位而异,青少年可达 3cm,而成年人一般小于 1cm,四肢多较薄,扁骨及不规则骨多较厚。软骨帽在 T_1WI 呈等低信号,在抑脂序列呈明显高信号,若软骨帽内出现钙化,在 T_2WI 上可见结节状或斑片状低信号;软骨帽周围可见 T_1WI、T_2WI 均呈低信号的软骨膜包绕;骨性基底各部分的信号与母体骨相同。如果软骨帽突然增厚、形态不规则、信号不均匀以及周围软组织肿胀,应考虑到发生恶变的可能。Gd-DTPA 增强扫描多无强化,可能与透明软骨缺乏血管相关。(图 5-2-3)

【诊断要点及鉴别诊断】

长管状骨干骺端的带蒂或宽基底、背离关节面生长、内

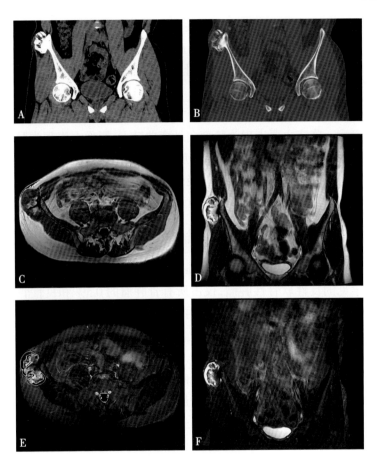

图 5-2-3　骨软骨瘤

A、B. CT 示右侧髂骨翼外侧分叶状骨质密度影,内部密度不均,见窄颈
与髂骨骨髓腔相通;C~F. MRI 示病灶呈等长 T_1、T_2 混杂信号影,软骨
帽呈均匀长 T_2 信号

有与起源骨相延续的皮质和骨小梁结构的突起,在 T_2WI 上
可见明显高信号的软骨帽结构。单发型骨软骨瘤表现典型,
容易诊断。但需与以下正常变异或疾病相鉴别:

1. 肱骨髁上突　系一先天发育异常,无症状,表现为肱

骨内上髁内侧"鸟嘴"样骨性突起，密度较均匀，基底部较宽，但无明显软骨帽，有时压迫正中神经可出现症状。

2. 骨旁骨瘤　肿瘤来自骨皮质表面，其骨皮质及松质与宿主骨均无连续性。

3. 胫骨内髁骨软骨病　常见于婴儿和儿童，一侧或双侧发病。临床主要表现为膝部向外弯曲畸形，影像上表现为胫骨内髁增大，关节面向内、下、后方倾斜塌陷，塌陷的干骺部可有斑片状或不规则钙化。胫骨干内侧皮质增厚，甚至形成骨突，类似骨软骨瘤，鉴别较难。

五、软骨黏液样纤维瘤

软骨黏液样纤维瘤（chondromyxiod fibroma，CMF）是一种罕见的良性软骨性肿瘤，仅占所有骨肿瘤的 0.5% 和良性骨肿瘤的 1.8%。肿瘤发生于骨内成软骨性间叶组织，具有分化为软骨和产生胶原纤维的特性。

【临床及病理】

本病好发于男性，发病年龄多在 10~30 岁，多见于长骨的干骺端或骨端，以胫骨上端最多见。本病进程缓慢，一般无全身症状，局部表现为肿胀或轻度压痛，累及关节者可出现活动障碍。手术后可复发，少数恶变为黏液软骨肉瘤或骨肉瘤。

肉眼所见，肿瘤呈境界清楚的分叶状实性肿块，切面呈灰白色或淡蓝色，质硬而脆，偶可见钙化。镜下，肿瘤呈特征性的分叶结构，由软骨组织、纤维组织和黏液样组织三种主要成分构成，分布于小叶的不同区域。黏液和软骨组织主要位于小叶内，因此小叶内细胞稀疏、基质丰富，为低细胞区。纤维主要位于小叶之间的狭长分隔带，内有动、静脉血管及多核巨细胞。特征性的分叶结构，小叶内细胞稀疏，小叶周边细胞丰富，以及小叶内和小叶周边细胞和基质成分的不同和多样性是病理诊断软骨黏液样纤维瘤的主要依据。

【MRI 表现】

MRI 对肿瘤内部结构的显示具有优势,信号强度与肿瘤成分相关。肿瘤 T_1WI 多为低或等信号,T_2WI 呈不均匀高信号,其中软骨、黏液和液化呈明显高信号,纤维组织呈低信号,周围可见低信号硬化边。增强扫描可有轻中度不均匀强化。

【诊断要点及鉴别诊断】

长管骨干骺端偏心性囊状膨胀性软组织肿块,T_1 及 T_2 信号混杂。需与以下疾病相鉴别:

1. 骨巨细胞瘤　发病年龄较晚,多见于干骺愈合后的骨端。骨破坏区膨胀明显,周围无硬化边,其内无钙化。

2. 成软骨细胞瘤　病变起于骨骺或骺板,病灶较小,膨胀较轻,内多有钙化。

六、成软骨细胞瘤

成软骨细胞瘤(chondroblastoma)是较少见的原发性骨肿瘤,起源于成软骨细胞或软骨性结缔组织,有良恶性之分。恶性成软骨细胞瘤极为罕见,为低度恶性且易复发的肿瘤;良性成软骨细胞瘤占绝大多数,但少数良性成软骨细胞瘤具有侵袭性或出现转移,也可恶变为肉瘤,故不再冠名为良性,而称之为成软骨细胞瘤,即通常所说的成软骨细胞瘤即指良性成软骨细胞瘤。因此在成软骨细胞瘤良恶性诊断时,需结合临床、病理及影像。本病约占原发性骨肿瘤的 2.7%,良性骨肿瘤的 4.7%。

【临床及病理】

本病好发于青少年男性,80% 以上发生于 11~30 岁。多累及四肢长骨的骨骺区,可跨骺板生长,向干骺端扩展,很少原发于干骺端。以肱骨和股骨最多,一般有二次骨化中心的骨骺均可发病。本病进程缓慢，一般症状轻微，主要为邻近关节不适、积液、疼痛、肿胀和活动受限。部分手术后可以复发，并有恶变倾向，甚至发生转移。

瘤组织质地坚硬，切面呈灰棕色，质韧，内常有钙化，呈淡黄色沙砾样，部分可有出血和坏死液化。组织学上，肿瘤主要由成软骨细胞构成，其特征为细胞界限清楚，体积较小的卵圆形核，有纵行核沟，胞质淡粉红色或透明。成软骨细胞周围有粉红色的软骨基质和钙化，软骨基质呈特征性的粉红色而不是其他软骨性肿瘤的淡蓝色，故不应将其误诊为骨样基质，钙化多呈颗粒状，窗格样钙化少见。25% 的肿瘤可并发动脉瘤样骨囊肿。

【MRI 表现】

病灶多呈分叶状，T_1WI 为低信号，T_2WI 为高信号，多呈簇集的小结节状，反映出软骨小叶的特点，边界清楚，周围可见低信号的硬化环。信号的均匀性与软骨基质的成熟程度、钙化含量及继发性改变有关，当肿瘤内合并出血时可见 T_1WI 高信号区，黏液样变性及出血在 T_2WI 上均呈高信号，钙化在 T_1WI、T_2WI 均为低信号。抑脂序列病灶周围髓腔及软组织内可见广泛的高信号水肿区。骨膜反应多表现为紧邻皮质的线样高信号。伴发动脉瘤样骨囊肿时，显示液 - 液平面。增强扫描肿瘤可见不同程度的强化，肿瘤实质及分隔明显强化，瘤周水肿可见轻中度强化，出血囊变及钙化无强化。(图 5-2-4)

【诊断要点及鉴别诊断】

病灶局限于骨骺，亦可跨越骺板和骨性关节面向干骺端和关节内扩展，呈分叶状软组织肿块，T_2WI 呈葡萄状高信号。根据部位及信号特点不难诊断，但应与以下疾病相鉴别：

1. 干骺、骨骺结核　病灶多位于骨骺或跨干、骺。病灶多较小，多有邻近关节间隙狭窄和周围软组织肿胀，少有骨

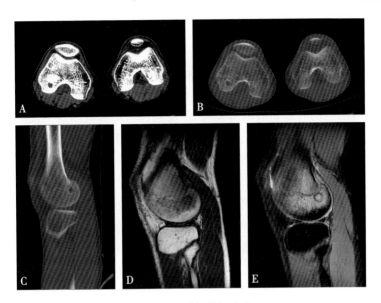

图 5-2-4　成软骨细胞瘤

A~C. CT 示右股骨外侧髁骨骺内见结节状低密度影,边界清楚,周围见硬化边;D、E. MRI 示病灶呈等长 T_1 长 T_2 信号影,周围见环形低信号,周围髓腔内骨髓水肿

膜反应和硬化边。成软骨细胞瘤则相反,病灶多较大,常有骨膜反应和硬化边,多无关节间隙变窄,T_2WI 呈葡萄状高信号。

2. 骨巨细胞瘤　发病年龄较晚,多见于干骺愈合后的骨端。骨破坏区膨胀明显,周围无硬化边,其内无钙化。易出现短 T_1 出血信号及液-液平面,少呈簇集小结节状长 T_2 信号。

3. 软骨黏液样纤维瘤　发生于干骺端,常偏心性向外膨胀性生长,多为多房,房间隔粗厚呈蜂窝状,少见钙化。

4. 内生软骨瘤　多见于成年人的短管状骨,发生于长骨者,病变自干骺端向骨干延伸,周围少有广泛水肿信号。

七、骨巨细胞瘤

根据 2013 年 WHO 第 4 版骨肿瘤分类,骨巨细胞瘤(giant cell tumor)为具有局部侵袭性和偶见转移的中间型富含破骨巨细胞的肿瘤。有局部复发,呈浸润性和局部破坏性生长倾向,偶尔向远处转移,多为肺脏。在我国骨巨细胞瘤是常见的骨肿瘤之一,约占所有骨肿瘤的 15%。

【临床及病理】

本病男女发病率相近。发病高峰年龄为 20~40 岁,儿童及青少年很少见。肿瘤好发于四肢长骨骨端,约占 75%,尤其以股骨远端和胫骨近端最多见,其次为桡骨远端、股骨近端等。病变部位膨胀明显,沿骨干长轴垂直生长。临床最常见症状为疼痛、局部肿胀或肿块,关节活动障碍,偶尔伴发病理性骨折。发病缓慢,病程较长。

肿瘤往往由薄层不完整的反应性骨壳包绕,质地柔软,呈暗红色,肿瘤内的黄色区域大多为黄色瘤样改变区域,质地较韧的灰白色区域为纤维化组织。肿瘤常有继发性坏死或局部囊性变,囊内充满暗红色血液,容易与动脉瘤样骨囊肿混淆。镜下,骨巨细胞瘤主要由间质细胞和多核巨细胞构成。间质细胞为单核细胞,是真正的肿瘤细胞,呈圆形、卵圆形,细胞边界不清;多核巨细胞均匀分布在单核细胞中,呈球形、椭圆形,胞质丰富,可见空泡形成。

【MRI 表现】

MRI 在显示肿瘤与邻近血管、神经、关节及软组织的关系上具有优势。骨巨细胞瘤边界较清,因继发出血、坏死、囊变和纤维化等改变,MRI 信号多种多样。肿瘤实性部分 T_1WI 呈中或低信号,高信号区提示亚急性或慢性出血;T_2WI 上信号不均匀,实性部分呈相对高信号,坏死囊变呈明显高信号,其内可见分隔,有时可见液 - 液平面。当关节受侵时,可出现

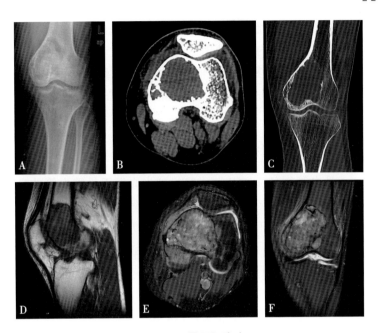

图 5-2-5　骨巨细胞瘤

A~C. X 线及 CT 示左侧股骨下端关节面下膨胀性骨质破坏;D~F. MRI 示病灶呈长 T_1、抑脂像呈混杂高信号,边界较清、邻近关节面

关节积液。增强扫描呈不同程度强化。(图 5-2-5)

【诊断及鉴别诊断】

骨巨细胞瘤表现较为复杂,但出现以下征象时应考虑本病:病灶位于骨端,紧邻关节面;病灶延伸至骨突内;病变偏心生长,膨胀明显。鉴别诊断应包括以下疾病:

1. 动脉瘤样骨囊肿　发生于长骨者多位于干骺端,常有硬化边。发生于扁骨或不规则骨者与骨巨细胞瘤鉴别较困难,前者为含液囊腔,MRI 上液 - 液平面更常见。

2. 骨囊肿　发病年龄较小,多在干骺愈合前,位于干骺端而不在骨端。膨胀不明显,沿骨干长轴生长,囊内少有典型泡沫状影。MRI 为液性信号,增强无强化。

3. 成软骨细胞瘤 肿瘤多发生于干骺愈合前的骨骺,骨壳较厚且破坏区内可见钙化。

4. 脊索瘤 多位于骶椎下部中央,内有斑点状钙质样高密度影;而骨巨细胞瘤多位于上部骶椎,偏心生长,少见斑点状钙化。

八、骨血管瘤

骨血管瘤(hemangioma of bone)为原发于骨骼血管的良性肿瘤,是一种较少见的肿瘤,约占全部骨肿瘤的 1.4%,良性骨肿瘤的 2.6%。有尸检报告称,10% 的尸检病例生前患有无症状的血管瘤,并且由于大多数病例无需手术处理,故临床实际发病率远超于此。

【临床及病理】

骨血管瘤多见于中年女性,以 40~50 岁多见。可发生于脊椎、颅骨、颌骨和长骨。脊椎血管瘤最常见,约占全部血管瘤的 14%,以胸椎多见,次为腰、颈和骶椎;颅骨血管瘤约占全部血管瘤的 10%,以额骨最多见,其次为顶骨、枕骨;长骨血管瘤较少见,以股骨好发。骨血管瘤以孤立性为主,也可呈多中心性生长。椎骨血管瘤较小时多无症状,当病灶较大时,可压迫脊髓和神经根而引起相应症状;颌骨血管瘤可引起牙龈出血,牙齿松动、脱落。骨血管瘤为呈瘤样增生的血管组织,掺杂于骨小梁之间,通常无包膜,不易分离。病灶切面呈褐红色,外观呈蜂窝状或海绵状。组织学上可分为海绵型和毛细血管型,前者多见,它是由大量薄壁血管和血窦构成,此型多见于颅骨;毛细血管型由极度扩张增生的细小毛细血管构成,此型多见于长骨,而椎体多见于混合型。

【MRI 表现】

MRI 不仅能显示较大的和典型的血管瘤,而且对 X 线片难以发现的较小血管瘤和难以鉴别的非典型血管瘤均可清楚显示且正确诊断。病变呈圆形或卵圆形,边界较清楚。T_1WI 呈高信号或低信号,T_2WI 呈等或高信号,抑脂序列呈高信号,增粗的骨小梁表现为多个粗点状(横断面图像上)或栅栏状(冠、矢状面图像上)低信号,增强扫描病灶明显强化,内含无强化的低信号斑点或线带。(图 5-2-6)

【诊断及鉴别诊断】

伴有粗点状、栅栏状或放射状骨纹的骨内病灶,T_1WI 呈高信号或低信号,T_2WI 呈高信号,并随回波时间延长而逐渐增高,应诊断为血管瘤。脊椎血管瘤须与以下疾病相鉴别:

1. 椎管骨质疏松　骨质疏松为单位骨量下降,一般多个椎管受累,呈弥漫性改变,骨皮质变薄,骨小梁稀少、变细而呈稀疏网格状。而血管瘤的骨小梁增粗。

2. 脊椎炎性病变　椎间盘破坏、消失或信号改变,跨椎间盘软组织肿胀及软组织内脓肿形成,无栅栏状低信号影。

3. 不均匀脂肪沉积　其内多无粗点状或栅栏状低信号,抑脂序列信号低于正常骨松质。

颅骨血管瘤须与以下疾病相鉴别:

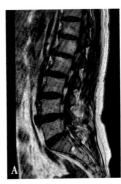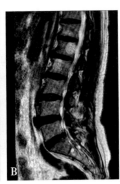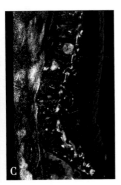

图 5-2-6　骨血管瘤

A~C. MRI 示 L_{1-2} 椎体内斑片状短 T_1 长 T_2 信号影,抑脂像呈明显高信号

1. **脑膜瘤** 骨质破坏呈斑点状,颅骨内板破坏重于外板,骨针相互平行并垂直于颅骨,不同于血管瘤自瘤中心向四周边缘放射并相互交叉。

2. **骨肉瘤** 病程较短,肿瘤生长迅速,疼痛及压痛明显,溶骨性破坏区边缘无硬化,骨针排列不规整,软组织肿块显著。

九、骨化性纤维瘤

骨化性纤维瘤(ossifying fibroma)是较为常见的颌骨良性肿瘤,边界清楚。组织学上,肿瘤由富含细胞的纤维组织和表现多样的矿化组织构成。根据肿瘤中所含纤维成分和骨质成分比例的多少,可分别命名为骨化性纤维瘤及纤维骨瘤。

根据 WHO 分类骨化性纤维瘤与纤维异常增殖症(fibrous dysplasia)、骨异常增殖症(osseous dysplasia)统属于纤维骨性病变(fibro-osseous lesions)。纤维骨性病变是一组正常骨含有各种骨化成分的纤维组织取代的疾病,包括发育和反应性或异常增殖病变以及肿物。骨化性纤维瘤为其中的真性肿瘤,良性,边界清楚,以青少年或儿童多见,但成年人亦可发病。常见于颅(颌)面骨,较少发生于四肢长骨。

【临床与病理】

镜下肿瘤由富含胶原的结缔组织构成,含有不成熟骨形成的骨小梁以及无细胞的嗜碱性类牙骨质沉积物。结缔组织中,细胞数量差异较大,胶原纤维排列紊乱。肿瘤中的钙化结构多样,骨小梁可相互连接成网,小梁状编织骨周围围绕成排的成骨细胞。类牙骨质沉积物呈圆形或卵圆形,周边光滑,类似于牙骨质小体。

骨化性纤维瘤常见于青少年,多为单发性,可发生于上、下颌骨,但以下颌骨较为多见。女性多于男性。此生长缓慢,早期无自觉症状,不易被发现;肿瘤逐渐增大后,可造成病变骨膨胀肿大,引起面部畸形及牙移位。发生于上颌骨,常累及颧骨,并可能累及上颌窦,使眼眶畸形,眼球突出或移位,甚或产生复视。下颌骨骨化性肿瘤除引起面部畸形外,可导致咬合紊乱,有时可继发感染,伴发骨髓炎。

【MRI 表现】

病灶边界清楚,病灶周围无水肿、无软组织肿块形成;肿瘤实质信号多变,但与脑灰质比较,较具特征的是在 T_1WI 上多数呈等信号,在 T_2WI 上多数呈低信号,增强扫描,实质部分呈中等度强化,囊壁和间隔明显强化。病变区纤维及骨化部分呈低信号,囊变部分因蛋白质含量不同,其信号强度不一。(图 5-2-7)

【诊断要点及鉴别诊断】

MRI 信号强度取决于纤维组织、骨小梁及细胞结构成分的比例,因不能准确显示骨质改变,对病变的定性限度较大,但可观察病灶周围骨髓腔和软组织的情况。颅(颌)面骨骨化性纤维瘤与纤维异常增殖症在影像学上没有太大差别,其不同的生长方式和病灶边界是两者的主要区别点,前者表现

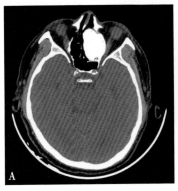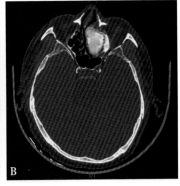

图 5-2-7 骨化性纤维瘤

A~C. CT 示右侧筛窦内团片状高低混杂密度影,见絮状高密度影

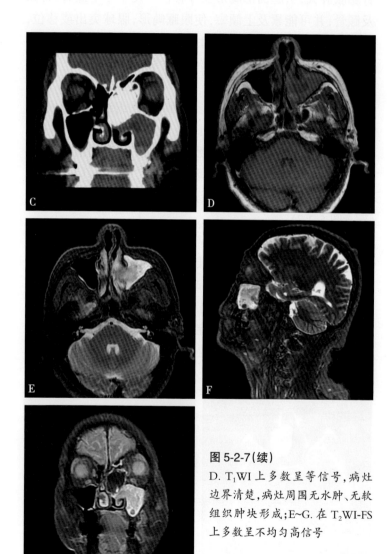

图 5-2-7（续）
D. T_1WI 上多数呈等信号，病灶边界清楚，病灶周围无水肿、无软组织肿块形成；E~G. 在 T_2WI-FS 上多数呈不均匀高信号

为以髓腔为中心向四周膨胀性生长,多单骨受累,边界清楚,而后者多为髓腔的弥漫性闭塞膨大,常多骨受累,病变区与正常骨质区移行,无明确边界。四肢骨两者影像学表现相似,鉴别较困难,其好发部位、病灶边缘和范围大小是影像学上主要的区别点,有时常需结合病理做出诊断。

十、骨样骨瘤

骨样骨瘤于 1935 年由 Jaff 首次报告,是一种良性成骨性骨肿瘤,具有界限清晰的局灶性病灶,周围可有较大的反应性骨质增生区。常见于 30 岁以下的青少年,好发年龄为 8~18 岁。好发于男性,男、女之比为 2∶1。最常见部位为股骨小粗隆、肱骨近端内侧皮质、胫骨远端 1/3,也可见于脊柱的附件,发病率依次为腰椎、颈椎、胸椎。以胫骨、股骨最多见,合计约占 50%。局部疼痛为主要的临床症状,疼痛夜间加重为典型表现。服用水杨酸类药物可缓解疼痛,为本病的特点。骨样骨瘤的病变由直径 <2cm 的瘤巢及其周围的反应性增生骨质构成。

【临床与病理】

镜下可见瘤巢由骨样组织和血管丰富的结缔组织构成。瘤巢中心部分以网织骨为主,伴有不同程度的钙化或骨化,外周为血管丰富的纤维基质,血管间含有无髓神经纤维。瘤巢周围则由增生致密的成熟骨质包绕。骨样骨瘤发展过程分 3 个阶段:初期以成骨纤维及成骨细胞为主,伴有丰富的血管,但骨质形成稀少;中期则形成骨样组织较多;成熟期以网织骨为主要成分。

患者多数具有典型临床症状,以局部疼痛为主,夜间疼痛加剧,水杨酸类药物可缓解疼痛。有学者认为这种疼痛与病灶产生的前列腺素有关。患者血液中的前列腺素明显升高,为正常人的 100~1 000 倍。前列腺素引起瘤巢内的血管扩张充血,张力增高,压迫瘤巢内的无髓神经纤维导致剧烈疼痛,而强烈抑制前列腺素作用的水杨酸类药物能迅速缓解疼痛。

【MRI 表现】

MRI 能敏感地发现病变的存在,多方向扫描更有利于瘤巢的发现。根据肿瘤的发生部位可以分为:皮质型、松质型、骨膜下型,其中皮质型最多见。各型均表现为骨质破坏(瘤巢)和周围反应性骨硬化。瘤巢一般 <2cm,其内可见钙化。肿瘤未钙化部分在 T_1WI 呈低到中等信号,T_2WI 呈高信号;钙化和瘤巢周围硬化部分在 T_1WI 和 T_2WI 均呈低信号。肿瘤周围的骨质和软组织常有充血和水肿,呈长 T_1 长 T_2 信号。增强扫描瘤巢明显强化,周围水肿可有强化。

MRI 显示瘤巢周围骨髓腔及软组织有不同程度的炎性水肿,对炎性水肿的显示明显优于 X 线和 CT。软组织内水肿沿肌间隙和肌束间隙分布,呈羽毛状,在 T_1WI、T_2WI 和 STIR 上分别呈低信号、高信号和高信号。关节囊内和邻近关节的骨样骨瘤还可见滑膜炎及关节腔内积液。病灶周围骨髓及软组织的炎性水肿程度与服用水杨酸类药物有关,长期服用水杨酸类药物者水肿较轻,有学者认为这些炎性水肿也与瘤巢产生的前列腺素关系密切。软组织的炎性水肿多局限在瘤巢周围,少数水肿较广泛。瘤巢周围的炎性水肿缺乏特异性。(图 5-2-8)

【诊断要点及鉴别诊断】

骨样骨瘤是常见骨肿瘤中体积最小者,瘤巢的确定是诊断骨样骨瘤的关键。骨样骨瘤主要需与成骨细胞瘤和骨皮质脓肿鉴别。与成骨细胞瘤的鉴别要点是瘤巢的大小,直径 >2cm 以上者考虑成骨细胞瘤,而骨样骨瘤的瘤巢直径常 <2cm。骨皮质脓肿常有红、肿、热、痛等炎性症状和反复发作史,无骨样骨瘤的规律性疼痛,骨质破坏区内无钙化或骨化,

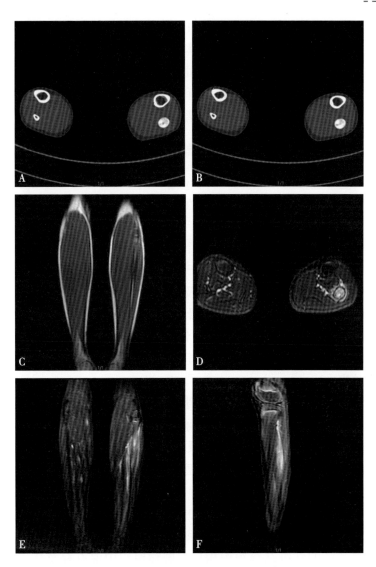

图 5-2-8 骨样骨瘤

A、B. CT 示左侧腓骨上段增粗,骨皮质均匀增厚,上端内侧见低密度区;C. 左侧腓骨中上段骨皮质增厚,髓腔内呈长 T_1 信号;D~F. T_2WI-FS 呈高信号,增厚的皮质内见结节状高密度影,周围软组织见少许环形水肿信号边缘不及骨样骨瘤规整。MRI 对于瘤巢周围软组织和骨髓水肿的显示优于 X 线和 CT，其水肿的范围多较局限，形态多较规则，表现为环绕在病变周围的、厚度较一致的 T_1WI 低、T_2WI 和 STIR 高的信号带，这和恶性肿瘤周围弥漫的水肿带不同，但是少数病例可出现显著的水肿。

十一、非骨化性纤维瘤

非骨化性纤维瘤（nonossifying fibroma，NOF）为一种起源于成熟的骨髓结缔组织的良性肿瘤，无成骨倾向，故又称为非生骨性纤维瘤。本病多见于 20 岁以下的青少年。早期一般无症状，多在外伤或骨折后检查时偶尔发现。发病部位以下肢长骨最多见，主要位于膝关节周围。股骨远端干骺端最常见，其次为胫骨近端及远端干骺端、腓骨近端干骺端，比较少见的部位还有股骨近端干骺端及上肢骨。单发非骨化性纤维瘤在短骨及扁骨非常罕见。WHO 分类将非骨化性纤维瘤和良性纤维组织细胞瘤归入纤维组织细胞性肿瘤。

非骨化性纤维瘤与纤维骨皮质缺损病理组织学表现相同，当病变较大侵犯髓腔时，称为非骨化性纤维瘤。依据病变起源、发生部位、扩展方向及鉴别等因素，将其分为皮质型（即偏心型）与髓腔型（即中心型）两型。

【临床与病理】

病因不明。肉眼观察，肿瘤边界清晰、偏位性，质坚实或有韧性，切面呈黄色或暗棕色。由含有类脂质的黄色和褐黄色的纤维结缔组织构成。肿瘤组织中混有棕黄色区域，局部骨皮质变薄、肿胀，与正常骨有明显界限，周围有硬化骨质或纤维骨质包绕。邻近骨皮质完整，除非发生病理性骨折。如果肿瘤由多个病灶组成，可成分叶状。一般无骨膜反应。

显微镜下,组织学特征为梭形的纤维母细胞性增生,呈旋涡状或席纹状排列,有少量胶原纤维和纤维母细胞。网状纤维一般很丰富。间质内有时有出血及含铁血黄素沉积,后者可见于梭形细胞和多核巨细胞内。灶形分布的成团泡沫细胞非常突出,吞噬脂质和含铁血黄素的组织细胞就是由纤维母细胞转变的泡沫细胞。1/3 病例可见泡沫细胞。但有些病例纤维组织和细胞多见,而泡沫细胞少见。快要退化的非骨化性纤维瘤胶原束增厚,似成纤维瘤。多核巨细胞一般有3~10 个核,少数细胞大而核更多,分散于组织中,稀疏分布,形体小,与巨细胞瘤的巨细胞不同,在组织间还可见到淋巴细胞和浆细胞。瘤内无成骨活动,可与纤维异常增殖症区别。边缘由肿瘤膨胀性扩展可产生反应性骨质硬化。组织学图像与良性纤维组织细胞瘤一致。这些特征表明,本瘤为纤维组织细胞性来源的肿瘤。

【MRI 表现】

MRI 信号强度取决于肿瘤组织成分的含量,包括纤维组织、含铁血黄素、出血、胶原、泡沫细胞和骨小梁等,大量的纤维组织和含铁血黄素在 T_2WI 表现为低信号,而 T_2WI 高信号的病例病理可见有较多的泡沫细胞而纤维组织相对较少。MRI 对早期诊断及明确肿瘤内成分有价值,通过 MRI 能更加明确分析病灶内部结构,对细胞及纤维成分、病灶的出血坏死、脂肪成分多少等都能做出较准确判断,更有意义的是对病灶周围软组织的观察是 CR 和 CT 无法比拟的,因此在鉴别诊断与定性诊断方面帮助更大。病变在 T_1WI 呈低信号,T_2WI 信号增高不明显,或呈不均匀增高,病灶 <2cm 时信号均匀,但 >2.5cm 时变得不均匀,其中高信号区代表泡沫细胞和多核巨细胞部分,病变与骨髓腔之间有低信号带,代表骨硬化带。病灶内的骨性间隔呈不规则更低信号,增强边缘可强化,提示有反应性充血区。(图 5-2-9)

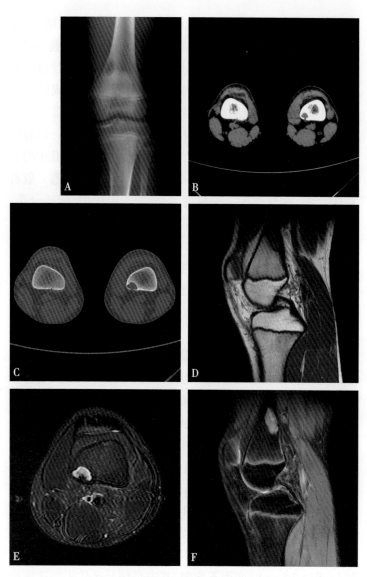

图 5-2-9 非骨化性纤维瘤

A. X 线示左股骨下段干骺端骨质密度不均匀,斑片状高低密度影;
B、C. 左股骨下段干骺端偏内侧见低密度影,边缘可见轻度硬化,局部骨皮质缺损中断;D~G. 呈长 T_1 长 T_2 信号影,边界清

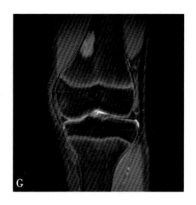

图 5-2-9(续)

【诊断要点及鉴别诊断】

MRI 信号有一定特征,对早期诊断及明确肿瘤内成分有价值。多数病灶在 T_1WI 及 T_2WI 均为低信号,反映了内部成熟的纤维组织;如细胞成分明显多于胶原纤维,则可在 T_2WI 表现为高信号。T_1WI 与 T_2WI 病变均显示为中等到低信号。注射造影剂(Gd-DTPA)后 FCD 与 NOF 几乎总是表现为高信号的边缘与信号增强。FCD 与 NOF 为同一种病变不同发展阶段。FCD 仅限于骨皮质表层或骨皮质内,内缘可轻度凹向髓腔;局限在骨皮质表层者其外壳缺损,位于骨皮质内者,外壳可完整,但不突入髓腔。NOF 病变较大,局限在骨皮质,有完整外壳且膨胀并突入骨髓腔者,应考虑皮质型 NOF。骨膜性硬纤维瘤罕见,起自骨旁,大多数发生在股骨下端干骺端内侧,约 1/3 为双侧发病。肿瘤为软组织密度肿块,内无钙化和骨化,MRI 呈长 T_1 长 T_2 信号,邻近骨皮质可有侵蚀及不规则骨膜反应。而非骨化性纤维瘤骨皮质缺损边缘可轻度硬化及无骨膜反应,可加以鉴别。

十二、成骨细胞瘤

成骨细胞瘤,又称骨母细胞瘤,以往对成骨细胞瘤多冠以"良性"二字,1981 年凌励立对成骨细胞瘤提出新的命名建议,认为本病起始既可为恶性,亦可由良性肿瘤恶变而来,因其具有侵袭性生长的特征,故术后易复发。虽然成骨细胞瘤组织学表现为良性肿瘤,但有些可出现生物学行为的侵袭性。WHO 骨肿瘤分类将成骨细胞瘤归为良性肿瘤。良性成骨细胞瘤具有侵袭性生长的特征,并且可恶变。成骨细胞瘤是一种少见的骨肿瘤,占原发性骨肿瘤的 1%,男女发病约为 2∶1,发病年龄大多在 30 岁以下,可发生于任何部位的骨组织,以脊椎附件多见(占 30%~44%),其他还可见于四肢管状骨远端、手足骨、颅骨、肩胛骨、肋骨、髋骨、颌骨和骨盆。

【临床与病理】

本病起病隐匿,肿瘤本身多不引起明显临床症状,而是造成周围结构压迫时,引发相应症状。如发生在脊柱者出现颈胸或腰背部痛及下肢麻木无力等,多是脊髓及神经压迫症状;发生在颅骨引起头痛,肢体抽搐;发生在颞骨肿瘤表现为耳鸣及听力减退;发生在额骨则表现为眼球突出伴胀痛不适;侵犯骨盆者表现为局部疼痛,行走障碍。

良性成骨细胞瘤的组织学表现有 3 大特征:①丰富的骨母细胞;②间质有丰富的血管;③丰富的骨样组织互相连接成条索状,其中有不同程度的钙盐沉积形成骨小梁,骨小梁排列规则。肉眼所见,肿瘤呈膨胀性生长,大小不一,直径 2~10cm 不等,肿瘤组织血运丰富,呈红色或暗红色,质脆,易出血,含沙砾样钙化骨化物,较大肿瘤可发生囊性变。镜下可见肿瘤由血供丰富的结缔组织基质及其中的大量成骨细胞及巨细胞构成,可形成骨样组织及骨组织,血供丰富。

【MRI 表现】

MRI 对明确骨和软组织受侵犯的范围最有价值,但在分辨细微结构方面缺乏优势,对肿瘤内散在的较小钙化及骨化不敏感。肿瘤多呈膨胀性生长,非钙化区 T_1WI 上为低到中等信号,T_2WI 可为不均匀等或高信号,脂肪抑制 PDWI 上呈明显高信号,钙化及骨化区呈斑点状、片状或团块状,T_1WI 为低或中等信号,T_2WI 为低信号,骨皮质变薄,边缘可有轻度骨质硬化环,有时形成较大范围的骨质硬化区,于所有序列上均呈环状或片状低信号,骨髓腔及软组织水肿呈长 T_1、长 T_2 信号。增强扫描肿瘤呈中等程度不均匀强化,其产生的病理基础是成骨细胞瘤的间质含有丰富的血管,但强化程度一般低于血管瘤,其内的囊性坏死区及钙化和骨化区未见明显强化。囊性型成骨细胞瘤,由于钙化或骨化成分较少,于 T_1WI 上呈等或低信号,T_2WI 上呈略高信号,脂肪抑制 PDWI 上呈明显高信号,囊性区则呈明显长 T_1、长 T_2 信号。由于 MRI 对较小的钙化或骨化不敏感,往往易导致误诊,因此,应仔细观察破坏区内是否存在较小的钙化或骨化,对明确诊断有重要价值。肿瘤周围的软组织肿块呈略长 T_1、略长 T_2 信号。钙化骨化型,由于肿瘤内有大量的钙化或骨化,常以低信号为主,其内可有斑片状略长 T_1、略长 T_2 信号的未钙化区,致信号不均匀,随病程进展,该区域亦可发生钙化及骨化。(图 5-2-10)

【诊断要点及鉴别诊断】

成骨细胞瘤的病灶直径常 >2.5cm,骨质膨胀较明显,骨硬化较轻,强化明显。而骨样骨瘤病灶直径多 <2cm,周围反应性骨质增生明显,在"瘤巢"周围有广泛骨质硬化与骨膜新骨形成。骨巨细胞瘤的发病年龄为 20~40 岁,膨胀显著,皂泡样变为典型表现,中心多无斑点状钙化,边缘多无硬化。动脉瘤样骨囊肿好发于 30 岁以下的青年人,男性发病率稍高,病变多累及长骨干骺端和脊柱,分为原发性和继发性 2

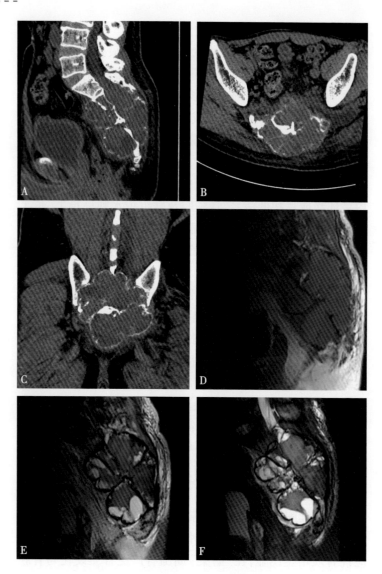

图 5-2-10 成骨细胞瘤

A~C. CT 示多发骶椎膨胀性溶骨性骨质破坏及软组织肿块影,边界欠清,内见骨性分隔及片状低密度影;D~F. 呈等 T_1 混杂长 T_2 信号影,抑脂呈高信号,多发液平影,周围见斑片状水肿信号影

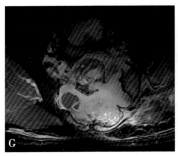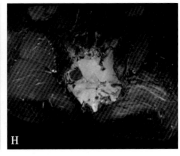

图 5-2-10（续）

G、H. 增强扫描呈明显不均匀强化，可见低信号分隔

种。典型表现为膨胀性、溶骨性改变，中间有粗细不等的小梁分隔，病变呈蜂窝状，和正常骨分界清楚并有增生硬化完整的骨壳。

十三、骨肉瘤

骨肉瘤是指瘤细胞能直接形成骨样组织或骨质的恶性肿瘤。其恶性度高、发展快，是国内最常见的原发性骨恶性肿瘤，发病率约占骨恶性肿瘤的34%。骨肉瘤按其发生的部位可分为髓性骨肉瘤和表面骨肉瘤，前者发生于髓腔，约占全部骨肉瘤的3/4，后者发生于骨表面。骨肉瘤也可分为原发性和继发性两种。继发性是指在原先某种骨疾病的基础上所发生的骨肉瘤，如在畸形性骨炎、慢性化脓性骨髓炎的基础上和骨受放射线照射后所发生者。根据肿瘤中各种组织的多少以及血管腔的有无可将骨肉瘤分为五型：①骨母细胞型；②软骨母细胞型；③纤维母细胞型；④混合型；⑤血管扩张型。肿瘤好发于四肢长骨的干骺端，侵及骨髓腔产生不同程度的骨质破坏和骨质增生，病变向一侧或四周骨皮质浸润，可于一处或多处穿透骨皮质将骨膜掀起，并向周围软组织生长而形成肿块，产生不同程度的瘤骨。骨肉瘤主要通过血行转移,最常见的是肺转移,其次为骨转移。

【临床与病理】

骨肉瘤多见于青少年,男性较多,20 岁以内者占半数以上。主要临床表现为局部进行性疼痛、肿胀和运动障碍,疼痛初为间断性,以后为持续性,夜间尤甚。局部皮温增高、有压痛,并可见静脉扩张和水肿。

骨肉瘤多由髓腔起源,向周围骨质扩展并向髓腔上下蔓延,肿瘤向骨外发展时,先侵犯骨皮质的哈佛氏系统,沿血管周围组织蔓延(即筛孔征),穿过骨皮质达骨膜下方,然后再侵入周围软组织;光镜下观察骨肉瘤组织由明显异形性的成骨性肉瘤细胞及其形成的骨样组织、肿瘤骨组成,有时亦可见肿瘤性软骨组织;骺板和关节软骨可在一定程度上阻止肿瘤扩散、蔓延,有的病例可早期侵及骺板和关节软骨而累及骨骺和关节,骨骺闭合后肿瘤可直达关节软骨下方,极少数可破坏关节软骨侵入关节内或经关节囊附着处侵入关节相对的骨骼。

【MRI 表现】

MRI 诊断骨肉瘤较 X 线片和 CT 等其他影像手段具有许多优势。首先,MRI 能全面评估肿瘤的范围;其次,MRI 能准确地判断肿瘤与邻近骨骺、关节、肌肉以及神经血管之间的关系,这对于是否采取保肢手术以及提高术后生存率有非常重要的意义;此外,MRI 常常应用于对骨肉瘤化疗疗效进行评估,因为肿瘤信号强度的变化可以反映出化疗前后肿瘤内部组织病理学上的变化,而这将影响随后手术方案的选择。MRI 的不足之处是显示骨质破坏,尤其是骨皮质破坏和钙化等稍逊于 X 线或 CT 检查。

多数骨肉瘤在 T_1 加权像上呈不均匀低信号或混杂信号,T_2 加权像上呈不均匀高信号,边缘清楚,外形不规则。肿瘤骨在 T_1 及 T_2 加权像上都表现为低信号,出血则表现为圆形

或斑片状短 T_1 及略长 T_2 信号。液化坏死区显示为长 T_1 长 T_2 信号,可形成液 - 液平面。骨肉瘤在 MRI 上的征象还与组织病理类型有关,纤维母细胞型和成骨型 T_2 加权像上低信号较多,软骨母细胞型 T_2 加权像以高信号为主。骨皮质破坏在 T_2 加权像上显示最好,表现为低信号的骨皮质内含有高信号的肿瘤组织,从而出现骨皮质中断。冠状或矢状面图像上可显示位于低信号的骨皮质和稍高信号的软组织之间的较低信号骨膜三角。

由于肿瘤周围丰富的血管导致肿瘤边缘的强化率明显高于中心部位,动态增强扫描可显示肿瘤早期边缘强化和中心充盈延迟,可作为鉴别良恶性肿瘤的一个征象。增强扫描晚期可显示肿瘤组织不均匀强化,与周围组织分界更清楚,其中致密瘤骨区、出血区和坏死区为轻度或无强化区,呈圆形、卵圆形或不规则形。(图 5-2-11)

【诊断要点及鉴别诊断】

骨肉瘤与化脓性骨髓炎的征象有很多相似之处,如两者均有弥漫性骨质破坏、较明显的新生骨和广泛的骨膜反应。以下几点有助于鉴别:①骨髓炎的骨破坏、新生骨和骨膜反应从早期到晚期的变化是有规律的,而骨肉瘤的新生骨质又可被破坏,骨膜反应不是趋向修复而是继续破坏。②骨髓炎的骨质增生和骨质破坏是联系在一起的,即骨质破坏的周围有骨质增生,而增生的骨中有破坏。骨肉瘤的骨质增生和破坏不一定具有这种联系。③骨髓炎早期有较广泛的软组织肿胀,当骨破坏出现后肿胀反而消退;而骨肉瘤在穿破骨皮质后往往形成明显的软组织肿块。④动态观察,骨肉瘤是稳定进展;骨髓炎急性期进展迅速,而在慢性期发展缓慢,经治疗后可处于相对稳定状态。骨纤维肉瘤的发病年龄较大(25~45岁),好发于骨干,呈溶骨性骨质破坏,少见骨质增生,骨膜反应一般较少,破坏区内无肿瘤骨形成。恶性成骨细胞瘤一般

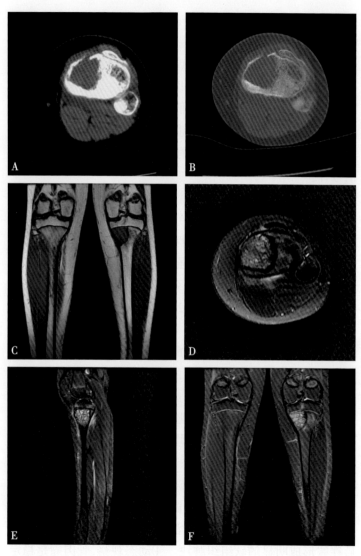

图 5-2-11 骨肉瘤

A、B. CT 示左侧胫骨近侧干骺端内侧溶骨性骨质破坏,边缘毛糙,骨皮质中断;C、D. 左侧胫骨近侧干骺端内侧见团块状稍长 T_1 混杂信号影,边界清;E、F. STIR 呈混杂高信号,边缘见环形低信号,周围骨质及软组织见斑片状高信号

病史较长,多在 2 年以上,其表现既有良性骨肿瘤征象,如病变界限清晰,无骨膜反应等,也有恶性骨肿瘤征象,如软组织包块、肿瘤骨等,而骨肉瘤无良性骨肿瘤征象。病理学上恶性成骨细胞瘤无瘤样基质。

十四、皮质旁骨肉瘤

皮质旁骨肉瘤又称骨旁骨肉瘤,是表面骨肉瘤最常见的亚型,约占所有表面骨肉瘤的 75%。一般来说,其恶性程度较普通骨肉瘤低,女性发病率较男性高,高峰年龄为 20~40岁。皮质旁骨肉瘤源自骨膜纤维层或皮质周围的成骨性结缔组织,几乎都发生在长骨,也可见一些发生在中轴骨,最常见部位是股骨,尤其是股骨远端后缘骨皮质。90% 的皮质旁骨肉瘤累及干骺端,2/3 的皮质旁骨肉瘤仅局限于干骺端,只有约不到 10% 的皮质旁骨肉瘤只累及骨干。

【临床与病理】

临床上皮质旁骨肉瘤主要表现为缓慢生长的无痛性肿块,当肿块邻近关节时,可造成关节活动受限;当肿瘤位置较深,如位于腘窝及股骨近端时,可出现轻微的间隙性疼痛。肿瘤生长缓慢,症状轻微,预后较普通型骨肉瘤好,但手术后,10% 的肿瘤可退分化,恶性程度增加,侵及骨髓腔,甚至转移到肺部。肺转移发生在疾病晚期,多数发生在多次手术后复发者。

肿瘤多呈不规则结节状、团块状,附着于骨皮质表面。肿瘤质地因所含骨样组织、钙化和骨化程度而异,有些以纤维组织为主,不少肿瘤中有软骨组织和骨样组织。很少侵犯骨皮质,在肿瘤与骨皮质间有一层纤维结缔组织。肿瘤与骨皮质间常可见一透亮间隙即所谓"线状征",此间隙主要由肿瘤软骨、纤维组织、骨样组织及少量脂肪组织构成。在高度恶性或复发的病例,骨化少,边界模糊,常破坏骨皮质并侵犯骨髓腔。肿瘤几乎均发生在肢体的长骨上,并明显好发于股骨,其次为胫骨、肱骨、前臂骨、髂骨及腓骨。

【MRI 表现】

皮质旁骨肉瘤的组织学成分复杂,单纯 X 线或 CT 检查存在局限性,MRI 的高软组织分辨率及多参数成像特点可对其进行全面分析。MRI 的观察可对肿瘤骨影像的变化形态显示得更为清楚,进一步展示肿瘤与周围组织、血管神经的关系。瘤骨密度较高,环绕骨干由骨干中心向外扩展。分化较差及复发的病例出现软组织肿块时,MRI 对于肿块的显示及肿瘤侵犯髓腔的范围、边界显示更为清晰。MRI 能清晰地显示骨髓细微的信号改变,对于观察肿瘤侵犯骨髓腔的范围及肿瘤软组织肿块的大小、边界和对临床手术有指导作用。

由于瘤体内存在较多肿瘤骨及瘤软骨钙化,故肿瘤较小时,T_1WI 及 T_2WI 加权多呈低信号。出血和坏死常使较大肿瘤呈 T_2WI 混杂高信号,结合 T_1WI 增强扫描能将肿瘤的软组织成分与出血、坏死鉴别开来,也有利于术前指导肿瘤的穿刺活检。晚期皮质旁骨肉瘤侵犯髓腔,导致骨髓 T_1WI、T_2WI 加权信号均低于正常的肌肉信号。

【诊断要点及鉴别诊断】

皮质旁骨肉瘤的诊断要点是肿瘤基底部与骨皮质相连,有包围骨干生长的趋势,肿瘤高度致密,似象牙骨样,多呈分叶状,肿块与软组织分界清楚,可有线样征,一般无骨膜反应。皮质旁骨肉瘤应与骨软骨瘤、骨化性肌炎等良性病变和骨膜骨肉瘤等恶性病变相鉴别。骨软骨瘤有蒂与母骨皮质相连,髓腔相通,骨小梁相延续。骨化性肌炎有明确的创伤史,在软组织内逐渐出现程度不同的骨化,与邻近的骨皮质有较宽的透亮间隙,而且其钙化的特点是中央疏松,周边密实,正好与皮质旁骨肉瘤相反。骨膜骨肉瘤病灶相对较小,常伴骨皮质破坏,出现特征性的针状骨膜反应。

十五、软骨肉瘤

软骨肉瘤为常见原发性恶性骨肿瘤,居第三位,仅次于多发性骨髓瘤和骨肉瘤,占原发性恶性骨肿瘤的20%~27%。典型软骨肉瘤在放射学上容易诊断,但低度恶性软骨肉瘤与良性软骨类肿瘤的鉴别诊断,在临床、放射学、甚至病理上都存在困难。

根据其有无原发病变,软骨肉瘤分为原发型和继发型,前者为新生肿瘤,后者起源于原有疾病基础上,以良性软骨类肿瘤多见。根据发病部位软骨肉瘤分为中央型(又称为髓内型)、周围型和皮质旁型(骨膜型),中央型起源于骨髓内,周围型多为继发型,皮质旁型则发生于骨表面。

发病部位最常见为长管骨(占45%),以股骨远端、胫骨近端和肱骨近端多见,中轴骨也可受累,长管骨中以干骺端最多见(49%),其次为骨干(36%)。发生于骨端(骨骺区)者,以恶性多见。总体而言,良性者以骨干区多见,恶性者以干骺端多见。

【临床与病理】

软骨肉瘤疼痛为最常见症状(占95%),3%~17%的患者以病理性骨折为首发表现。良性软骨类肿瘤此类表现少见,有助于鉴别。

组织学上表现为受累骨髓脂肪和松质骨被伴有不同形式钙化的恶性透明软骨代替,在病理上分为Ⅰ~Ⅲ级,Ⅰ级为低度恶性,Ⅱ级为中度恶性,Ⅲ级为高度恶性。主要病理类型包括普通髓腔型、黏液型、间质型、透明细胞型和去分化型。普通髓腔型最常见,约占65%,主要病理特点是病变区骨皮质对称性膨胀,局部增厚或变薄,常伴有局部偏心性软组织肿块,并有不同形式的钙化,绝大多数为恶性程度较低的Ⅰ、Ⅱ级。黏液型为Ⅱ级,约占12%,主要特点是病变区含有大量黏液基质和分化良好的透明软骨,水分显著高于其他各型。间质型为Ⅲ级,约占13%可起源于骨和软组织,肿瘤细胞主要由小圆形或纺锤形细胞组成,细胞沿血管周围排列,间杂数量不等的恶性软骨类组织。透明细胞型罕见,为Ⅰ级,含有大量透明软骨细胞,可见显著骨化生,类似于骨母细胞瘤。去分化型为Ⅲ级,在Ⅰ级普通髓腔型基础上去分化形成,具有侵袭性。肿瘤性透明软骨呈分叶状生长,致病变区骨内面出现扇形深分叶状侵蚀,也可穿透局部皮质、形成软组织肿块。软骨基质可见弧环样钙化,未钙化部分为含水量较高的透明软骨成分,恶性度较高者瘤区有较大无钙化区。

【MRI 表现】

MRI 可清晰地显示肿瘤向骨外软组织的蔓延,是确定病变范围的最佳影像学检查手段。MRI 显示肿瘤成分、水肿、软组织侵犯最佳,但钙化显示差。MRI 增强扫描(含动态扫描)还可提供肿瘤的血供信息。

中央型(普通髓内型)软骨肉瘤 T_1WI 呈等或稍低信号,T_2WI 为等或稍高信号;黏液型在 T_1WI 呈等、低混杂信号,T_2WI 呈稍高、低的混杂信号(与邻近关节软骨或脑、脊髓比),钙化在 T_2WI 为低信号,肿块信号混杂与肿瘤黏液基质和钙化多少、分布有关。去分化型 T_2WI 以低信号为主,内可见斑片状稍高信号,T_2WI 呈不均匀高信号,呈双相征;文献报道去分化型软骨肉瘤最重要特征是双相肿瘤,即病变部位同时显示两种截然不同的形态学特征。透明细胞型 T_1WI 及 T_2WI 近乎呈等信号,信号均匀。

周围型在局部出现较厚的稍长 T_1 稍长 T_2 信号肿块(与邻近关节软骨比)。增强扫描软骨肉瘤呈中等到明显强化,典型病例表现为环形、间隔样较明显强化,中心呈斑驳或蜂窝样强化,相应的组织学上为边缘及间隔有纤维血管构成,中心主要由软骨、黏液与坏死组织构成。(图 5-2-12)

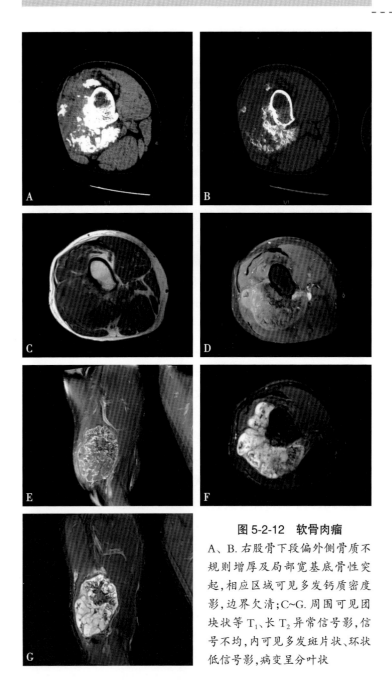

图 5-2-12　软骨肉瘤

A、B. 右股骨下段偏外侧骨质不规则增厚及局部宽基底骨性突起,相应区域可见多发钙质密度影,边界欠清;C~G. 周围可见团块状等 T_1、长 T_2 异常信号影,信号不均,内可见多发斑片状、环状低信号影,病变呈分叶状

【诊断要点及鉴别诊断】

病变部位、肿瘤软骨钙化、骨皮质内面扇形侵蚀的深度和范围、软组织肿块、骨皮质破坏、MRI信号、增强表现等征象,在一定程度上反映了本病的病理学特征,有助于本病的诊断与鉴别诊断。本病主要应与含软骨成分的良性肿瘤鉴别,包括内生软骨瘤、骨软骨瘤、软骨母细胞瘤等。

内生软骨瘤好发于手、足短管状骨,呈中心膨胀性生长,骨皮质变薄,有硬化边,骨内膜扇贝形压迹的深度一般不超过骨皮质厚度的 2/3,而骨内膜扇贝形压迹超过骨皮质厚度的 2/3 是软骨肉瘤在长管状骨的特征性表现;骨软骨瘤为附着于干骺端的骨性突起,有带蒂性或广基底性。软骨帽盖的厚薄不一,厚者在肿瘤端部可见茶花样钙化阴影。继发于骨软骨瘤的软骨肉瘤,其帽盖更加增厚,并形成软组织肿块,其中可见大量不规则、棉絮状钙化;骨肉瘤易与中央型软骨肉瘤混淆,特别是软骨肉瘤生长迅速,溶骨破坏明显,肿瘤内并无钙化时,容易与溶骨性骨肉瘤混淆,但当骨肉瘤发生特征性的肿瘤骨化,并引起特征性的骨膜反应时,两者的鉴别并无困难。

十六、骨纤维肉瘤

骨纤维肉瘤(fibrosarcoma of bone)是少见的纤维源性骨肿瘤,好发于中老年人,长管状骨多见。本病多数为原发性,少数可继发于畸形性骨炎、骨纤维异常增殖症等。

【临床与病理】

骨纤维肉瘤是一种少见的恶性骨肿瘤,占全部原发恶性骨肿瘤的 5% 以内,好发于 20~40 岁,男女比例相仿。本病恶性程度较高,进展较快,预后较差,5 年生存率约为 34%。约 70% 的病例发生于长管状骨的骨干和干骺端,患者疼痛、肿胀明显,约 1/3 的患者可发生病理骨折。根据部位,可将骨纤维肉瘤分为中央型和周围型。中央型起自骨内膜,可穿破骨皮质形成软组织肿块;周围型起自骨外膜,环绕骨干向外生长,亦可穿破骨皮质累及骨髓腔。骨纤维肉瘤起源于骨的纤维结缔组织,主要由成纤维细胞及其所产生的胶原纤维构成,切面灰白质韧,镜下可见均一的梭形细胞分布于胶原基质中。恶性程度越高,肿瘤细胞数量越多,细胞核的异型性越大,而肿瘤基质减少。

【MRI 表现】

骨纤维肉瘤好发于长管状骨,呈溶骨性骨质破坏伴软组织肿块形成。MRI 检查可见病灶在 T_1WI 多为低信号,T_2WI 信号因分化程度不同而表现多样,增强扫描可见早期明显强化。MRI 有助于显示病变范围及其与周围组织的关系,但缺乏特异性。(图 5-2-13)

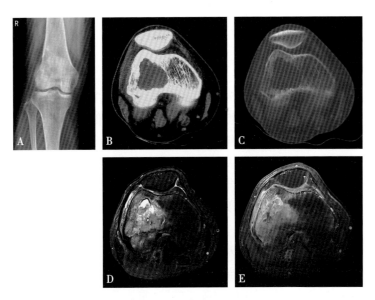

图 5-2-13　骨纤维肉瘤

A. X 线示右侧股骨远端多发透亮区,外侧缘骨皮质不连续;B、C. CT 示右侧股骨远端溶骨性骨质破坏,边界不清;D、E. MRI 示病灶信号欠均匀,T_2WI 见多发高信号影,增强扫描可见病灶不均匀强化

【诊断要点及鉴别诊断】

骨纤维肉瘤好发于中老年人,长管状骨多见,呈溶骨性骨质破坏,单纯影像学检查诊断困难。骨纤维肉瘤需要与恶性纤维组织细胞瘤、骨膜骨肉瘤相鉴别。骨纤维肉瘤与恶性纤维组织细胞瘤的好发部位、生物学行为及影像学表现均相似,单纯影像学检查鉴别困难,病理组织学亦容易混淆。骨膜骨肉瘤起源于骨外膜的内层,包绕骨干生长的倾向明显,软组织肿块内可见垂直于骨干的放射状骨针,骨皮质破坏轻微,骨髓腔罕见受累。

十七、尤因肉瘤

尤因肉瘤(Ewing's sarcoma)、骨内皮细胞瘤等,是一种起源于神经外胚层的小圆细胞类的肉瘤,好发于长骨骨干和干骺端,占全部恶性骨肿瘤的 6%~12%,主要见于儿童和青少年。

【临床与病理】

尤因肉瘤常见于 5~30 岁的人群,男性略多见,是儿童和青少年第二常见的恶性骨肿瘤,男女发病比例约为 1.4 : 1。尤因肉瘤患者常以局部疼痛性肿块就诊,还可伴有发热、贫血以及白细胞增高等表现,一般临床首先怀疑感染性病变。尤因肉瘤预后较差,5 年生存率约为 65%。若出现转移或疾病复发,则 5 年生存率只有 30%。尤因肉瘤常通过血行转移至肺或骨髓。

尤因肉瘤与遗传因素有关。85% 的尤因家族的肿瘤会有 t(11;22)(q24;q12)染色体转位,其中 50% 的患者会出现染色体畸变。尤因肉瘤起源于髓腔,质地柔软,无包膜,常被纤维组织分隔成不规则结节状。镜下可见均一的小圆细胞,细胞具有圆形的细胞核,但缺乏胞质。

【MRI 表现】

尤因肉瘤好发于长骨的骨干及干骺端,尤其以股骨及胫腓骨多见,发生于扁骨及中轴骨者少见,位于骨外或骨膜的尤因肉瘤极为罕见。尤因肉瘤的特征性表现为溶骨性骨质破坏伴有软组织肿块,骨皮质破坏范围较小,而软组织肿块体积较大。病灶所形成的骨膜反应多呈薄片状,故称为"洋葱皮样"骨膜反应。发生于骨外的尤因肉瘤无特征性表现。MRI 对于显示髓腔内浸润、骨质破坏的灵敏度和特异度较高。肿瘤呈不均匀长 T_1 长 T_2 信号,骨膜新生骨呈等 T_1 中短 T_2 信号,软组织肿块呈长 T_1 长 T_2 信号。(图 5-2-14)

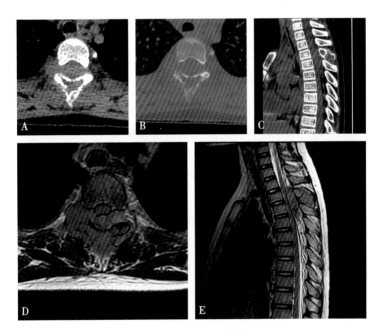

图 5-2-14　尤因肉瘤

A~C. CT 可见 T_3 椎体及附件溶骨性骨质破坏,伴软组织肿块形成; D、E. MRI 可见 T_3 层面椎管内软组织肿块,脊髓受压变形

【诊断要点及鉴别诊断】

尤因肉瘤好发于儿童及青少年,多数以局部疼痛性肿块就诊。影像学表现为溶骨性骨质破坏及较大软组织肿块,骨质破坏与软组织肿块常不呈比例。尤因肉瘤的"洋葱皮样"骨膜反应具有一定的特征性。本病主要与急性骨髓炎、骨肉瘤以及朗格汉斯细胞组织细胞增生症相鉴别。急性骨髓炎的临床表现与尤因肉瘤相似,也可发生穿凿样的溶骨性骨质破坏,但急性骨髓炎呈急性起病,软组织肿胀明显,可伴脓肿形成,增强扫描可见脓肿壁明显强化。骨肉瘤常发生于长骨干骺端,多数伴有肿瘤成骨,骨膜反应可见 Codman 三角或呈日光放射状。朗格汉斯细胞组织细胞增生症常见于扁骨,侵袭性、溶骨性骨质破坏与尤因肉瘤表现相似,有时难以依据单纯影像学检查鉴别二者,需要活检确诊。

十八、多发性骨髓瘤

多发性骨髓瘤(multiple myeloma)是浆细胞异常增生的恶性肿瘤,病因尚不明确。骨髓内浆细胞发生克隆性增殖,引起溶骨性骨质破坏,血清中出现单克隆免疫球蛋白,尿中出现本周蛋白,最终导致贫血和肾功能损害。

【临床与病理】

多发性骨髓瘤约占恶性骨肿瘤的 4.42%,好发于 40 岁以上的男性,最常见的临床症状和体征为骨骼疼痛、蛋白尿和高蛋白血症。

本病起自红骨髓的网织细胞,故常见于富含红骨髓的颅骨、脊椎、肋骨、骨盆、胸骨、股骨和肱骨近段。本病初期在髓腔内蔓延,骨骼外形保持正常,后期累及骨皮质及周围软组织,可引起病理骨折。本病临床表现复杂,骨骼系统表现为骨骼疼痛、软组织肿块及病理骨折;泌尿系统表现为肾功能损害、肾衰竭；神经系统表现为多发性神经炎。实验室检查可见红细胞、白细胞及血小板减少，红细胞沉降率加快，高蛋白血症、本周蛋白尿，骨髓涂片可见骨髓瘤细胞。

【MRI 表现】

MRI 对检出病变、确定范围非常敏感，对于 X 线检查、CT 检查不能显示的骨髓内改变具有独特优势。骨髓浸润区形态多样，多数呈弥漫性，少数呈局灶性，T_1WI 信号明显减低，脂肪抑制 T_2WI 或 STIR 序列呈明显的高信号。当病变呈散在的点状分布时，在骨髓正常脂肪的高信号衬托下，病灶显示为明显的低信号，即为特征性的"椒盐状"改变。病变生长迅速者，骨质破坏呈穿凿状、鼠咬状；生长缓慢者，呈蜂窝状或皂泡状，并伴有邻近骨质膨胀性改变。（图 5-2-15）

【诊断要点及鉴别诊断】

多发性骨髓瘤影像学表现具有特征性，但最终诊断仍以

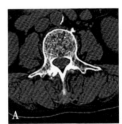

图 5-2-15　多发性骨髓瘤

A. CT 示 L_3 椎体内多发点状低密度影；B~D. MRI 可见腰骶椎多发信号改变，T_1WI 可见部分椎体呈"椒盐状"改变，在脂肪抑制像可见腰骶椎多发斑点状高信号

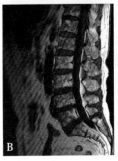
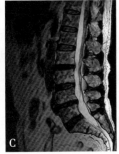
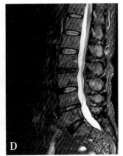

骨髓穿刺活检为"金标准"。病变主要位于富含红骨髓的中轴骨和四肢骨近端。MRI 能在病变早期检出骨髓腔内的病变，表现为 T_1WI 信号减低，脂肪抑制 T_2WI 或 STIR 序列呈明显的高信号。多发性骨髓瘤主要与转移瘤、淋巴瘤进行鉴别。转移瘤病灶较大，表现为大小不等的类圆形，病灶内信号相对均匀。淋巴瘤信号与本病相似，多见于长骨，骨皮质破坏轻微而软组织肿块较大。

十九、脊索瘤

脊索瘤（chordoma）是起源于残留的脊索组织的恶性骨肿瘤，占全部原发恶性骨肿瘤的 1%~4%。

【临床与病理】

脊索瘤好发于中年人（>30 岁），男性多见，男女比例为 1.8：1，发生于 20 岁以下者罕见。脊索瘤最好发于骶骨，其次为蝶骨和枕骨，少数可发生于颈胸椎。脊索瘤生长缓慢，无特定的临床表现，与受累的位置和范围相关。发生于骶骨者可引起直肠梗阻，生长时间较长者会引起会阴部的疼痛和麻木。发生于颅底者临床表现较为复杂，常见症状为头痛，若脑神经受压则可表现为视物模糊、复视等，当病灶向下累及鼻腔时可引起鼻出血。发生于椎体者主要表现为神经根受压的症状，如疼痛、麻木、麻痹无力等。

脊索瘤起源于残留的脊索组织，少数病例与染色体畸变有关。镜下可见脊索瘤由纤维束分隔而成的小叶结构组成。肿瘤富含黏液基质，肿瘤细胞呈片状、条索状分布于黏液基质中，细胞核呈轻中度的异型性。部分病例可见肿瘤细胞类似于低级别软骨肉瘤，故又称软骨样脊索瘤。

【MRI 表现】

脊索瘤的特征性表现为较大的软组织肿块与骨质破坏不成比例。发生于骶骨的脊索瘤一般位于骶骨偏下部，发生于颅底者一般起自斜坡,位于脊柱者多起自椎体。由于脊索瘤含有丰富的黏液基质,故脊索瘤在水敏感序列信号较高。约半数脊索瘤会发生钙化,当发生钙化、出血时,信号混杂。脊索瘤在 DWI 序列呈等或稍高信号。增强扫描可见脊索瘤呈中等至明显强化,典型者表现为"蜂房状"强化。(图 5-2-16)

【诊断要点及鉴别诊断】

脊索瘤最好发生于骶骨偏下部、颅底斜坡处,软组织肿块较大而骨质破坏相对较轻,于 MRI 水敏感序列呈明显高信号。脊索瘤钙化常见,因此信号常不均匀。

脊索瘤需与骨巨细胞瘤、软骨肉瘤相鉴别。发生于骶骨

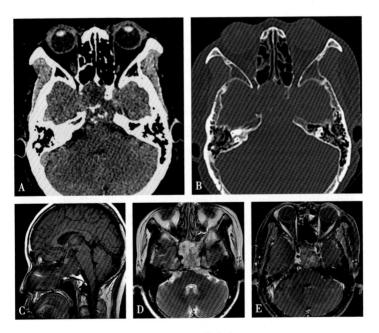

图 5-2-16 脊索瘤

A、B. CT 示斜坡溶骨性骨质破坏,内多发点状钙化;C~E. MRI 示斜坡团块影,累及蝶窦和蝶鞍,T_2WI 信号较高,增强扫描呈轻度不均匀强化

的骨巨细胞瘤多位于骶骨偏上部,是第二常见的骶骨原发肿瘤。骨巨细胞瘤无肿瘤基质,可造成邻近骨质的膨胀性改变。发生于脊柱的软骨肉瘤最常见于骶骨。软骨肉瘤亦常见钙化,水敏感序列信号较高,但 DWI 序列常呈低信号,增强扫描呈花瓣状渐进性强化。

二十、骨转移瘤

骨转移瘤(osseous metastasis)是指骨外的组织、器官的恶性肿瘤转移至骨而形成的恶性肿瘤。骨转移瘤好发于中老年人,临床多见,在全身各部的转移瘤中仅次于肺和肝。

【临床与病理】

骨转移瘤是最常见的恶性骨肿瘤。约 70% 的患者在发生骨转移时已发现原发病灶,但有约 30% 的患者在发生骨转移瘤时仍未发现原发病灶。癌、肉瘤及其他恶性肿瘤均可发生骨转移,但以癌最为多见,包括乳腺癌、前列腺癌、肺癌、肾癌及甲状腺癌。骨骼血供丰富,以血行转移为主,常累及富含红骨髓的区域,如骨盆、脊柱、颅骨以及肋骨等。转移瘤可引起溶骨性骨质破坏、骨质硬化或二者混合出现。切面可见肿瘤组织呈灰白色,常伴出血、坏死。骨转移瘤的镜下结构与原发病灶相同。骨转移瘤的主要临床症状为疼痛,还可出现肿块和病理骨折。实验室检查可见成骨性转移瘤碱性磷酸酶增高、血清钙磷正常或降低;溶骨性转移瘤可见血清钙磷增高。

【MRI 表现】

骨转移瘤可分为成骨型、溶骨型和混合型,以溶骨型多见。MRI 对于检出骨转移瘤帮助较大。大多数骨转移瘤在 T_1WI 呈低信号,与高信号的正常骨髓对比明显。在 T_2WI 序列,骨转移瘤呈不同程度的高信号,但常低于正常的骨髓信号。在脂肪抑制序列,在低信号的骨髓衬托下,骨转移瘤显示清楚。成骨性转移瘤在 T_1WI 和 T_2WI 均呈低信号。(图5-2-17)

【诊断要点及鉴别诊断】

骨转移瘤常见于中老年人,好发于红骨髓丰富的中轴骨,多数患者有明确的原发灶,MRI 检查具有较高的灵敏度和特异度。骨转移瘤主要与多发性骨髓瘤鉴别。骨转移瘤患者多数有明确的原发病灶,分布广泛,大小不等。而多发性骨髓瘤的病灶体积微小,大小一致,典型者 T_1WI 呈椒盐状。当骨转移瘤合并椎体病理骨折时,应与骨质疏松引起的压缩性骨折相鉴别。椎体转移瘤合并病理骨折时,椎体后缘常向后突出,椎旁或硬膜外可见软组织肿块。而骨质疏松引起的压缩性骨折椎体后缘多平直。

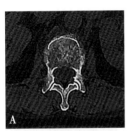

图 5-2-17　骨转移瘤
A. CT 示 L_2 椎体内多发溶骨性骨质破坏区;
B~D. MRI 示多发胸腰骶椎信号改变,部分椎体变扁

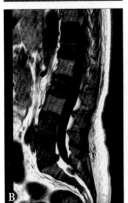
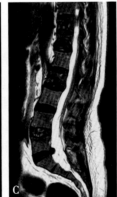
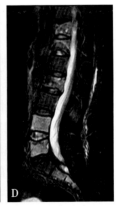

二十一、上皮样骨囊肿

上皮样骨囊肿（intraosseous epidermoid cyst）是一种罕见的发生于骨中的良性上皮囊肿，一般认为是由骨外伤后引起的少见疾病。外伤后上皮组织被植入松质骨内，经增殖生长而形成上皮样囊肿，故又称"植入性囊肿"。囊肿外有包膜，内含上皮细胞和胆固醇。该病变一般多见于手指骨，亦可见于颅骨，病程长短不一，可由几个月至数十年，一般病程较长。

【临床与病理】

上皮样骨囊肿是一种可发生在全身任何部位的良性软组织瘤样病变，好发于 30 岁以上男性。病变多局限、单个。病程较长，进行缓慢，临床容易误诊。早期可无明显症状，一般为进行性无痛性肿胀，囊肿长大时可有不同程度的局部肿痛。发生于指（趾）骨末端者局部出现小包块，触之有弹性感，皮肤颜色正常，指端呈杵状，有轻压痛。主要病因为局部毛囊炎症，以及上皮愈合过程中毛囊漏斗部的增生及创伤性的上皮植入。病理上，可见整个囊肿有坚韧光滑灰白色的包膜，颇易与骨壁分离。囊内容物似干酪样组织，病理镜检为表层鳞状上皮及角化蛋白。发生于指骨末节者，整个囊肿位于指骨骨质内。

【MRI 表现】

上皮样骨囊肿 MRI 表现是非特异性的，但也有一些特点。病变好发于末节指骨，边界清楚，由于囊内含有蛋白质成分，在 T_1 加权图像及 T_2 加权图像上呈高信号。在 T_2 加权图像上也可以看到斑点状低信号影，这反映了囊内可能含有小碎片。增强扫描囊壁增强，囊肿周围的增强是由于纤维化和巨细胞对角蛋白的反应。

【诊断要点及鉴别诊断】

除有指外伤病史外,MRI 检查对本病诊断具有重要价值。其典型 MRI 表现为:患指末节指骨内出现圆形或椭圆形囊性占位,骨皮质膨胀、变薄、边缘光滑、整齐,囊内见短 T_1 长 T_2 异常信号影,亦可见斑点状 T_2 低信号影,局部软组织肿胀。根据本病病史及典型 MRI 表现,可做出诊断。但应注意与发生于指骨的囊样病变,如血管球瘤、单发性内生软骨瘤、骨囊肿、骨结核、骨巨细胞瘤和痛风的鉴别诊断。

二十二、朗格汉斯细胞组织细胞增生症

朗格汉斯细胞组织细胞增生症(Langerhans cell histio-cytosis,LCH),又称组织细胞增多症 X,是以朗格汉斯细胞在全身网状内皮系统的广泛或局限性异常增殖或浸润为特征的一组病变,分为三型:嗜酸性肉芽肿(eosinphilic granuloma,EG),慢性广泛病变的韩 - 薛 - 柯病(Hand-Schuller-Christian disease,HSC) 和急性广泛病变的莱特勒 - 西韦病(Letterer-Siwe disease,LS)。该病好发于儿童及青少年,成年人较少见。LCH 可以从局限单个器官或孤立性病灶到多系统器官累及不等,最常累及骨和皮肤,其他常见受累器官还包括肺、肝、脾、淋巴结、骨髓及中枢神经系统等。该病发病机制尚不清楚,有学者认为病毒感染、遗传和环境因素可能与其发病相关。

【临床与病理】

朗格汉斯细胞组织细胞增生症最常发生于骨骼,临床上可无症状,也可表现为局部的疼痛、压痛或肿胀。最常发生于颅骨及扁骨,也可见于股骨、肱骨、脊柱、肋骨和下颌骨,而上下肢远端骨骼较少累及。颅骨的病变通常表现为单发或者多发的圆形或卵圆形的穿凿样、溶骨性的病灶,边界清晰,

无硬化边,溶骨性病变中可含有残余的骨片,称为"纽扣样死骨"。累及脊柱的病变表现为溶骨性的骨质破坏,严重时椎体可完全塌陷呈硬币样改变(扁平椎),而椎间盘形态、密度正常。当累及下颌骨牙槽骨部分时,表现为"浮齿征"。当累及长骨时,早期常表现为膨胀性、溶骨性的骨质破坏,边界不清;晚期病灶边界清楚,部分伴有硬化边。本病是一种自限性疾病,与恶性病变不同,大部分尤其单骨病变可自行修复,其修复表现为骨硬化、椎体高度增加、椎旁软组织肿块缩小。大体病理为灰红色或灰褐色的脆弱柔软的肉芽组织,少数可伴出血及囊性变,镜下可见大量组织细胞及嗜酸性粒细胞浸润,并伴有丰富新生血管,故增强扫描可见明显强化。

【MRI 表现】

MRI 检查可在 X 线出现异常之前早期发现骨髓浸润。MRI 表现为长 T_1、长 T_2 软组织信号,周围软组织肿胀包绕椎体呈"袖套征"。由于病变的长期存在,在重力的作用下,病椎往往发生压缩呈"饼样"变扁,这种改变,在儿童患者被认为是 LCH 特征性改变,病变增强扫描明显强化。发生于颅骨的嗜酸性肉芽肿多表现为穿凿样骨质破坏,边界清楚,如处于修复过程中可出现边界模糊和增生硬化边。较大的骨质破坏可融合形成地图样缺损。发生于颞骨的嗜酸性肉芽肿容易误诊为脑脊液耳漏或内耳道疾病。

【诊断要点及鉴别诊断】

本病好发于儿童及青少年,嗜酸性肉芽肿典型表现为边界清楚的溶骨性骨质破坏、无硬化边、扁平椎等;莱特勒 - 西韦病起病急骤,多于 1 岁内死亡;韩 - 薛 - 柯病多发生于年长儿,典型表现为"地图样"颅骨缺损、突眼和尿崩三联征。本病需与血管瘤、转移瘤、尤因肉瘤、骨髓瘤、骨髓炎及骨结核等鉴别。

二十三、动脉瘤样骨囊肿

动脉瘤样骨囊肿(aneu-rysmal bone cyst,ABC)是一种骨肿瘤样病变,占原发性骨肿瘤的 2%~3%。

【临床与病理】

ABC 病因尚不明确,各年龄均可发病,10~30 岁好发,76% 的病变于 20 岁以前发病。男女性别之比约 1∶1.2。患者临床症状一般较轻,主要为局部肿胀疼痛,进行性加剧。ABC 分原发性和继发性。原发性先前无原发病变,亦可由创伤引起骨内出血所致。继发性是在骨内原有病变的基础上发生的,骨内原有病变可以是良性的,如骨巨细胞瘤、骨母细胞瘤;也可以是恶性的,如骨肉瘤、软骨肉瘤。ABC 具有侵袭性和易复发性,10%~20% 的病变可术后复发,术后两年是其复发的高峰期。在病理上,ABC 的囊壁由薄骨壳组成,其上覆盖骨膜和薄层骨;囊腔由海绵状血池组成,血池间有纤维间隔,囊腔内血浆与红细胞分离,形成液 - 液平面。病变的固体成分约占全部病变的一半以下。

【MRI 表现】

60%~70%ABC 发生于长管状骨干骺端,而少见于不规则骨,骨髓内常见,皮质内、骨膜内少见。MRI示多囊状、偏心性、地图状溶骨性骨质破坏。骨质破坏多边界清楚,轮廓呈分叶状。MRI 信号随出血时间的不同而不同,37%~87% 的病例囊内可见液 - 液平面。液 - 液平面上层在 T_2WI 多为高信号,可能和富含血清液或高铁血红蛋白有关;液 - 液平面下层在 T_2WI 多为低信号,可能和富含细胞及碎裂细胞产物有关。增强扫描囊壁、间隔可见强化。

【诊断要点及鉴别诊断】

ABC 的诊断要点为骨内膨胀性囊性病变,内有间隔,MRI 上显示液 - 液平面高度提示本病。ABC 应与骨巨细胞瘤鉴别,骨巨细胞瘤多见于干骺端愈合后的骨端,呈偏心性单房或多房骨质破坏,与正常骨交界处清晰但不锐利,多无硬化边。病变内无钙化或骨化,亦无骨膜反应。ABC还应与骨母细胞瘤鉴别,骨母细胞瘤多呈膨胀性骨质破坏,病变内可见不同程度的钙化和骨化,边缘可见厚薄不一的硬化边。

二十四、原发性骨淋巴瘤

原发性骨淋巴瘤(primary lymphoma of bone,PLB)是一种少见的淋巴结外恶性淋巴瘤,病变起源于骨髓腔,局限于骨骼。PLB占骨恶性肿瘤的3%~7%,占结外淋巴瘤的4%~5%。根据2013年WHO的定义,PBL的诊断需符合以下标准:①病变累及一处或多处骨骼部位;②肿瘤细胞由免疫组织化学等证实主要为恶性淋巴瘤细胞;③无区域淋巴结或结外病变受累的证据。

【临床与病理】

PLB的临床表现缺乏特异性,通常表现为局部疼痛、肿胀,可触及肿块。约13%的患者可见发热、盗汗及体重减轻等症状。发生于椎骨者可伴有神经压迫症状。任何年龄组均可发病,多发生于40岁以上,50~60岁为高峰期,男性稍多。PLB可发生在骨任何部位,以长骨最多见(50%~70%),尤其是股骨(25%~27%)、骨盆(10%~20%),也可见于脊柱、肩胛骨、颌骨、肋骨等部位。PLB按组织学分型分为非霍奇金淋巴瘤和霍奇金淋巴瘤。PLB多数是非霍奇金淋巴瘤,霍奇金淋巴瘤极为罕见,约占PLB的6%。在病理上,肿瘤多呈不规则形,切面呈灰白或鱼肉状,部分伴灶性出血坏死。肿瘤位于骨髓腔,骨质受到不同程度破坏,晚期肿瘤突破骨皮质侵及周围软组织并形成肿块。镜下多表现为肿瘤细胞在骨小梁与脂肪组织间呈弥漫性浸润生长,破坏骨组织,骨小梁可表现为不规则或中断、消失。肿瘤细胞为大小不一的淋巴细胞,以大淋巴细胞为主。肿瘤细胞核大,核椭圆形或圆形,浓染,核膜厚,核仁明显,核分裂象多见。

【MRI 表现】

PLB 的主要 MRI 表现为病变区骨髓信号异常、骨皮质破坏和软组织肿块。骨髓信号异常表现为正常骨髓被肿瘤替代,骨小梁中断或消失,病灶多数呈局灶性分布。病灶在 T_1WI 上呈低信号,与正常骨髓的高信号形成明显对比,在 T_2WI 上呈等或稍高信号,T_2WI 脂肪抑制序列上呈高信号,明显高于正常骨髓。骨皮质破坏表现为骨皮质变薄、皮质不连续或中断,在 T_2WI 上低信号的骨皮质内出现斑点状或线样高信号。软组织肿块通常表现为较大的软组织肿块环绕病骨,此时骨皮质可以无广泛破坏。较大的软组织肿块和较小的骨质破坏主要和肿瘤细胞产生白介素-1、白介素-6、肿瘤坏死因子等细胞因子,诱导破骨活动,使肿瘤细胞在骨皮质内形成细小的通道,髓腔内淋巴瘤细胞通过该通道向周围软组织浸润有关。软组织肿块与周围肌肉相比,在 T_1WI 上呈等或稍低信号,在 T_2WI 上呈稍高信号,T_2WI 脂肪抑制像上呈明显高信号,增强扫描软组织肿块呈明显均匀强化。

【诊断要点及鉴别诊断】

PLB 的诊断要点为溶骨性骨质破坏,呈斑点状或虫噬状,边界不清,骨质破坏周围可见软组织肿块,软组织肿块的范围往往超过骨质破坏的范围。MRI 表现为 T_1WI 低信号,T_2WI 高信号,抑脂序列呈明显的地图状或斑片状高信号影。PLB 应与骨转移瘤鉴别,骨转移瘤的 MRI 信号与 PLB 相似,但常有明确的原发肿瘤,软组织肿块范围较局限,更容易出现病理骨折或压缩性骨折。发生在长骨的 PLB 与尤因肉瘤相似,但尤因肉瘤多为广泛性虫噬样骨质破坏及洋葱皮样骨膜反应,骨质破坏较明显。

二十五、骨纤维结构发育不良

骨纤维结构发育不良(fibrous dysplasia of bone,FD),又称为骨纤维异常增殖症、纤维性骨炎,是一种起源于骨的良性病变,可累及全身单个或多个骨骼。

【临床与病理】

FD 患者发病年龄为 2~50 岁,以青少年为主,男女差别不大。病灶多是偶然发现,可有肿块、畸形、病理性骨折和疼痛等。临床上根据发病部位可分为单骨型和多骨型。多骨型伴内分泌紊乱和皮肤色素沉着,称之为奥尔布赖特综合征(Albright syndrome)。FD 病灶发展缓慢,骨骼成熟之后趋于静止。治疗方面以保守治疗为主,对于有明显症状、病理骨折者可采用手术治疗,极少部分病变可发生恶变。在病理上,FD 为体细胞鸟嘌呤核苷酸结合蛋白 -1 基因突变引起骨骼内纤维组织异常增生而致病,基因位点在 20q13.2。病变主要为纤维结缔组织和新生不成熟的原始骨组织取代正常的骨组织。在光镜下见髓腔由席纹状排列的梭形细胞和不成熟编织骨取代,亦可见成熟程度不一的非板层骨,弯曲、分支状骨小梁,骨小梁表面缺乏成骨细胞的环绕,称为骨小梁裸露征。

【MRI 表现】

FD 的首选检查方法为 X 线片和 CT 检查,MRI 信号表现并无特征性。不伴有骨膜反应和软组织的骨质破坏或轻度膨胀是 FD 较常见的特点。在 MRI 上,FD 病灶边界清楚,病灶周围无水肿、无软组织肿块形成。病灶的信号变化无明显规律,在 T_1WI 上多呈等、低或混杂信号,在 T_2WI 上多呈低、高或混杂信号。在 T_1WI 和 T_2WI 上病变周围可见低信号边。

增强扫描,病灶可出现多种强化形式。

【诊断要点及鉴别诊断】

FD 的诊断要点为囊状膨胀性骨透光区,呈磨玻璃样密度,边缘硬化,皮质菲薄。病变内缘呈波浪状,外缘光滑,囊内外见索条状骨纹和斑点状致密影。与 FD 类似的病变有单纯性骨囊肿、内生软骨瘤和畸形性骨炎。单纯性骨囊肿好发于长骨干骺端,多呈单房椭圆形,其长径与骨的长轴一致,囊腔内充满浆液性液体。病变向外膨胀性生长,皮质可变薄,外缘光滑,并有硬化边。内生软骨瘤好发于手足短状骨,呈膨胀性囊状骨质破坏,其内可见软骨斑点状钙化。畸形性骨炎多见于成年人和老年人,表现为长管骨增粗、弯曲畸形,骨皮质增厚,骨小梁呈粗大网眼状。

(郝大鹏　刘雅怡　张晗　刘世同　张军　张雨)

参 考 文 献

1. Chang C H, Piatt E D, Thomas K E, et al. Bone abnormalities in Gardner's syndrome. Am J Roentgenol Radium Ther Nucl Med, 1968, 103(3):645-652.

2. Rich R S, S Martínez, Marcos J A D, et al. Parosteal osteoma of the iliac bone. Skeletal Radiology, 1998, 27(3):161-163.

3. Wang X L, Beuckeleer L H D, Schepper A M A D, et al. Low-grade chondrosarcoma vs enchondroma:challenges in diagnosis and management. European Radiology, 2001, 11(6):1054-1057.

4. 欧志强,曾旭文,杜德坤,等. 单发型内生软骨瘤影像学表现分析. 实用放射学杂志, 2007, 23(3):365-368.

5. Inoue T, Takahashi N, Murakami K, et al. Osteochondroma of the Sella Turcica Presenting With Intratumoral Hemorrhage. Neurologia medicochirurgica, 2009, 49(1):37-41.

6. 段承祥,王晨光,李健丁. 骨肿瘤影像学. 北京:科学出版社, 2004.

7. Jaffe H L, Lichtenstein L. Chondromyxoid fibroma of bone;a distinctive

benign tumor likely to be mistaken especially for chondrosarcoma. Arch Pathol,1948,45(4):541-551.

8. Schajowicz F. Chondromyxoid fibroma:report of three cases with predominant cortical involvement. Radiology,1987,164(3):783-786.

9. Suneja R,Grimer R J,Belthur M,et al. Chondroblastoma of bone:long-term results and functional outcome after intralesional curettage. Journal of Bone & Joint Surgery-british Volume,2005,87(7):974-978.

10. 韩志巍,李振武,袁怀平,等. 软骨母细胞瘤的影像学诊断与临床分析. 医学影像学杂志,2015(8):1416-1418.

11. Boriani S,Bandiera S,Casadei R,et al. Giant cell tumor of the mobile spine:a review of 49 cases. Spine,2012,37(1):37-45.

12. 丁晓毅,陆勇,颜凌,等. 骨巨细胞瘤常见和典型的 MRI 表现分析. 临床放射学杂志,2008(1):66-71.

13. Bandiera S,Gasbarrini A,Iure F D,et al. Symptomatic vertebral hemangioma:the treatment of 23 cases and a review of the literature. La Chirurgia Degli Organi Di Movimento,2002,87(1):11-15.

14. 张传臣,李成利. 脊柱血管瘤的 MR 表现与组织学相关性及其临床意义. 医学影像学杂志,2006(6):629-631.

15. 方玲. 颅面骨骨化性纤维瘤的影像诊断. 临床放射学杂志,2000,19(2):78-80.

16. 杜海峰,刘禄明. 股骨骨化性纤维瘤一例. 临床放射学杂志,2006,25(6):514-514.

17. 孟俊非,肖利华,陈应明,等. 骨样骨瘤的影像学诊断. 中华放射学杂志,2003,37(7):616-619.

18. 丁晓毅,陆勇,江浩,等. 骨样骨瘤的 X 线、CT 和 MRI 表现和诊断价值. 实用放射学杂志,2001,17(1):13-14.

19. 付风魁,张善华,张晓,等. 非骨化性纤维瘤的影像诊断. 中国现代药物应用,2008,2:31-32.

20. ADAM GREENSPAN 著,唐光健,译. 骨放射学. 第 3 版. 北京:中国医药出版社,2003.

21. 陈亚玲,王军辉,郭会利.CT 诊断骨样骨瘤的应用价值. 中国 CT 和 MRI 杂志,2010,8(5):52-54.

22. Hermann G,Klein M J,Springfield D,et al. Osteoblastoma like osteosarcoma. Clinical Radiology,2004,59(1):105-108.

23. 陆蓉,顾建军,刘婷婷,等 . 毛细血管扩张型骨肉瘤的影像学表现及其与病理的关系 . 中国医学计算机成像杂志,2012,18(6):529-531.

24. Cabello R R,Sanchez C J,Padilla M A,et al. Osteblastic and fibroblastic multicentric ostosarcoma. BMJ Case Rep,2011,10(6):199-223.

25. 卢超,张国庆,张璐 . 长管状骨骨旁骨肉瘤的影像学诊断 . 中国 CT 和 MRI 杂志,2008,6(4):4-6.

26. Murphey M D,Jelinek J S,Temple H T,et al. Imaging of parosteal osteosarcoma:radiologic-pathologic comparison. Radiology,2004,233(1):129-138.

27. 郝大鹏,徐文坚,王振常,等 . 软骨肉瘤的 CT 和 MRI 诊断 . 中国医学影像技术,2009,25(1):121-124.

28. 刘国清,黄信华,徐乙凯 . 原发性软骨肉瘤的组织病理学与影像学表现的对比研究 . 临床放射学杂志,2007,26(1):80-82.

29. Hashimoto N,Ueda T,Joyama S,et al. Extraskeletal mesenchymal chondrosarcoma:an imaging review of ten new patients. Skeletal Radiol,2005,34(12):785-792.

30. 常恒,王晨光,贾宁阳 . 骨纤维肉瘤的CT 和 MRI 诊断 . 放射学实践,2003,18(03):197-198.

31. Hernandez F J,Fernandez B B. Multiple diffuse fibrosarcoma of bone. Cancer,2015,37(2):939-945.

32. Sun Y,Liu X,Pan S,et al. Analysis of imaging characteristics of primary malignant bone tumors in children. Oncology Letters,2017,14(5):5801-5810.

33. Sá Neto J L D,Simão M N,Crema M D,et al. Diagnostic performance of magnetic resonance imaging in the assessment of periosteal reactions in bone sarcomas using conventional radiography as the reference. Radiologia Brasileira,2017,50(3):176-181.

34. Weber M,Papakonstantinou O,Nikodinovska V,et al. Ewing's Sarcoma and Primary Osseous Lymphoma:Spectrum of Imaging Appearances. Seminars in Musculoskeletal Radiology,2019,23(01):36-57.

35. Horger M,Fritz J,Thaiss W M,et al. Comparison of qualitative and quantitative CT and MRI parameters for monitoring of longitudinal spine involvement in patients with multiple myeloma. Skeletal Radiology,2018,47(3):351-361.

36. Koshiyama H, Sakamoto M, Fujiwara K, et al. Chondroid chordoma presenting with hypopituitarism. Intern Med, 1992, 31 (12):1366-1369.

37. Healey J H, Lane J M. Chordoma: a critical review of diagnosis and treatment. The Orthopedic clinics of North America, 1989, 20 (3):417-426.

38. Park G E, Jee W, Lee S, et al. Differentiation of multiple myeloma and metastases: Use of axial diffusion-weighted MR imaging in addition to standard MR imaging at 3T. PLOS ONE, 2018, 13 (12):e208860.

39. Lee D H, Nam J K, Jung H S, et al. Does T_1- and diffusion-weighted magnetic resonance imaging give value-added than bone scintigraphy in the follow-up of vertebral metastasis of prostate cancer? . Investigative and Clinical Urology, 2017, 58 (5):324-331.

40. Arora A, Srivastava D, Gupta H, et al. Sonographic diagnosis of subungual intraosseous epidermoid cyst. Journal of Clinical Ultrasound, 2013, 41 (S1):35-37.

41. Toptas O, Akkas I, Tek M, et al. Intraosseous epidermoid cyst associated with impacted mandibular wisdom teeth: an uncommon entity. Journal of Clinical & Diagnostic Research Jcdr, 2014, 8 (7):31-32.

42. Ralph S, Ekkehard H, Christian U. Langerhans Cell Histiocytosis of the Adult Cervical Spine: A Case Report and Literature Review. Journal of Neurological Surgery Part A: Central European Neurosurgery, 2018, 14 (5):264-267.

43. Ju-Hwi K, Woo-Youl J, Tae-Young J, et al. Magnetic Resonance Imaging Features in Solitary Cerebral Langerhans Cell Histiocytosis: Case Report and Review of Literature. World Neurosurgery, 2018, 16 (1):333-336.

44. 徐爱德, 徐文坚, 刘吉华. 骨关节 CT 和 MRI 诊断学. 济南: 山东科学技术出版社, 2002.

45. Woertler K, Bbrinkschmidt C. Imaging Features lf Subpereiosteal Aneurysmal Bone Cyst. Acta Radiol, 2002, 43 (3):336-339.

46. Kitsoulis P, Vlychou M, Papoudou-Bai A, et al. Primary lymphomas of bone. Anticancer Res, 2006, 26:325-337.

47. Carroll G, Breidahl W, Robbins P. Musculoskeletal lymphoma: MRI of bone or soft tissue presentations. J Med Imaging Radiat Oncol, 2013, 5 (7):663-673.

48. Choi I H, Kim C J, Cho T J, et al. Focal fibrocartilaginous dysplasia of long bones: report of eight additional cases and literature review. J Pediatr Orthop, 2000, 20 (4): 421-427.

49. Avimadje A M, Goupille P, Zerkak D, et al. M onostotic fibrous dysplasia of the lumbar spine. Joint Bone Spine, 2000, 67 (1): 65-70.

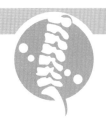

| 第六章 |

慢性关节病

第一节　MRI 检查方法

　　全身骨关节形态结构各异,MRI 扫描时需根据目标关节的形态而确定方案。MRI 扫描的层面方向需要垂直和平行于关节面,包括以目标关节为中心的横断面、矢状面和冠状面,部分关节需按照内部结构确定扫描层面方向,如膝关节半月板的放射状扫描和前后交叉韧带的斜矢状面或斜冠状面扫描。常用的检查序列包括 T_1WI、T_2WI 及 PDW,至少要有一个不抑脂的序列。在需要进行增强检查的时候,一般增强扫描采用抑脂 T_1WI 序列。如需观察滑膜强化,则要在注射造影剂后 5min 内扫描,超过 5min,造影剂将进入关节腔内,形成间接关节腔造影效果。

第二节　慢性关节病的 MRI 表现

一、类风湿关节炎

类风湿关节炎(rheumatoid arthritis,RA)是一种常见的慢性全身系统性疾病,好发于 25~50 岁,以 30 岁左右最常见,女性多于男性。常由手足小关节受累开始,逐渐波及其他关节,以滑膜关节受累为主,如手、腕、足小关节,膝、肘、肩等大关节也可受累,寰枢关节也可能受累。一般多关节受累,且伴有游走性。

【临床与病理】

临床常以双手近端指间关节、掌指关节及腕关节疼痛,对称性、游走性肿胀为主要表现,伴有晨僵,类风湿因子阳性。病理过程可分为渗出期和增生期,渗出期和增生期无明显分界,常交替或重叠出现。渗出期滑膜充血水肿,血管通透性增加,局部关节液增加。增生期滑膜明显增厚,局部肉芽组织增生,呈绒毛状,形成"血管翳",破坏骨性关节面及关节软骨,同时成纤维细胞增生,导致关节形成纤维强直,部分进展为骨性强直。

【MRI 表现】

MRI 上主要表现为骨侵蚀、骨髓水肿、滑膜炎及腱鞘炎。骨侵蚀通常在不抑脂的 T_1WI 上观察,表现为位于关节边缘的局部骨皮质缺损,或骨性关节面下类圆形低信号灶,边界清楚,增强扫描无明显强化。T_2WI 抑脂序列能够观察骨髓水肿,关节腔或肌腱腱鞘积液、关节软骨破坏,骨髓水肿区域在 T_1WI 抑脂增强扫描上明显强化,即为骨炎。T_1WI 抑脂增强序列上关节腔及腱鞘周围线状、结节状强化灶,即为滑膜炎(图 6-2-1、图 6-2-2)。病变晚期可出现关节骨性融合,肌腱断

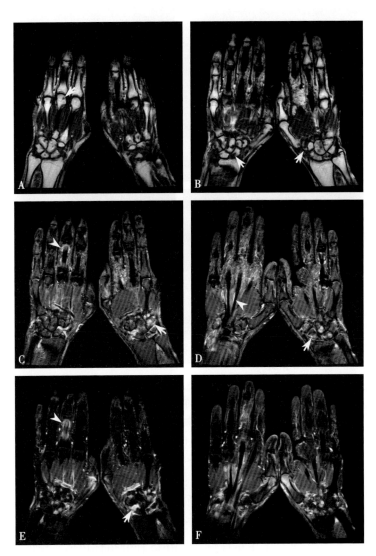

图 6-2-1 类风湿关节炎

A、B. T_1WI 显示骨质侵蚀（箭）；C、D. T_2 抑脂图像，显示骨髓水肿（箭）和腱鞘炎（箭头）；E、F. T_1 抑脂增强图像，显示关节腔滑膜炎（箭头）及腱鞘滑膜炎（箭头）

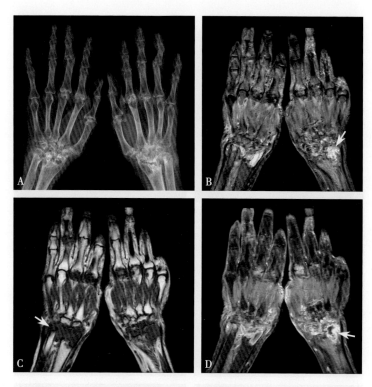

图 6-2-2 类风湿关节炎

患者女性,57 岁,双手多关节疼痛 7 年余;A. X 线片显示双手普遍骨质疏松,双手多发骨质吸收、破坏,左手中指、右手环指近端指间关节畸形;B. T₂抑脂序列显示双侧腕关节腔内积液(箭);C. T₁WI 显示双手多发骨质吸收破坏(箭);D. T₁ 抑脂增强序列显示双侧腕关节滑膜增生、强化(箭)

裂,MRI 上显示关节腔消失,局部骨性融合,肌腱连续性中断(图 6-2-3)。临床上常采用基于 MRI 的 RAMRIS 评分系统对 RA 的病情进行半定量评价,RAMRIS 评分指标包括骨侵蚀、骨髓水肿和滑膜炎三个方面。

【诊断要点及鉴别诊断】

多发对称性关节病变,手足小关节较常受累。MRI 上早期表现为滑膜炎症、骨髓水肿,后期出现骨质侵蚀,关节畸形

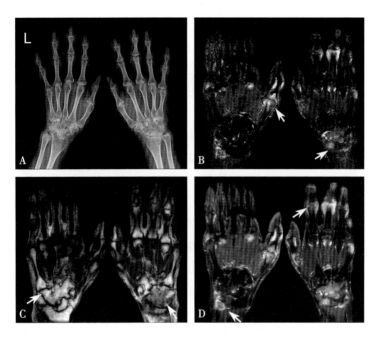

图 6-2-3 类风湿关节炎

患者女性,57 岁,全身多关节肿痛 20 余年,有晨僵现象;C 反应蛋白 30.59mg/L,红细胞沉降率 155mm/h,类风湿因子 85.8IU/ml;A. X 线片显示双手普遍骨质疏松,双手多发骨质吸收破坏,双手腕骨骨性融合;B. T_2 抑脂序列示双手多个关节周围多发骨髓水肿(箭);C. T_1WI 示双侧腕骨骨性融合(箭);D. T_1 抑脂增强显示双手多发骨炎及滑膜炎(箭)

等。实验室检查类风湿因子阳性是诊断 RA 的重要依据之一。鉴别诊断主要和感染性关节炎及退行性骨关节病相鉴别。感染性关节炎多为单关节受累。退行性骨关节病以关节软骨磨损起病,远端指间关节受累常见,晚期也可出现关节畸形。

二、强直性脊柱炎

强直性脊柱炎(ankylosing spondylitis,AS)是血清阴性脊

柱关节病中的一种,属于慢性炎症性疾病,青少年起病,男性发病率高于女性,且有家族遗传倾向。AS可侵犯滑膜关节、肌腱韧带附着点,好发于躯干关节,以骶髂关节起病最为常见,并沿脊柱向上发展,可侵犯髋关节、肩关节、膝关节,手足末梢小关节较少受累。实验室检查类风湿因子阴性,人类白细胞抗原 HLA-B27 阳性、明显升高,炎症活动期血清 C 反应蛋白(C-reactive protein,CRP)、红细胞沉降率(erythrocyte sedimentation rate,ESR)升高。

【临床与病理】

强直性脊柱炎早期症状为腰骶部不适、晨僵等,也可表现为臀部、腹股沟酸痛。少数患者以颈、胸痛为首发症状。症状为静止、休息时加重,活动后缓解,即"炎症性腰痛"。夜间症状明显,影响睡眠。早期症状可缓解、加重交替出现,大部分患者自骶髂关节开始并上行性扩张,少数从颈椎开始,向下发展。随着病情发展,整个脊柱多数自下而上发生强直。

强直性脊柱炎的基本病理变化是肌腱附着点炎,包括关节囊、肌腱和韧带的骨附着点炎症,导致韧带骨赘形成、方形椎体、椎体终板骨质破坏、跟腱炎等改变。早期骶髂关节病理改变以滑膜炎及关节旁骨髓炎(骨炎)为主要特点,病变发展出现关节软骨、骨性关节面骨质破坏,局部脂肪沉积,软骨化生、软骨内新骨形成,滑膜关节纤维化或骨桥形成。

【MRI 表现】

强直性脊柱炎以骶髂关节,尤其是骶髂关节前下部起病较常见。MRI 表现包括炎症活动及结构性破坏两类病变。炎症活动包括骨髓水肿(骨炎)、滑膜炎及肌腱附着点炎。骨髓水肿 T_1WI 呈低信号,T_2WI 呈高信号,增强扫描明显强化区域又称为"骨炎";滑膜炎主要表现为关节腔内增厚的滑膜 T_1 呈低信号,T_2 呈等信号,增强扫描明显强化;肌腱附着点炎表现与骨炎相仿,T_1WI 肌腱附着点处骨髓斑片状低信号灶,T_2WI 呈高信号,增强扫描明显强化,炎症可波及相邻肌腱。结构性破坏包括关节软骨 / 骨性关节面破坏并周围骨质硬化、关节面下脂肪沉积、关节强直。MRI 上表现为骶髂关节关节软骨厚薄不均匀,局部骨性关节面凹凸不平,伴周围线状 T_1WI 及 T_2WI 低信号灶,以髂骨侧较早出现,且较严重。骨性关节面下脂肪沉积表现为骨性关节面下斑片状 T_1WI 及 T_2WI 高信号灶,抑脂序列呈低信号。关节强直表现为局部关节腔消失,骨性融合(图 6-2-4~ 图 6-2-6)。

【诊断要点及鉴别诊断】

炎症性下腰痛,HLA-B27 阳性,有强直性脊柱炎家族史。MRI 上表现为双侧骶髂关节对称性病变,以骨髓水肿、关节面软骨破坏、滑膜炎为主要特征,病变不超出骶髂关节范围,周围肌肉软组织未见异常。鉴别诊断主要与致密性骨炎、感染性关节炎(化脓性关节炎及结核性关节炎)相鉴别。致密性骨炎多发生在育龄妇女,活动期表现为双侧骶髂关节骨性关节面下骨髓水肿(骨炎),静止期表现为局部骨质硬化,局部关节软骨未见异常,未见滑膜炎。感染性关节炎一般为单侧关节病变,且炎症较严重,累及周围软组织,结核性关节炎可伴有冷脓肿形成。

三、痛风性关节炎

痛风性关节炎(gouty arthritis)是一种尿酸代谢异常性疾病,分为原发性和继发性。原发性痛风具有明显家族史和遗传学特征。继发性痛风发生于白血病等骨髓增生性疾病,由于大量细胞破坏,核酸分解加速,使血尿酸含量迅速升高。痛风性关节炎好发于手足小关节,尤其是第一跖趾关节,膝关节、肘关节和脊柱小关节也可以受累。

【临床与病理】

临床表现为持续高尿酸血症,尿酸盐结晶沉积于皮下、

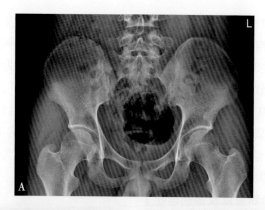

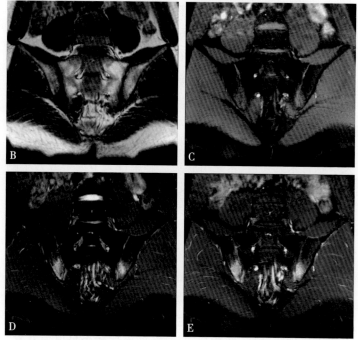

图 6-2-4　强直性脊柱炎（活动期）

患者男性，19 岁，反复腰痛 5 年。A. 骨盆正位片显示双侧骶髂关节下部骨性关节面凹凸不平；B~E. T_1WI、T_1-FS、T_2-FS、T_1-FS+C，双侧骶髂关节前下部关节软骨不均匀变薄，骨性关节面下骨髓水肿，增强扫描双侧骶髂关节周围骨炎，关节腔内滑膜炎

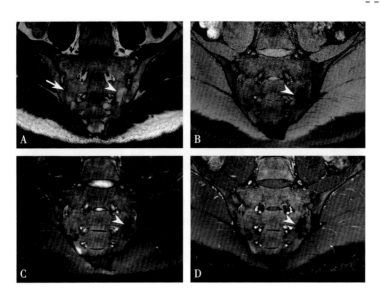

图 6-2-5 强直性脊柱炎(静止期)

患者男性,22 岁,腰痛 4 年,活动受限 2 年。A~D. T_1WI、T_1-FS、T_2-FS、T_1-FS+C 示双侧骶髂关节骨性强直(箭),双侧骶髂关节骶骨侧骨性关节面下脂肪沉积(箭头),T_1WI 呈高信号,T_1/T_2-FS 呈低信号,增强扫描未见明显强化

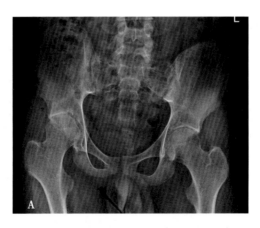

图 6-2-6 强直性脊柱炎累及右髋关节

患者男性,17 岁,右髋关节疼痛 1 年余。A. 骨盆正位片示双侧骶髂关节及右侧髋关节骨性关节面凹凸不平,右侧髋关节关节间隙变窄;

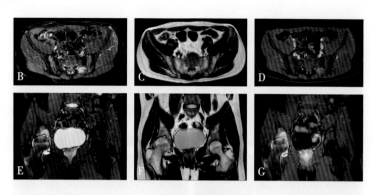

图 6-2-6(续)

B~D. T₂-FS、T₁WI、T₁-FS+C 示双侧骶髂关节关节软骨破坏,骨性关节面下骨髓水肿,增强扫描明显强化;E~G. T₂-FS、T₁WI、T₁-FS+C 示右髋关节关节软骨变薄,骨性关节面下骨髓水肿,关节腔积液,增强扫描滑膜增生、强化;右侧股骨大粗隆肌腱附着点炎

骨、软骨、滑膜、肌肉及肌腱引起关节炎急性发作,疼痛剧烈。开始时为单关节发作,伴有轻微全身症状,逐渐发展为多关节受累,可伴有发热,发作持续时间不一,具有自限性。最后发展为慢性关节炎,甚至是致残性疾病,同时伴有急性发作。

痛风性关节炎的病理基础是由于高尿酸血症,血液中的尿酸含量超出了其溶解度,特别是在温度下降以后,尿酸盐结晶在滑膜表面析出,引起局部炎症反应。在疾病早期,尿酸盐结晶的析出和清除呈动态平衡过程,当持续高尿酸血症时间过长,尿酸盐结晶的析出超过其清除,则在局部形成"痛风石",并引起局部肉芽组织增生,同时导致关节软骨破坏,并压迫局部骨质引起骨质吸收,最终导致残性改变。

【MRI 表现】

MRI 表现主要为靠近关节面的骨质破坏,关节滑膜、滑囊炎症,局部痛风石形成。痛风石表现为 T₁WI 低信号,T₂WI 呈不均匀高信号,增强扫描呈边缘环形强化,中央可见结节状低强化区。慢性痛风患者 MRI 上可见局部骨质吸收破坏,关节畸形(图 6-2-7、图 6-2-8)。

【诊断要点及鉴别诊断】

长期高尿酸血症,双手或双足多发关节炎症,X 线见穿凿样骨质破坏,双能 CT 尿酸盐成像发现痛风石,MRI 多发滑膜炎及滑囊炎,并痛风结节形成。鉴别诊断要与假痛风、类风湿关节炎及退行性骨关节病相鉴别。假痛风双能 CT 未见尿酸盐结晶沉积,关节液内见焦磷酸钙晶体,未见尿酸钠晶体。类风湿关节炎及退行性骨关节病与痛风性关节鉴别主要是无高尿酸血症,双能 CT 未见尿酸盐结晶沉积。

四、神经性关节病

神经性关节病(neuroarthropathy)又称夏科关节病(Charcot joint),是由于关节支配神经受损,导致关节感觉功能障碍、局

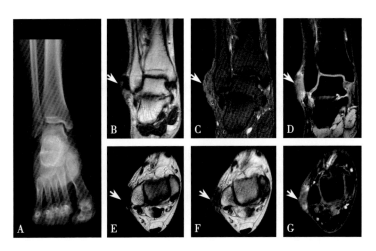

图 6-2-7　踝关节痛风

A. 右踝关节外踝髁间团块状稍高密度影;B~G. T_1WI、T_2-FS、T_1-FS+C、T_2WI、T_1+C、T_1-FS+C 示右侧外踝旁软组织内痛风结节(箭),T_1WI 边缘呈高信号,中央呈低信号,T_2WI 呈等信号,增强扫描边缘明显强化,延迟扫描均匀强化

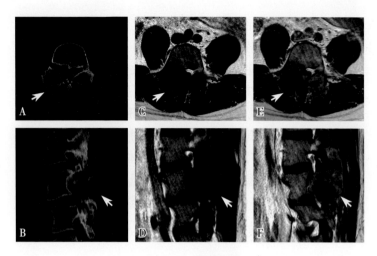

图 6-2-8 腰椎痛风

A、B. CT 示 $L_{3/4}$、$L_{4/5}$ 椎小关节穿凿样骨质破坏,周围大量稍高密度影(箭);C、D. T_2WI,T_1WI;E、F. T_1+C。示 $L_{3/4}$、$L_{4/5}$ 椎小关节周围大量痛风结节(箭),T_1WI 呈低信号,T_2WI 呈等或稍高信号,增强扫描明显不均匀强化

部软组织和骨的营养障碍、反复机械损伤引起的关节病变。常见的去神经营养的原因是脊髓空洞、糖尿病等。

【临床与病理】

临床表现为反复无痛性关节脱位、骨折,局部关节畸形。病理上主要是受累关节软骨破坏、骨质疏松、软骨下骨质硬化、新生骨赘形成、骨赘脱落形成游离体等。关节腔内出血和渗液,使关节囊肥厚,韧带与关节囊松弛,关节半脱位或脱位。

【MRI 表现】

受累关节脱位,关节软骨破坏,软骨下骨质硬化,关节畸形,关节腔内可见大量骨碎片及软组织钙化,T_1WI 关节腔内可见低信号积液,T_2WI 呈高信号,增强扫描边缘明显强化。关节腔内骨碎片及游离体 T_1WI 及 T_2WI 均呈低信号,增强扫描未见明显强化。受累关节周围肌肉萎缩,肌肉呈去神经营养改变,T$_2$WI 呈弥漫高信号,增强扫描明显强化(图 6-2-9)。脊柱 MRI 检查可能发现脊髓空洞症。

【诊断要点及鉴别诊断】

先天性痛觉不敏感或先天性痛觉缺失,脊髓 MRI 提示脊髓空洞,受累关节反复脱位,关节腔内可见大量骨碎片或钙化灶,表现为 Charcot 关节,多见于肩、肘及腕关节,少见于膝关节。鉴别诊断主要是跟糖尿病性神经关节病及麻风导致的萎缩性神经营养性关节病鉴别。糖尿病性神经关节病具有糖尿病血糖控制不佳的病史,以中足关节受累为主。麻风

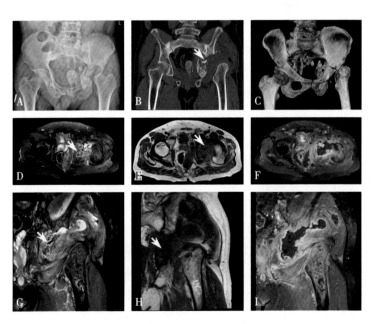

图 6-2-9　神经性关节病(Charcot 关节)

男,57 岁。A~C. X 线片及 CT 示左髋关节多发骨折,股骨头溶解,髋关节周围软组织内可见大量骨碎片(箭);D~I. T$_2$-FS、T$_1$WI、T$_1$-FS+C 示左侧股骨头消失,左髋关节关节腔滑膜增生,墙内可见大量长 T$_1$ 短 T$_2$ 结节(箭),增强扫描滑膜明显强化;左侧股骨上端骨髓腔内骨梗死

主要是皮肤活检找到麻风杆菌。

五、退行性骨关节病

退行性骨关节病(degenerative osteoarthropathy)是指关节软骨变性坏死,导致局部关节软骨丧失,继而累及软骨下骨,出现骨性关节面下骨质增生、硬化、囊肿形成,骨性关节面塌陷、变形,骨性关节边缘骨质增生。在关节负重位置尤为明显,如髋关节的上外侧及膝关节的内侧。膝关节是退行性骨关节病最常见的部位,与很多因素有关,如手术、外伤、肢体畸形、肥胖等。

【临床与病理】

临床表现为疼痛,伴有压痛、肿胀,偶尔伴有关节积液,关节旁滑液囊肿(腘窝囊肿)。晚期可出现关节变形(如膝关节内翻)、失稳及软组织萎缩等表现。

病理上退行性骨关节病早期表现为关节软骨表面粗糙、不均匀变薄,后期出现软骨缺失,骨性关节面骨质缺损,骨性关节面下骨质硬化,伴有假性滑液囊肿形成。关节腔内滑膜增生,关节内骨软骨体(关节鼠)形成。

【MRI 表现】

关节边缘骨赘形成,关节间隙狭窄。受累关节关节软骨变薄,骨性关节面凹凸不平,骨性关节面下骨质硬化,局部可见骨髓水肿,T_1WI 呈低信号,T_2WI 呈高信号,或局部囊状假性滑液囊肿形成,T_1WI 呈低信号,T_2WI 呈高信号。膝关节退行性骨关节病还可表现为半月板磨损、撕裂、缺如或外移。关节囊局限性破裂后,可在腘窝形成多发的滑液囊肿,T_1WI 呈低信号,T_2WI 呈高信号,增强扫描滑囊轻度强化。髌骨软化症表现为 T_1WI 及 PDW 上髌软骨内出现斑片状低信号灶,关节表面欠光整,骨性关节面下骨质硬化(图 6-2-10、图 6-2-11)。

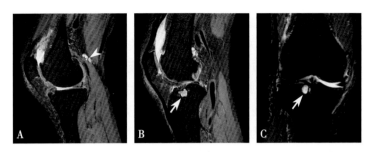

图 6-2-10　膝关节退行性骨关节病

患者男性,74 岁。A~C. T_2-FS,膝关节边缘骨赘形成,关节软骨变薄,表面欠光整;胫骨平台骨性关节面下假性滑液囊肿形成(箭),腘窝囊肿形成(箭头)

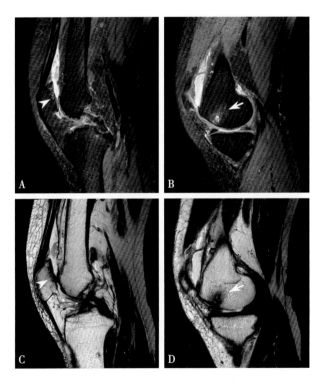

图 6-2-11　膝关节退行性骨关节病

患者女性,59 岁。A~D. PD-FS、T_2WI 示膝关节关节软骨变薄,骨性关节面下骨髓水肿及假性滑液囊肿形成(箭),髌骨软化(箭头)

【诊断要点及鉴别诊断】

中老年患者,关节边缘骨赘形成,关节软骨不均匀变薄,骨性关节面下骨质硬化、水肿、假性滑液囊肿形成,膝关节半月板磨损,腘窝囊肿形成,需考虑退行性骨关节病。需要与类风湿关节炎及痛风性关节炎相鉴别,类风湿关节炎主要以手足小关节受累为主,双侧对称起病,主要累及近端指间关节,类风湿因子阳性,而骨性关节面可累及远端指间关节。痛风性关节炎常见于双足第一跖趾关节内侧关节囊,双能CT尿酸盐成像中可以找到尿酸盐结晶沉积,关节液镜检可以找到尿酸钠晶体。

六、糖尿病足

糖尿病足(diabetic foot)是由于糖尿病导致末梢血管、神经病变,从而导致足部骨关节血供及神经营养障碍,同时合并感染,严重时可继发全身败血症,危及生命。患者多为50岁以上,有糖尿病史多年,血糖控制不好,伴有双眼视力下降,晶状体混浊,视网膜散在出血,糖尿病肾病,低蛋白血症等。

【临床与病理】

临床主要是血糖居高不下,四肢或下肢麻木,感觉迟钝,温觉减退。检查发现足趾发黑坏疽、足底溃烂、大面积溃疡等,足背动脉搏动减弱或消失。病理上可见到小动静脉栓塞,多发关节、骨髓、软组织感染。

【MRI 表现】

糖尿病足主要包括神经血管营养性骨坏死与感染性病变。神经血管营养性骨坏死主要发生在中足关节,局部Charcot关节形成,骨髓水肿,T_1WI 呈低信号,T_2WI 呈高信号,增强扫描不均匀强化,周围软组织去神经营养不良。跖趾关节、趾间关节化脓性关节炎,沿关节边缘侵入骨内,并沿骨髓蔓延,T_1WI 呈低信号,T_2WI 呈高信号,增强扫描边缘强化;软组织化脓性感染可累及相邻的关节及骨,局部溃疡或窦道形成(图6-2-12、图6-2-13)。MRI神经成像可显示局部神经病变,表现为神经肿胀,T_2信号增高。MRA可显示足部血管堵塞。

【诊断要点及鉴别诊断】

有糖尿病病史多年,血糖控制不佳,双侧足部多发病变,包括Charcot关节、化脓性关节炎、骨髓炎及软组织感染。需与单纯化脓性关节炎相鉴别,化脓性关节炎单侧单关节受累为主,无糖尿病病史。

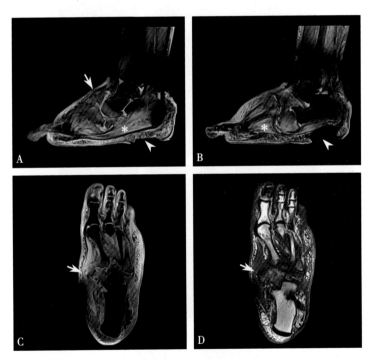

图6-2-12 糖尿病足

患者女性,糖尿病病史8年。A、B. T_2-FS;C. PD-FS;D. T_1WI。左足中足关节塌陷,Charcot关节形成(箭),足部肌肉去神经营养不良(*),足跟部皮肤巨大溃疡形成(箭头)

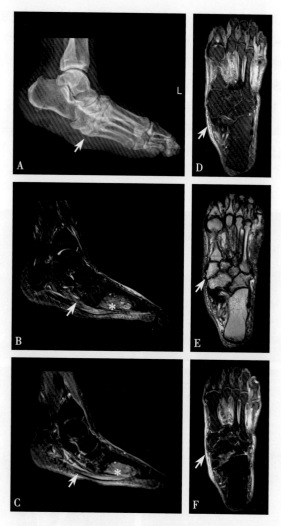

图 6-2-13　糖尿病足

患者男性,糖尿病病史 20 余年,左足畸形 10 年。A. 左足侧位片;B. T$_2$-FS;C. T$_1$-FS+C;D. PD-FS;E. T$_1$WI;F. T$_1$-FS+C。左足中足关节塌陷,Charcot 关节形成(箭),足部肌肉去神经营养不良(*)

（沈君　杨泽宏）

参 考 文 献

1. 王云钊.骨关节影像学.第 2 版.北京:科学出版社.2010.

2. 古洁若.脊柱关节炎与强直性脊柱炎.北京:科学出版社.2013.

3. 左晓霞,译.凯利风湿病学.第 7 版.北京:人民卫生出版社.2006.

4. Oliver J S,Andrea K,Volkmar W,et al. Rheumatoid Arthritis:A Practical Guide to State-of-the-Art Imaging,Image Interpretation,and Clinical Implications. Radio Graphics,2005,25(2):381-398.

5. Claudia S-W,Klaus-Peter L,Johannes G,et al. Contrast-enhanced MR Imaging of Hand and Finger Joints in Patients with Early Rheumatoid Arthritis:Do We Really Need a Full Dose of Gadobenate Dimeglumine for Assessing Synovial Enhancement at 3T? . Radiology,2013,268(1):161-169.

6. José A N,Javier N,Eugenia D L,et al. MR Imaging of Early Rheumatoid Arthritis. Radio Graphics,2010,30(1):143-163.

7. Eric Y Chang,Karen C Chen,Brady K Huang,et al. Adult Inflammatory Arthritides:What the Radiologist Should Know. Radio Graphics,2016,36(6):1849-1870.

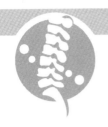

第七章

代谢及营养障碍性骨病

第一节　MRI 检查方法

代谢及营养障碍性骨病，一般累及范围广泛，全身骨骼均可出现异常征象，MRI 检查很少用于此类疾病检查，依据累及的部位不同，可选择 MRI 常规序列 T_1WI、T_2WI、PDWI 脂肪抑制序列、DWI 等序列，可选择冠状面、矢状面、横断面成像，层厚 3~5mm，层间距 1~3mm，视病变范围而定。

第二节　代谢及营养障碍性
骨病的 MRI 表现

一、骨质疏松症

骨质疏松症（osteoporosis，OP）是最常见的骨骼疾病，是一种以骨量低，骨组织微结构损坏，导致骨脆性增加，易发生骨折为特征的全身性骨病。2001 年美国国立卫生研究院

（National Institutes of Health, NIH）将其定义为以骨强度下降和骨折风险增加为特征的骨骼疾病，提示骨量降低是骨质疏松性骨折的主要危险因素，但还存在其他危险因素。骨质疏松症是一种与增龄相关的骨骼疾病，可发生于任何年龄，但多见于绝经后女性和老年男性。

【临床与病理】

骨质疏松症分为原发性和继发性两大类。原发性骨质疏松症包括绝经后骨质疏松症（Ⅰ型）、老年骨质疏松症（Ⅱ型）和特发性骨质疏松症（包括青少年型）。绝经后骨质疏松症一般发生在女性绝经后 5~10 年内；老年骨质疏松症一般指 70 岁以后发生的骨质疏松；特发性骨质疏松症主要发生在青少年，病因尚未明。继发性骨质疏松症指由任何影响骨代谢的疾病和 / 或药物及其他明确病因导致的骨质疏松。发病机制为骨形成与骨吸收呈负平衡，骨重建失衡造成骨丢失，绝经后骨质疏松症主要是由于绝经后雌激素水平降低，雌激素对破骨细胞的抑制作用减弱，破骨细胞的数量增加、凋亡减少、寿命延长，导致其骨吸收功能增强。老年性骨质疏松症一方面由于增龄造成骨重建失衡，骨吸收 / 骨形成比值升高，导致进行性骨丢失；另一方面，增龄和雌激素缺乏使免疫系统持续低度活化，处于促炎性反应状态。炎性反应介质肿瘤坏死因子 α（tumor necrosis factor-α，TNF-α）、白介素（interleukin，IL）-1、IL-6、IL-7、IL-17 及前列腺素 E2（prostaglandin E2，PGE2）均诱导 M-CSF 和 RANKL 的表达，刺激破骨细胞，并抑制成骨细胞，造成骨量减少。

临床表现为部分患者会出现骨痛，脊柱变形，甚至发生骨质疏松性骨折。部分患者可没有临床症状，仅在发生骨质疏松性骨折等严重并发症后才被诊断为骨质疏松症。

【MRI 表现】

普通 MRI 不能直接评价骨质疏松，骨质疏松所致的椎体压缩可呈双凹形、楔形和扁平状改变,椎体后角多向上突起,常规 T_1WI、T_2WI 信号与正常椎体信号差异不明显,椎体内长 T_1 长 T_2 信号异常信号区,多见于椎体压缩后 2 个月内,T_2WI 抑脂序列可显示骨质疏松区的骨髓水肿,呈稍高信号(图 7-2-1)。扩散加权成像呈低信号,增强扫描轻中度不均匀强化。可同时伴椎弓根信号异常。约半数椎体异常信号区呈条带状,并位于终板下;约 1/4 位于椎体中部,呈片状或横(纵)行条带状;另 1/4 占据椎体大部,仅后部或后角信号正常。未得到适当休息和治疗的压缩性骨折,随病程进展椎体内可出现液体或气体信号。MR T_2^* 值的测定亦可判定骨质疏松的程度。

【诊断要点及鉴别诊断】

在诊断原发性骨质疏松症之前,一定要重视和排除其他影响骨代谢的疾病,以免发生漏诊或误诊。需详细了解病史,评价可能导致骨质疏松症的各种病因、危险因素及药物,特别强调部分导致继发性骨质疏松症的疾病可能缺少特异的症状和体征,有赖于进一步辅助检查。需要鉴别的病因主要包括:影响骨代谢的内分泌疾病(甲状旁腺疾病、性腺疾病、肾上腺疾病和甲状腺疾病等),类风湿关节炎等免疫性疾病,影响钙和维生素 D 吸收和代谢的消化系统和肾脏疾病,神经肌肉疾病,多发性骨髓瘤等恶性疾病,多种先天和获得性骨代谢异常疾病,长期服用糖皮质激素或其他影响骨代谢药物等。

二、骨质软化

骨质软化(osteomalacia)为单位体积内骨组织的有机成分正常,而钙盐含量减少,即类骨质矿化不足,骨质变软。

【临床与病理】

组织学上骨样组织钙化不足或未钙化,常见骨小梁中央钙化,外围包以一层未钙化的骨样组织。其原因可以是:

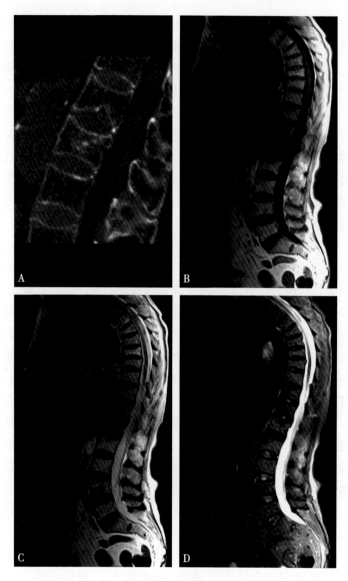

图 7-2-1　骨质疏松

A~D. 矢状面 CT、矢状面 T_1WI、T_2WI、T_2WI 抑脂序列,CT 骨质疏松区为短 T_1 长 T_2 信号,T_2WI 抑脂序列为低信号,L_1 椎体压缩改变,呈长 T_1 长 T_2 信号,T_2WI 抑脂序列呈稍高信号,提示骨髓水肿

①维生素 D 缺乏,如营养不良性佝偻病;②肠道吸收功能减退,如脂肪性腹泻;③肾排泄钙磷过多,如肾病综合征;④碱性磷酸酶活动减低。骨质软化是全身性骨病,发生于生长期为佝偻病,于成人为骨质软化症。

【MRI 表现】

MRI 应用研究较少,其表现与骨质疏松有相似之处。骨质信号改变不明显,骨皮质出现分层、变薄,但骨质软化的骨皮质、骨小梁因含大量未钙化的骨样组织而边缘模糊,以下征象可做定性诊断:①骨骼变形,如漏斗型骨盆、肢体弯曲变形、椎体双凹变形;②假骨折线(Looser 带),常发生于骨盆、耻坐骨、股骨颈和四肢骨干,表现为 2~5mm 宽的与骨皮质垂直,边缘整齐的长 T_1 长 T_2 线。(图 7-2-2)

【诊断要点及鉴别诊断】

老年骨质疏松或某些代谢内分泌骨病常有骨质疏松与骨质软化混合存在,难以区分,称为骨减少(osteopenia)。有些代谢、内分泌骨疾病,还存在骨质疏松、软化与硬化混合存在,需结合相关病史及 X 线检查分析。

三、肾性骨病

肾性骨病(renal osteopathy)又称为肾性骨营养不良(renal osteodystrophy,ROD),是由各种慢性肾脏疾病所引起的钙、磷代谢障碍,酸碱平衡失调,维生素 D 代谢异常及继发性甲状旁腺功能亢进等所造成的骨骼病变。在儿童期,称为肾性佝偻病;成人期,称为肾性软骨病。肾小球功能衰竭所致的骨病称为肾小球性骨病(glomerular osteopathy),肾小管功能障碍引起者称为肾小管性骨病(renal tubular osteopathy)。以骨质疏松、骨质软化、骨性佝偻病、纤维性骨炎、骨质硬化、软组织钙化、骨滑脱、骨畸形、骨再生障碍和病理性骨折为临床特征。

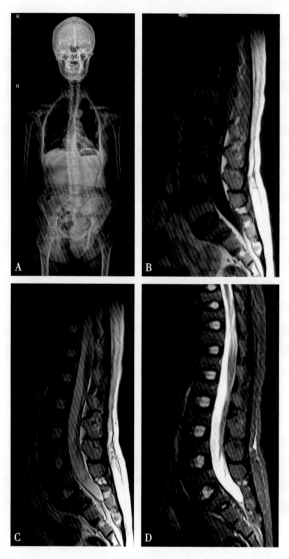

图 7-2-2 骨质软化

A. X 线示骨骼变形改变;B~D. MRI 矢状面 T_1WI、T_2WI、T_2WI-FS,示椎体变形,高度稍变扁,部分呈双凹征,椎体信号异常,T_1WI 椎体上缘见线状异常信号,呈稍长 T_1 稍长 T_2 信号影,T_2WI 抑脂部分呈略高信号,部分呈等信号

【临床与病理】

肾小球性肾病时,一方面 25 羟维生素 D 肾内转化成更具活性的 1,25 二羟维生素 D 的数量减少,另一方面因肾小球滤过下降使血磷增高,二者均可引起血钙降低。后者可刺激甲状旁腺增生肥大,甲状旁腺素分泌增多,进而引起纤维性囊性骨炎。肾小球性骨病为先天性和后天性疾病所致。前者包括多囊肾、输尿管瓣膜形成和迷走血管压迫输尿管等;后者包括肾小球肾炎、肾盂肾炎和肾结核及其他引起尿路梗阻的疾病。

临床上,除尿毒症表现外,尚有颅骨软化、腕踝肿大、驼背、膝内外翻等骨质软化或佝偻病的症状或体征。

肾小管性骨病见于多种先天性肾小管功能失常,包括肾近曲小管和 / 或远曲小管病变。

1. 抗维生素 D 型佝偻病　为少见的性联显性遗传疾病,多见于儿童。近曲肾小管磷回收障碍引起患者血磷下降、尿磷增多。常见症状为骨痛、肌无力和轻度侏儒。维生素 D 治疗有短暂疗效。骨骼改变主要为骨质软化。

2. 抗维生素 D 型佝偻病伴糖尿病　为肾小管对磷和葡萄糖回吸收异常所致的先天性疾病。骨骼改变以骨质软化为主。

3. 范科尼(Fanconi)综合征　为少见的常染色体隐性遗传疾病。近曲肾小管对磷、葡萄糖和氨基酸的回吸收障碍。骨骼呈现类佝偻病样改变。

4. 肾小管性酸中毒　远曲肾小管氢离子和钙离子正常交换功能下降,致使氢离子排除和钙离子再吸收障碍,从而发生肾小管性酸中毒。骨骼改变主要是骨质软化和骨质疏松。

【MRI 表现】

MRI 较少应用于本病诊断,肾小球性骨病主要表现为骨质疏松、骨质软化和佝偻病样表现,继发性甲状旁腺功能亢进征象,包括骨膜下骨吸收、软骨下骨吸收、纤维性囊性骨炎、骨质硬化和软组织钙化。骨质硬化表现为骨小梁增粗和融合,骨质含量增高,以脊柱和颅底为重,骨盆和四肢骨较轻,脊柱骨质硬化多于腰椎明显,椎体和附近一些骨质含量增高和椎体分层状致密(图 7-2-3、图 7-2-4),MRI 显示骨质硬化区呈长 T_1 短 T_2 改变,抑脂序列呈低信号改变,增强扫描无强化。四肢骨骨质硬化以骨端明显,沿长骨骨干皮质边缘可有不规则花边样骨膜增生,长骨、耻骨和坐骨可因骨膜增生而变粗,软组织钙化多见于关节周围和血管壁。血管钙化多发于手足小动脉。关节及周围钙化可发生于肌腱和韧带的附着部,以及关节软骨和半月板。儿童肾小球性骨病常发生双侧对称性干骺端骨折,表现为骺板与骨干成角和双侧股骨头骨骺移位。

肾小管性骨病缺乏特征影像学表现主要有:类似骨质疏松改变,骨关节畸形及假骨折等骨质软化表现。少数可表现为:①骨质硬化,多位于椎体、髂骨体部和耻骨等部位。②继发性甲状旁腺功能亢进表现,骨膜下骨吸收、软组织钙化等。

【诊断要点及鉴别诊断】

无营养不良史的儿童或成人呈现骨质软化和佝偻病样表现,应考虑本病,结合化验检查不难诊断。

四、佝偻病

佝偻病(rickets)是因维生素 D 及其活性代谢产物缺乏,引起钙、磷代谢紊乱,导致骨基质缺乏钙盐沉着。佝偻病多见于 3 岁以下幼儿,以 6 个月至 1 岁最多见。维生素摄入过少、日光照射不足、未成熟婴儿维生素 D 需求量增加以及肝胆、消化道和肾脏疾病为常见病因。

【临床与病理】

佝偻病主要发生于生长中的骨骼,本病的病理改变以生

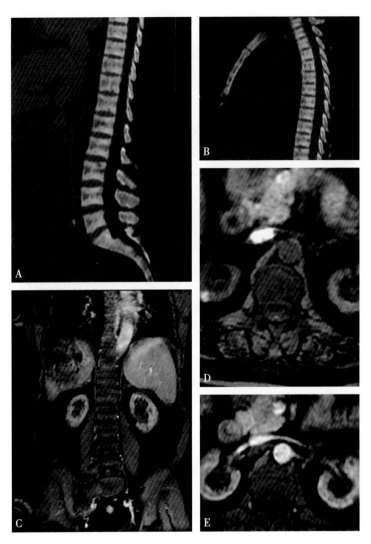

图 7-2-3 肾性骨病

A、B. 矢状面 CT 示脊柱骨质硬化；C~E. 冠状面抑脂增强、横断面 T_1WI 抑脂序列、横断面 T_1WI 抑脂增强，T_1WI 抑脂序列呈低信号改变，增强扫描无强化

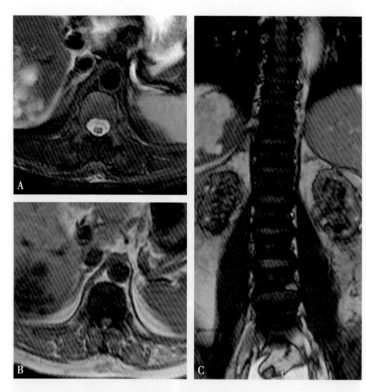

图 7-2-4 肾性骨病

A~C. 分别为横断面 T_2WI、T_1WI、冠状面 T_2WI;CT 所示脊柱骨质硬化区 T_1WI、T_2WI 均为低信号,椎体分层状信号异常,中心呈稍高信号

长最快的干骺端为最显著,如腕、踝、膝和肋骨前端等处。主要改变为生长中的软骨和新生的类骨钙化不足,这是维生素 D 和钙盐不足的直接后果。此外于骨骺板内正常的软骨化骨过程也发生障碍,软骨细胞增生正常,但不能进行成熟和退变的过程,这可能由于同时伴发维生素 A 不足所致。结果于骨骺板和干骺端部分乃由未钙化和钙化不足的软骨和未钙化的类骨形成,此区称为佝偻病中间带,此带软弱易屈折变形。

早期临床症状为睡眠不深、夜惊及多汗。随后,出现肌肉松弛,肝脾大,出牙延迟。查体可见前囟晚闭,方颅,串珠肋,鸡胸,哈氏沟,手镯腕,"O"形腿或"X"形腿。实验室检查早期血钙下降,血磷下降不明显。病程进展血钙磷均下降,血碱性磷酸酶增高。尿钙降低。

【MRI 表现】

MRI 较少应用于本病诊断。外文文献单病例报道:T_2WI显示骺板增宽和信号增高,骨髓和干骺端骨髓信号是正常的。梯度回波序列显示靠近髓板的干骺端呈低信号可能代表了新的骨化。T_2WI骺板及继发骨化中心周围的未骨化软骨表现为高信号,极易与低信号的骺软骨鉴别。在梯度回波成像时,骺板的近干骺端部显示一较宽的低信号区域存在于正在康复的佝偻病患者,即所谓的"先期钙化带"。

【诊断要点及鉴别诊断】

佝偻病的诊断主要依据维生素 D 缺乏史和临床表现,但还须依靠实验诊断、骨骼 X 线检查做客观分析。需与肾性骨病、先天性甲状腺功能低下、软骨营养不良、维生素 A 中毒等鉴别。

五、软骨病

软骨病是指成人由于维生素 D 及其活性代谢产物缺乏,引起钙、磷代谢紊乱,导致骨基质缺乏钙盐沉着。见于营养缺乏,代谢性骨病,内分泌障碍性骨病,透析性骨病,肾性骨病和过量服用抗癫痫药物,铝中毒或高铝氟骨症等。

【临床与病理】

维生素 D 可促进肠道内钙的吸收和血钙向骨内沉积,维生素 D 缺乏时,血钙在正常或偏低水平,而血磷减少,钙磷不能在骨基质中充分沉积,导致类骨组织大量堆积,造成软骨病。骨质软化主要发生于成熟的骨骼,主要病理改变为骨内钙盐沉积减慢、停止或丢失,造成骨样骨质聚积,使得骨骼质地变软。

软骨病主要表现为反复腰腿疼、行走困难、骨痛、骨压痛、畸形和肌无力。畸形以骨盆缩窄和驼背为主。肌无力最常见于小腿,表现为摇摆步态和起立困难。低血钙可引起手足和面肌抽搐。实验室检查早期血钙下降,血磷下降不明显。病程进展血钙磷均下降,血碱性磷酸酶增高。尿钙降低。

【MRI 表现】

MRI 较少用于本病诊断。软骨病主要表现为普遍性骨质疏松改变,以腰椎明显。骨皮质变薄,骨小梁模糊。骨骼软化畸形明显,多见于承重骨骼,包括长骨弯曲所致的髋内翻和膝内、外翻等,髋臼内陷所致的骨盆三叶状变形和椎体双凹变形。假骨折线(Looser 带)是软骨病较为特征的表现,假骨折线多见于肩胛颈、坐骨、耻骨、股骨颈和肋骨,常双侧对称。呈现 $2\sim5mm$ 宽的长 T_1 长 T_2 信号带,部分或全部贯穿骨骼,累及皮质并与骨皮质垂直,边缘可有低信号硬化。

【诊断要点及鉴别诊断】

结合病史、症状、体征和生化检查,普通 X 线检查易于对软骨病做出诊断,但需与肾性骨病、应力性骨折、骨质疏松等相鉴别。

六、维生素 C 缺乏症

维生素 C 缺乏症(vitamin C deficiency),曾称为坏血症,主要由维生素 C(抗坏血酸)摄入不足或吸收障碍所致,多见于 8 个月至 2 岁的小儿,人工喂养儿未及时添加辅食则易发病,生长发育过快、长期发热及患病时因体内维生素 C 需要增加而未及时补充亦可患本病,成人罕见。

【临床与病理】

维生素 C 缺乏可引起下列异常:①毛细血管内皮细胞

间基质形成及发生障碍,可使毛细血管脆性和管壁渗透性增加,引起毛细血管出血,导致骨膜下出血及其他器官溢血。②成骨细胞和破骨细胞活性减低,呈静止状态。骨基质形成障碍,但软骨钙化却正常进行,先期钙化带增宽而致密,还有普遍性骨质疏松改变。

临床表现为患儿食欲减退、精神不振、恶心和呕吐常见,亦可有皮肤、齿龈和眼结膜出血,血尿、血便,肢体疼痛,活动障碍,低热和贫血。实验室检查可显示贫血和血碱性磷酸酶减低。

【MRI 表现】

MRI 较少用于本病诊断,早期主要表现为全身骨骼广泛性骨质疏松,骨小梁结构消失呈磨玻璃样改变,骨皮质变薄如铅笔画线样。随着病程进展,骨质疏松进一步加重,并出现干骺和骨骺的其他异常。还有以下征象:

1. "坏血病线"　由于先期钙化带增宽、致密,于干骺端形成不规则长 T_1 稍短 T_2 之带状影像,出现较早。

2. "坏血病透亮带"　在"坏血病线"的骨干侧,呈线状长 T_2 的横带,为新生稀疏骨小梁所形成。

3. 骨刺征　为自骨骺板部向骨干外方突出的刺状影像,骨刺的形成可由于骨骺板预备钙化带向骨干的外方过度延伸所形成。

4. 骺板骨折变形　表现为先期钙化带呈纵行或波浪状断裂,线状长 T_1 长 T_2 信号影。

5. 角征　骺板与干骺端之间出现边缘性裂隙,有时抑脂序列显示呈线状稍高信号,角征是骨骺板分离的前驱。

6. 环状骨骺　骨骺周围相当于先期钙化带发生致密钙化,加之骨骺中心部骨质疏松,使得骨骺呈环状低信号,多见于腕跗骨,以跟、距骨最明显。

7. 骨膜下出血　多见于四肢长骨,一般表现为平行于骨干的线状或梭形稍短 T_1 稍长 T_2 信号影,有钙化时于周边部呈线样低信号影包绕,晚期广泛钙化时,T_1WI 及 T_2WI 均为低信号改变。

恢复期,疏松骨质恢复正常,"坏血病透亮线"消失。"坏血病线"埋入干骺内形成生长障碍线,呈长 T_1 短 T_2 信号,骨骺内可有同心环状低信号线影。

【诊断要点及鉴别诊断】

本病根据维生素 C 摄入不足的病史、临床特征及骨骼 X 线改变,诊断不难。"坏血病线"样改变亦见于铅、磷和铋中毒和佝偻病痊愈期,类"坏血病透亮带"亦出现于白血病和骨梅毒,结合临床和其他征象不难鉴别。对伴有发热、贫血、皮肤瘀斑、出血点者,需与出血性疾病相鉴别。

七、维生素 A 中毒

维生素 A 中毒(vitamin A intoxication)亦称为维生素 A 过多症(hypervitaminosis A),为长期服用过量的维生素 A 所致(儿童最大日用量为 7 500 国际单位,成人 500 000 单位);摄入过多的维生素 A 使肝内储存的维生素 A 浓度过高,引起中毒症状,特别多见于婴幼儿,是一个影响全身多系统的营养性疾病,可引起皮肤、黏膜、神经及骨骼等一系列病理变化,其中骨病仅见于儿童。

【临床与病理】

维生素 A 中毒引起骨病的机制尚不明了,但它有使软骨可能还有肌腱和韧带中的黏多糖基质分解的表现。过量维生素 A 可导致关节软骨坏死,骺板软骨增殖层细胞基质减少,肥大细胞消失和成骨障碍,骨骼改变轻微,可有骨膜血管增生,骨膜肥厚和骨膜下骨吸收。

临床上,急性中毒可有头痛、嗜睡、恶心、呕吐、厌食及颅内高压等症状,慢性中毒有皮肤粗糙、口唇干裂、毛发脱落、肝脾大和长骨疼痛。实验室检查示血清脂质和碱性磷酸酶增高,血清蛋白减低。

【MRI 表现】

MRI 较少用于本病诊断,骨骼病变通常累及管状骨,骨膜下骨吸收使骨干变细,皮质模糊,可有广泛性骨膜增生,呈波浪状、薄壳状或层状,以骨干中部明显,MRI 表现为稍长 T_1 稍长 T_2 信号改变,最常见于一侧或两侧尺骨。停用维生素 A 后,骨膜新生骨可消退。骨膜下出血一般表现为平行于骨干的线状或梭形稍长 T_1 或短 T_1 改变,稍长 T_2 或长 T_2 改变。其他常见表现为长骨干骺端增厚变扁,呈杯口状凹陷,婴儿的颅骨化骨迟缓并增大。

【诊断要点及鉴别诊断】

婴儿骨皮质增生症和维生素 C 缺乏症的部分表现与本病相似,应予以鉴别。婴儿骨皮质增生症骨膜新生骨明显,多累及下颌骨和肩胛骨,无先期钙化带的鸟嘴样突出。维生素 C 缺乏症骨质疏松明显,可同时有"坏血病透亮带"、角征和骨膜下出血等。

八、特发性高磷酸酶症

特发性高磷酸酶症(idiopathic hyperphosphatasia)又称幼年佩吉特(Paget)病,1956 年 Bakwin 等报道并命名,该患儿表现为易骨折、普遍性骨骼增粗、骨小梁粗糙及碱性磷酸酶增高,上述改变类似 Paget 病,因此又称为幼年 Paget 病。本病是非常少见的常染色体隐性遗传性骨病。好发于婴幼儿和儿童期,病因不明。

【临床与病理】

病理学上,高磷酸酶血症表现为成骨细胞及破骨细胞均增多,溶骨和不完全成骨过程反复发生,骨重塑活跃,成骨细胞所产生的骨质和胶原过剩,原始纤维组织误向成熟的板层骨方向分化,导致骨化不全,大量不成熟新生骨样组织堆积,使骨质增厚、分层、塑形异常、变脆,易发生骨折和进行性骨骼畸形。有学者对单病例随访45年,发现随着年龄增长,骨质结构愈加紊乱,长骨畸形呈进行性加重。

临床表现与发病早晚有关,婴幼儿发病者,均为侏儒、头大、面部小、身材矮、四肢短小。学步晚,步态蹒跚,以至行动困难。逐步发现下肢进行性弯曲畸形并易骨折。还可有乳齿过早脱落。伴有颅底骨肥厚者,尚可出现脑神经受损症状,如视觉、听觉障碍等。患儿智力通常不受影响。儿童期及其后发病者,肢体亦较短小,最常见症状是易骨折,以及长管骨、特别是下肢骨的弯曲畸形,与其所引起的行动困难和生活的不方便。至于严重的先天型,则多在生后不久即死亡。

【MRI 表现】

MRI 较少用于本病诊断,特发性高磷酸酶症均累及两处以上骨骼,双侧长骨易出现骨干增粗、弯曲及皮质分层,部分掌(跖)骨、指(趾)骨呈棒样增粗,骨皮质增厚呈线状长 T_1 短 T_2 改变,高磷酸酶血症在颅骨亦可见骨质增厚硬化和骨质吸收区,椎体塌陷或变扁,椎间隙明显增宽,严重时椎体骨质稀疏,脂肪抑制序列表现为上下终板线状更低信号,椎体中心为低信号,类似"夹心椎"表现。骨盆表现为髂骨扩展突出,髋臼内陷、小骨盆腔变形狭小,胸廓骨骼主要表现为锁骨、肩胛骨、肋骨膨大或增宽变形,易并发骨折。

【诊断要点及鉴别诊断】

其他疾病亦可出现继发性血清碱性磷酸酶(ALP)增高,本病需与之鉴别:

1. 佝偻病 可出现血清 ALP 增高,但伴其他指标异常,如维生素 D 缺乏性佝偻病血清 25-(OH)D_3 明显降低、低磷佝偻病血磷降低、肾性佝偻病血钙增高血磷降低;X 线表现为干骺端增宽凹陷呈杯口状、毛刷状改变。

2. 石骨症　X 线片可表现为"夹心椎",但髂骨翼可见年轮样致密带,无肢体弯曲畸形,椎体无塌陷或变扁。

3. Paget 病　多发生于 40 岁以上成人,为单骨病变。

4. 原发性低磷酸酶血症　骨骼可呈对称性弯曲,但骨密度减低,长骨干骺端凹陷,椎体无塌陷或变扁,血清 ALP 明显减低。

(曾献军　夏国金)

参 考 文 献

1. 郭启勇.实用放射学.第 3 版.北京:人民卫生出版社,2007.

2. 白人驹,马大庆.医学影像诊断学.第 2 版.北京:人民卫生出版社,2007.

3. 王云钊.中华影像医学·骨肌系统卷.第 2 版.北京:人民卫生出版社,2011.

4. Dams,Judith E. Imaging in Metabolic Bone Disease. Seminars in Musculoskeletal Radiology,2002,06(4):271-272.

5. 周春香.儿童骨关节疾病影像学诊断之第 8 讲儿童代谢性骨病.中国实用儿科杂志,2007,22(8):638-641.

6. 徐德永.高磷酸酶症.临床放射学杂志,1999,18(4):245-246.

7. 陈海松,韩燕,李晓飞,等.原发性高磷酸酶血症患儿骨骼 X 线异常表现.中国医学影像技术,2014,30(4):583-586.

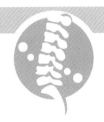

第八章

脊柱疾病

第一节　MRI 检查方法

脊柱疾病包括脊柱退行性变、椎间盘突出、损伤、感染、肿瘤和脊髓病变等。MRI 可清晰地显示脊柱椎体、椎间盘、脊髓等复杂的解剖结构，其多参数成像可利用信号变化反映组织的病理特征，尤其对早期的骨髓水肿和软骨的病变具有明显的优势。MRI 因良好的软组织分辨率和无电离辐射的优势对小儿脊柱成像有优势，对早期发现脊柱与脊髓的先天性畸形十分重要。

对于脊柱疾病的诊断，MRI 常用序列包括自旋回波（spin echo，SE）、快速自旋回波（turbo SE，TSE；fast SE，FSE）、梯度回波（gradient echo，GRE）和反转恢复（inversion recovery，IR）。脊柱常规二维 MRI 扫描序列包括矢状面 T_2WI、T_1WI 和横断面 T_2WI，在椎体上下及前方设置饱和带，减少血管搏动、呼吸吞咽运动等伪影。疑有椎体、脊髓或周围软组织病变或评估脊柱金属内固定术后等情况时，必须行脂肪抑制

T_2WI 序列扫描，T_1WI 出现异常高信号时也需要扫脂肪抑制 T_1WI。部分病变的检查需扫描冠状面 T_2WI 或 T_1WI 图像，如脊柱畸形、寰枢椎损伤或需要观察椎管两侧和椎旁软组织时（图 8-1-1）。怀疑血管畸形、骨感染、肿瘤等情况应使用常规剂量的钆造影剂进行增强检查，常规应用脂肪抑制 T_1WI 序列，必要时可应用非对称回波的最小二乘法迭代水脂分离（iterative decomposition of water and fat with echo asymmetric and least-squares estimation，IDEAL）序列。

　　脊柱 MRI 中常用的脂肪抑制方法包括预饱和抑脂技术、Dixon 水脂分离成像和 IR 序列（图 8-1-2、图 8-1-3）。不同抑脂方法各有其优势，如预饱和抑脂技术多用于增强检查；IR 序列适用于金属植入物术后的检查评估，但不适用于增强扫描；IDEAL 可较好地克服磁场不均匀性的影响，减轻金属植入物伪影的影响。

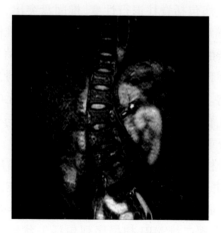

图 8-1-1　脊柱侧弯
MRI 冠状面 T_2 STIR

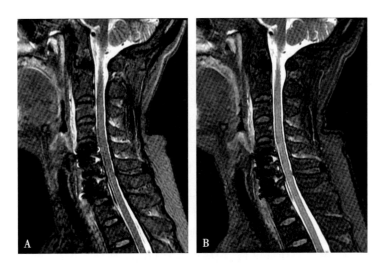

图 8-1-2 颈椎金属植入物术后

MRI 矢状面图像；A、B. STIR 与 IDEAL T_2WI

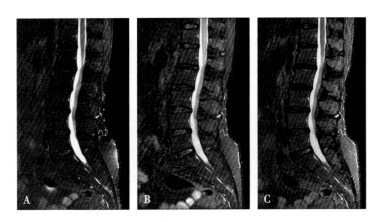

图 8-1-3 腰椎 MRI 矢状面图像

A~C. 预饱和技术、IDEAL 与 STIR 抑脂

一、各脊柱节段 MRI 检查技术要点

(一) 颈椎

1. 线圈及摆位　应用头颈联合线圈或脊柱线圈。仰卧位、头先进体位,定位中心对准下颌角水平。

2. 扫描序列及参数　矢状面 T_2WI、T_1WI,必要时加脂肪抑制 T_2WI,扫描范围包括 C_1~T_1 椎体及两侧附件,扫描层厚≤3.0mm,层间隔≤层厚×10%,矩阵≥320×224,频率编码为前后方向,以减少脑脊液流动伪影。横断面 T_2WI,怀疑椎间盘病变时扫描基线平行于椎间盘,怀疑椎体及脊髓病变时扫描基线平行于病变椎体或垂直颈髓走行,扫描范围覆盖 C_1~C_7 椎体或病变区域,扫描层厚≤4.0mm,矩阵≥256×224。必要时增加冠状面 T_2WI、T_1WI。

(二) 胸椎

1. 线圈及摆位　应用脊柱线圈。仰卧位、头先进体位,定位中心对准胸骨颈静脉切迹。

2. 扫描序列及参数　矢状面大范围 T_2WI,FOV 包括 C_1 或 L_5 椎体,以对胸椎节段进行定位。矢状面 T_2WI、T_1WI,必要时加脂肪抑制 T_2WI,扫描基线平行于胸椎椎体或胸髓,范围包括 C_7~L_1,FOV 中心位于椎体后缘,扫描层厚≤3.0mm,层间隔 0.3~1.0mm,矩阵≥384×256。横断面 T_2WI,扫描基线平行于各椎间盘,或垂直椎体后缘连续覆盖病变,矩阵≥256×224。脊柱畸形病例扫描时增加冠状面 T_2WI、T_1WI。(图 8-1-4)

(三) 腰椎

1. 线圈及摆位　应用脊柱线圈。仰卧位、头先进体位,定位中心对准肚脐或髂嵴上 3cm。

2. 扫描序列及参数　矢状面 T_2WI、T_1WI,必要时加脂肪抑制 T_2WI,腰椎过度弯曲的情况下需添加椎体前饱和带,

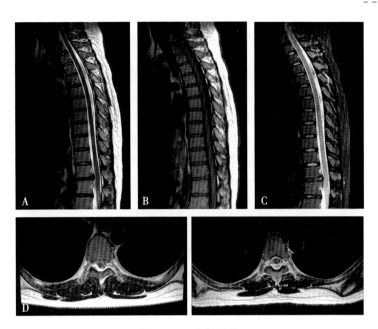

图 8-1-4 胸椎 MRI

A~D. 矢状面 T_2WI、T_1WI、T_2 IDEAL 及横断面 T_2WI

扫描范围包括 T_{12}~S_2 椎体及两侧附件,层厚 3.0~4.0mm,层间隔 0.3~0.5mm,矩阵 ≥384×256。横断面 T_2WI,怀疑椎间盘病变扫描基线平行于椎间盘,覆盖 S_1~L_5 椎间盘各扫描 3~5层,怀疑椎体或椎管病变平行于椎体后缘连线,覆盖 L_1~L_5 椎体水平或病变范围。必要时增加冠状面 T_2WI 或 T_1WI。

(四)骶尾椎

1. 线圈及摆位 应用脊柱线圈。仰卧位、头先进体位,定位中心对准髂嵴。

2. 扫描序列及参数 矢状面 T_2WI、T_1WI,必要时加脂肪抑制 T_2WI,扫描范围包括 L_3 至尾椎水平。横断面 T_2WI,扫描基线垂直于骶椎椎管走行。脂肪抑制斜冠状面,扫描基线平行于骶椎椎管走行。

二、臂丛神经与腰骶丛神经成像

颈椎臂丛神经和腰骶丛神经病变采用常规平扫序列和磁共振神经成像（magnetic resonance neurography，MRN）序列检查。MRN 扫描方位以冠状面为主、横断面为辅，基本成像序列为三维 T_2WI 脂肪抑制序列和背景抑制的扩散加权成像。常用的代表性序列包括 IDEAL、STIR、DWI-EPI，以及快速稳态采集成像（FIESTA）和可变翻转角 3D FSE 各向同性成像（CUBE 或 SPACE）。

（一）颈椎臂丛神经成像

1. 线圈及摆位　应用头颈联合线圈。仰卧位、头先进体位，下颌内收，定位中心对准下颌下缘。

2. 扫描序列及技术要点　矢状面 T_2WI、T_1WI，扫描范围覆盖 C_1~T_3 段椎体及两侧椎间孔。横断面 T_2WI，扫描基线分别平行 C_1~T_2 椎间盘，FOV 较大以观察节后神经根。冠状面 3D FIESTA 序列，薄层高分辨率扫描显示椎管内神经根，以 C_6 为中心覆盖 C_1~T_2 段椎管。可选择 T_2 IDEAL、STIR 序列，或背景抑制 CUBE/SPACE 序列，行冠状面扫描显示椎管外节后神经根，薄层无间隔扫描。可注射或不注射钆造影剂扫描，FOV 下缘不包括主动脉弓，以减轻血管搏动和呼吸运动伪影。（图 8-1-5）

（二）腰骶丛神经成像

1. 线圈及摆位　应用脊柱线圈。仰卧位、头先进体位，定位中心对准肚脐或髂嵴水平。

2. 扫描序列及技术要点　冠状面 T_2WI、T_1WI，扫描范围包括腰椎体前缘至骶椎椎管后缘，T_{12} 椎体上缘至耻骨联合。横断面 T_2WI，扫描基线平行于椎间盘，范围包括 L_1~S_3 水平。冠状面 T_2 IDEAL 或 STIR 序列，可注射或不注射钆造影剂扫描。如注射钆造影剂，建议扫描延迟时间约为 3min。可选

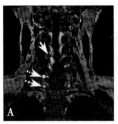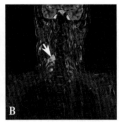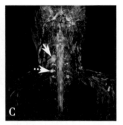

图 8-1-5 颈椎臂丛神经成像

A~C. 冠状面 FIESTA、STIR 及 MIP 图像;$C_{4/5}$ 右侧椎间孔区神经鞘瘤（实箭）,C_4~T_1 椎间隙水平双侧椎间孔神经根鞘囊肿（虚箭）

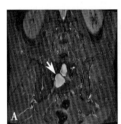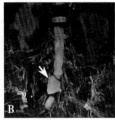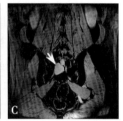

图 8-1-6 腰骶丛神经成像

A~C. 冠状面 STIR、T_2 IDEAL、3D 多回波合并 GRE-FS 序列;骶管囊肿并 $S_{1~2}$ 右侧神经根受压

用背景抑制 DWI 序列,行横断面扫描,b 值 1 000s/mm²;背景抑制 CUBE 或 SPACE 序列行冠状面扫描;三维多回波合并 GRE 序列行冠状面扫描。（图 8-1-6）

第二节 脊柱先天性发育异常

脊柱先天性发育异常可以继发于椎体形成、融合、分节以及混合多种发育变异的过程。脊柱畸形的发展,因椎体病变不同,畸形发育程度也不尽相同。它可以伴随轻微的或者无任何临床症状,或具有严重的结构和神经功能障碍。脊柱

椎体结构异常,可导致先天性脊柱侧凸、脊柱后凸等脊柱畸形,进而导致颈背痛、心肺功能受损、劳动能力下降,甚至残疾等严重躯体问题。

现将椎体畸形分类及表现介绍如下:

1. 半椎体畸形(hemivertebra) 由于脊柱发育过程中一侧软骨中心未发育或者一侧软骨中心发育迟缓造成(图 8-2-1),是先天性脊柱畸形中最常见的类型(46%),可单发,亦可多发,胸椎多见,是导致先天性脊柱侧凸发展加重的主要原因。

2. 蝴蝶椎(butterfly vertebra) 表现为椎体正中矢状面的裂隙状改变,冠状面椎体相对缘出现或不出现压缩变窄(图 8-2-2),正位 X 线片上由于椎体中央裂隙存在,形似蝴蝶的双翼。通常无症状,可被误诊为爆裂压缩楔形骨折。

3. 楔形椎(wedge vertebra) 由于一侧骨化中心发育不良或障碍,导致椎体一侧高度减低,严重可出现后部椎弓根发育不良,上下相邻椎体节段分节障碍,甚至可出现半椎体

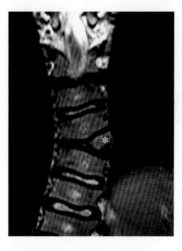

图 8-2-1 半椎体畸形

胸椎冠状面 MRI T$_2$WI 图像(*)

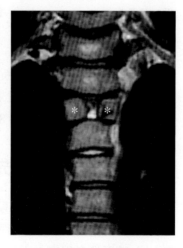

图 8-2-2 蝴蝶椎

胸椎 MRI 冠状面 T$_2$WI(*)

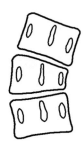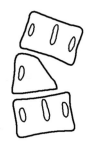

图 8-2-3　楔形椎

畸形。主要表现为椎体呈楔形偏于一侧(图 8-2-3),好发胸、腰椎,常可导致脊柱平衡失调。

4. 颅椎连接畸形(craniovertebral junction malformations) 包括寰椎发育不良(图 8-2-4),寰枕融合,齿状突畸形。寰枕融合是最常见的颅椎连接畸形。齿状突畸形包括齿状突小骨及齿状突游离,齿状突小骨是由于齿状突二次骨化中心在青春期未融合所致。

5. 腰骶尾椎发育不全　少见的脊柱畸形,累及骶尾部,表现为骶尾部、下腰椎的椎体和相应节段脊髓发育畸形(图 8-2-5)。

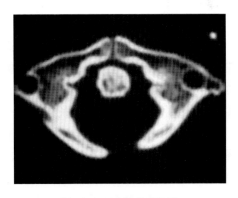

图 8-2-4　寰椎发育不良

CT 横断面图像

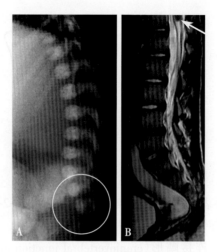

图 8-2-5　腰骶尾椎发育不全

腰椎 MRI 矢状面 T_2WI 图像示 T_{12} 以下脊髓发育不良（箭），尾椎发育不良（圆圈）

6. **脊柱裂**（spina bifida）　常见表现形式为椎管向背侧开放，棘突不连（图 8-2-6），以骶尾部多见，颈段次之，可分为显性脊柱裂（有椎管内容物膨出），隐性脊柱裂（无椎管内容物膨出）。

7. **移行椎**（transitional vertebrae）　整个脊椎骨的总数不变，各段脊柱交界处椎体具有类似邻近脊椎骨的形态结构，而各段脊椎骨的数目互有增减，多发生于腰骶段，可分 4 型：腰椎骶化（图 8-2-7），胸椎腰化，骶椎腰化，骶尾椎融合。

8. **阻滞椎**（block vertebrae）　是指椎体先天性融合，除椎体外，椎弓根亦可相互融合（图 8-2-8），单侧未见分节椎体是导致先天性脊柱侧凸的重要原因。一边缺乏生长板，而另一边椎骨继续发育生长是导致脊柱畸形的重要因素，可以与半椎体共存。

9. **短颈畸形**　又称颈椎分节不良、克利佩尔 - 费尔综合征（Klippel-Feil syndrome）或先天性颈椎融合畸形，指两个以上颈椎椎间盘不发育或椎体间融合（图 8-2-9），最常见为 C_2、C_3 融合，主要表现为颈椎缩短、短颈、后发线低和颈椎活动受限。

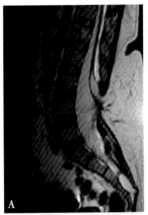
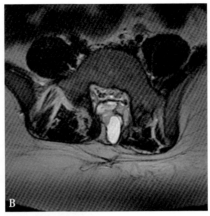

图 8-2-6 脊柱裂伴脊髓膨出

A. 腰椎 MRI 矢状面 T_2WI 图像；B. 腰椎 MRI 横断面 T_2WI 图像 L_4 椎体水平脊柱裂伴脊髓膨出

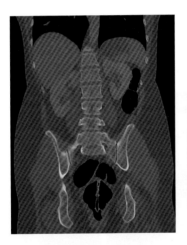
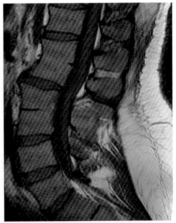

图 8-2-7 腰椎骶化

CT 冠状面重建图

图 8-2-8 阻滞椎

腰椎 MRI 矢状面 T_1WI 图像示 $T_{12}\sim L_1$ 及 $L_{2\sim3}$ 椎体融合，$L_{2\sim3}$ 棘突融合

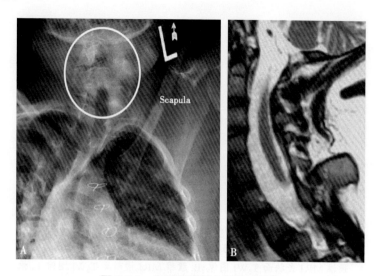

图 8-2-9 短颈畸形伴左侧高肩胛症

A. 颈椎 MRI 矢状面 T_2WI 图像；B. A 图中圈内部位的放大

10. 先天性椎管狭窄 主要表现为椎管前后径 <10mm，椎管横截面积 <(77 ± 13) mm², 多发生于腰椎(图 8-2-10), 可出现间歇性跛行等神经根受压症状。

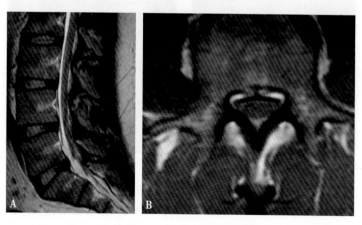

图 8-2-10 先天性椎管狭窄

A. 腰椎 MRI 矢状面 T_2WI 图像；B. 腰椎横断面 T_2WI 图像

第三节 脊柱退行性变

【临床与病理】

脊柱退行性变（degenerative spinal diseases，DSD），是指随着年龄的增长，人体的脊柱所发生的一种异常改变。年龄、遗传、内分泌、免疫等是影响脊柱退变的因素。退变早期可以没有任何症状，颈椎退行性变可导致头痛、头晕、肩膀痛及手指麻木等症状。腰椎退行性变主要表现为腰、背、下肢疼痛和行动困难等。病理上，脊椎退行性变包括：椎间盘、韧带、椎间关节以及椎体等退行性变。

椎间盘退行性变主要表现为纤维环网状、玻璃样变及裂隙改变，退变纤维环可发生钙化；终板软骨细胞发生坏死、钙化、裂隙和囊变；髓核脱水、碎裂、积气和钙化；椎间盘退行性变可以导致椎间关节失稳和活动异常。椎间盘退行性变早期可以表现为损伤性的滑膜炎。随后可能出现关节软骨的损伤以及关节间隙变窄，软骨下骨质硬化、增生以及囊变，椎体边缘可以有骨赘形成，关节囊可以出现钙化/松弛、关节内积气，甚至关节脱位；韧带退行性变主要由于脊柱失稳引起周围韧带受力增加导致。韧带出现增生、硬化、钙化或骨化；椎体改变主要包括：变性椎间盘相邻的椎体骨髓水肿、脂肪沉积、骨质增生肥大等。此外，脊柱退行性变还能引起椎管、椎间孔及侧隐窝的继发性狭窄，甚至脊柱滑脱。

【MRI 表现】

显示椎间盘改变首选 MRI。椎间盘变性可表现为椎间隙变窄，T_2WI 上椎间盘呈中等信号或低信号。积气和钙化在 T_1WI 和 T_2WI 上均呈低信号。椎间盘膨出显示为椎间盘向四周膨隆，硬膜囊前缘和两侧椎间盘旁脂肪呈光滑、对称弧形压迹，高信号髓核仍处于纤维环内，呈长 T_1 长 T_2 信号。

　　椎体终板及终板下区骨质改变表现按照 Modic 法分为三型：Modic Ⅰ型表现为长 T_1 长 T_2 信号，病理基础为纤维环破坏和裂隙，随着血管肉芽组织的长入，病变区血管组织增生，骨髓水肿；Modic Ⅱ型表现为短 T_1 长 T_2 信号，病理基础为骨髓脂肪沉积；Modic Ⅲ型表现为长 T_1 短 T_2 信号，病理基础为骨质硬化（图 8-3-1~ 图 8-3-3）。

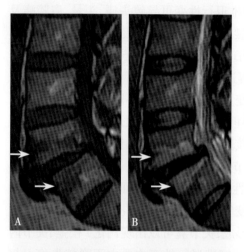

图 8-3-1　Modic Ⅰ型腰椎 MRI 图像

Modic Ⅰ型表现为长 T_1 长 T_2 信号（箭）

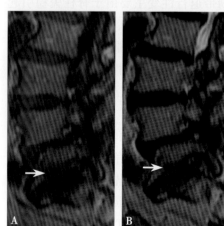

图 8-3-2　Modic Ⅱ型腰椎 MRI 图像

Modic Ⅱ型表现为短 T_1 长 T_2 信号（箭）

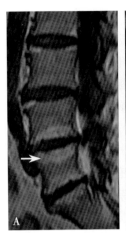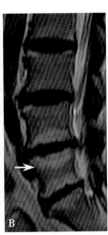

图 8-3-3 Modic Ⅲ型腰椎 MRI 图像

Modic Ⅲ型表现为长 T_1 短 T_2 信号（箭）

【诊断要点与鉴别诊断】

本病 MRI 表现具有特征性，有时需与化脓性脊椎炎、脊椎结核、布鲁氏菌感染相鉴别。化脓性脊椎炎临床发病较急，全身症状相当明显，常表现为骨质硬化，同时椎体及椎间盘进展较快，骨赘和骨桥的形成是其特点。椎体结核常伴有脊柱旁脓肿，被破坏椎体及椎间盘 T_1WI 呈较低信号，T_2WI 多呈混杂高信号，增强检查多呈不均匀强化。椎旁脓肿薄壁均匀强化是其特点。布鲁氏菌脊柱炎诊断需依靠职业史、接触史以及细菌学检查，予以鉴别。

第四节 椎间盘突出

椎间盘突出是在髓核和纤维环变性的基础上，髓核经纤维环向外周突出，形成的病理性改变，其中最常发生于腰椎间盘，其次为颈椎间盘，胸椎间盘突出发生率相对较低。

【临床与病理】

椎间盘由中央的髓核、周围环绕的纤维环以及上下两端的软骨终板构成。成人椎间盘是人体最大的无血管组织,其营养主要通过终板途径(80%)和纤维环途经(20%)被动扩散而来,髓核、内层纤维环和部分外层纤维环的营养由穿过软骨下板终止于终板骨 - 软骨交界面的毛细血管网供给。髓核的脱水、变性、弹性减低以及纤维环出现裂隙、周围韧带松弛、椎间盘内压增加等原因,均可促使椎间盘突出。椎间盘可向各个方向突出,由于向后椎管突出可造成脊髓、神经根等受压,因此更具有临床意义。施莫尔结节(Schmorl nodules)是椎间盘突出的特殊征象,是髓核经受损的软骨终板突入其上、下的椎体骨松质内,形成椎体边缘的压迹。

临床表现主要为局部刺激症状及脊髓、神经根压迫引起的腰腿痛、颈肩痛等症状。

【MRI 表现】

1. 直接征象

(1)椎间盘膨出:纤维环保持完整,纤维环向周围对称性的膨出椎间盘边界 <3mm;或纤维环向周围不对称性膨出椎间盘边缘 >25%(图 8-4-1)。

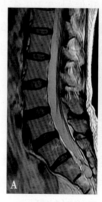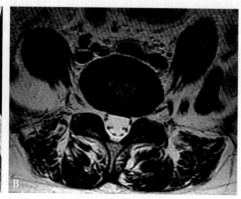

图 8-4-1　椎间盘膨出

A. 矢状面 T_2WI,$L_5 \sim S_1$ 椎间盘向后膨出;B. 横断面 T_2WI,椎间盘向周围均匀膨出,超出椎体边缘之外,硬膜囊前缘轻度受压

（2）椎间盘突出：椎间盘后缘局限性突出，突出物小于椎间盘 25%（90°），突出物与母体呈宽颈相连。椎间盘突出不同类型 MRI 表现（图 8-4-2）：

1）后正中型：椎间盘突出至椎管的前正中，主要压迫邻近的硬膜外脂肪间隙和硬脊膜囊。

2）后外侧型：突出的椎间盘偏于椎管一侧，可压迫硬脊膜囊、脊髓、马尾神经，还可造成一侧侧隐窝狭窄、神经根受压移位。

3）外侧型：椎间盘可突出于椎管外至侧隐窝、椎间孔内，也可在椎间孔外，使邻近神经根或神经节受压移位。

4）韧带下型：突出的椎间盘局限于椎间盘至后纵韧带水

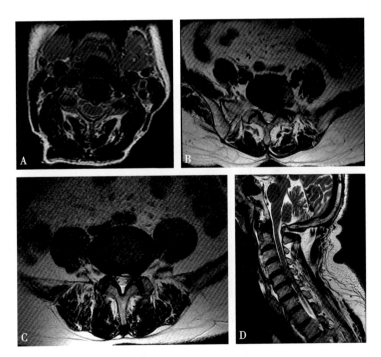

图 8-4-2 椎间盘突出

A. 后正中型；B. 后外侧型；C. 外侧型；D. 韧带下型

平,多呈弧形,形态规整。

（3）椎间盘脱出：髓核经破裂纤维环外侧和后纵韧带进入硬膜外间隙,MRI 表现为椎间盘向后明显超出椎体后缘,与椎间盘母体呈窄颈相连（图 8-4-3）。

（4）椎间盘游离：脱出的椎间盘组织与椎间盘母体分离,游离于椎管内（图 8-4-4）。

Schmorl 结节：表现为椎体上 / 下缘局限性半圆形或方形压迹,邻近椎间盘向内疝入,其内信号与同水平椎间盘信号相近（图 8-4-5）。

2. 间接征象　①硬膜囊、脊髓或神经根局限性受压,与突出的椎间盘相对应,局部硬膜外脂肪间隙变窄或消失（图 8-4-6）;②受压节段脊髓可出现水肿或缺血性改变,表现为等或长 T_1 长 T_2 信号;③硬膜外静脉丛受压、迂曲。

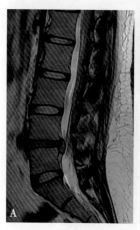
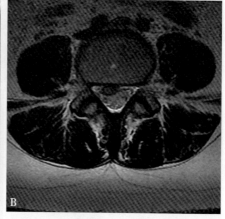

图 8-4-3　椎间盘脱出

A. 矢状面 T_2WI,L_{4-5} 椎间盘向后明显突出进入硬膜外间隙,椎间盘母体呈窄颈相连;B. T_2WI 横断面,椎间盘向右后突出,邻近硬膜囊见明显压迹

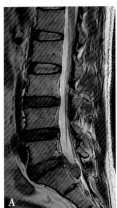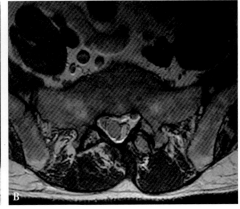

图 8-4-4 椎间盘游离

A. T_2WI 矢状面, $L_5 \sim S_1$ 椎间盘后缘见突出椎间盘, S_1 椎体水平椎管内见结节状稍低信号游离体;B. T_2WI 横断面,游离体位于椎管右后方,邻近马尾、终丝及右侧神经根受压

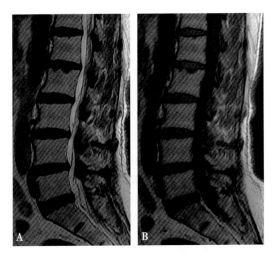

图 8-4-5 Schmorl 结节

A、B. 腰椎矢状面 T_2WI、T_1WI, L_1、L_2 椎体上缘局限性骨质凹陷,凹陷内信号与同水平椎间盘信号相同

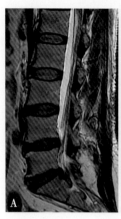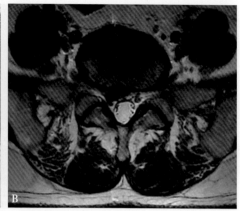

图 8-4-6 椎间盘突出间接征象

A、B. 腰椎 T_2WI 矢状面、横断面，$L_5{\sim}S_1$ 椎间盘向右后脱出伴右侧隐窝狭窄、神经根受压

【诊断要点及鉴别诊断】

MRI 可清晰显示矢状面、横断面上椎间盘突出的部位、形态、程度及相应部位硬脊膜囊、脊髓、神经根的受压程度。椎间盘脱出需与硬膜外肿瘤性病变相鉴别，增强扫描，脱出的椎间盘无强化，而硬膜外肿瘤性病变多可强化。

第五节 椎 管 狭 窄

椎管狭窄（spinal canal stenosis）是指各种原因导致构成椎管的脊椎、软骨和软组织异常，椎管径线减小，椎管内结构（例如脊髓、神经和血管等）受压而引起一系列的临床症状和体征。

【临床与病理】

椎管狭窄最常见于颈椎和腰椎，通常见于中、老年人，发病年龄多在 30 岁以后，就诊时症状已出现数月到几年。椎管狭窄除使脊髓和神经根受压和牵拉外，动、静脉毛细血管受压形成的压力及动脉梗阻也是引起症状的重要因素。颈椎狭窄可出现单侧或双侧神经根及脊髓压迫症状和体征。颈痛和肩痛虽常见，但无特异性，还可出现阳痿、括约肌功能紊乱。腰椎椎管狭窄可压迫圆锥和神经根。由于椎间盘突出引起椎管狭窄，常出现关节炎如背痛、麻刺感、冷感、烧灼感和小腿无力，坐骨神经痛和运动障碍，神经性跛行较少见。发育性椎管狭窄常见的症状为双侧神经根痛，感觉功能障碍，运动障碍多在站立或走路时出现，卧床时消退。椎间盘突出引起的椎管狭窄患者中神经性跛行较为多见。

椎管狭窄分为三类，分别是先天性、获得性和混合性，其中以获得性者居多。

先天性椎管狭窄病因：①特发性，即不伴有其他骨骼发育异常；②软骨发育不全；③季肋发育不全；④黏多糖病 4 型；⑤寰枢关节发育不良性疾病，包括脊椎发育不良，多发性骨骼发育不良，点状软骨发育不良，变形性侏儒；⑥Down 综合征（第 1~2 颈椎不稳）；⑦低血磷性抗维生素 D 佝偻病。

获得性椎管狭窄病因：①退行性脊椎病是获得性椎管狭窄的主要原因，包括椎体后缘骨质增生、椎间关节增生、椎间盘膨出或突出；②先天性椎管狭窄伴发脊椎退行性改变；③脊椎滑脱；④黄韧带和 / 或后纵韧带的肥厚、骨化或钙化；⑤医源性；⑥外伤性；⑦强直性脊柱炎；⑧代谢性疾病：畸形性骨炎，硬脊膜上脂肪瘤病（库欣综合征或长期用类固醇治疗后），肢端肥大症，氟骨症，假性痛风。

混合性椎管狭窄是由于先天和获得性疾病所致。依狭窄部位可分为：①中心型椎管狭窄；②侧隐窝狭窄；③神经孔狭窄。

由于脊椎退行性变引起的椎管狭窄远多于先天性，椎管大小处于正常低值的人中，较轻的退行性改变即可引起椎管狭窄的症状。先天性椎管狭窄加上后天性因素使发病率增高。

【MRI 表现】

椎管各径线的宽度是判断椎管狭窄的重要指标,但由于不同节段椎管径线变化较大,因此径线测量虽有一定的参考价值但也有一定的局限性,常用的是椎管前后径(矢状径)及侧隐窝宽度:①颈椎管矢状径以 13mm 为临界值,>13mm 为正常,<10mm 为狭窄,10~13mm 为相对狭窄;②腰椎管矢状径以 18mm 为临界值,>18mm 为正常,<15mm 为狭窄,15~18mm 时为相对狭窄;③椎弓根间距以 20mm 为临界值,<20mm 为狭窄;④侧隐窝矢状径、椎间孔宽度均以 2mm 为临界值,<2mm 为狭窄;⑤Jones-Thompson 公式法:椎管最大矢状径 × 最大横径 / 同水平椎体最大矢状径 × 最大横径一般正常范围在 1/4.5~1/2,若两者比值 <1/4.5,说明椎管有狭窄。

尽管 MRI 在反映颈椎骨性管道方面不如 CT 和 X 线片,但在描述压迫因素、反映椎管及内容物硬膜脊髓复合体及神经根的相互关系,尤其在显示脊髓受压状态和内部信号改变方面较其他检查方法灵敏。

MRI 多平面重建通过显示椎管的三维结构,了解椎管内外的解剖情况,更好地显示椎管狭窄:①椎管狭窄症的髓外改变。椎体、椎间关节增生、骨赘形成,椎间盘膨出或突出(图 8-5-1、图 8-5-2),黄韧带肥厚,后纵韧带钙化,硬膜囊前或侧后缘受压、变形,T_2WI 矢状面显示更佳;椎管内占位性病变或邻近结构的病变侵入椎管内。②椎管狭窄症的脊髓改变。脊髓受压、移位,脊髓内多节段信号异常,提示脊髓坏死、囊变,出血或空洞形成。

【诊断要点及鉴别诊断】

1. 椎间盘突出 MRI 可见到明显的椎间盘突出,而脊髓腹侧间隙、脊髓、脊髓背侧间隙及脊髓硬膜复合体矢状径均无明显缩小。当椎间盘突出压迫硬膜囊和脊髓时,可导致蛛

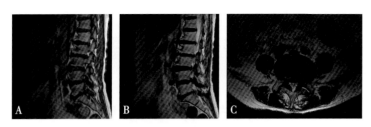

图 8-5-1 腰椎管狭窄

A、B. 矢状面 T_1WI、T_2WI；C. $L_{4\sim5}$ 椎间盘横断面 T_2WI，腰椎生理曲度变浅，$L_{4\sim5}$ 双侧黄韧带增厚，向前压迫马尾神经，椎管中央及侧隐窝均狭窄；$L_1\sim S_1$ 椎间盘向后突出，相应平面硬膜囊前缘压迫

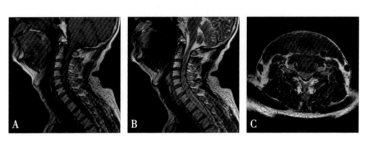

图 8-5-2 颈椎管狭窄

A、B. 矢状面 T_1WI、T_2WI，$C_{2\sim4}$ 椎体后缘见条带状长 T_1、长 T_2 信号，为增厚骨化的后纵韧带，硬膜囊前缘受压；C. $C_{6\sim7}$ 椎间盘横断面 T_2WI，椎间盘向后突出，双侧黄韧带增厚，椎管受压、变窄

网膜下腔变窄或消失，脊髓的受压变形及髓内信号异常，引起继发性椎管狭窄。

2. **脊椎后纵韧带骨化症** MRI 表现为椎体后方出现条状长 T_1、短 T_2 异常信号，压迫硬膜囊和脊髓。

3. **椎管内肿瘤** MRI 可见脊髓内或椎管内有异常信号病灶，大多数呈长 T_1、长 T_2 信号，Gd-DTPA 增强后，多数病灶可明显强化。

椎管狭窄的 MRI 影像学表现不难与以上几种疾病进行鉴别，但需要注意的是以上几种疾病部分合并椎管狭窄。临床上,部分患者影像学上即使有影像学的椎管狭窄,但并无相应的临床症状。因此,椎管狭窄需结合影像学检查及神经学检查来综合评价。

第六节 脊椎滑脱

脊椎滑脱(spondylolisthesis)是指一个椎体在其下方椎体的上面向前或向后移动。椎弓峡部裂(lumbar spondylolysis)是指椎弓峡部区域的骨质缺损和/或不连,在现有研究中有先天发育缺陷和创伤两种发病机制的学说。多数认为前者是主要机制,而创伤仅为其一种诱因。脊椎滑脱又分为真性和假性脊椎滑脱,前者由椎弓关节部的骨质缺损、分离,进而导致椎体向前滑动;而后者椎弓形态、结构完整,仅有椎体向前的移位。假性滑脱又称为退行性脊椎滑脱(degenerative spondylolisthesis)。

【临床与病理】

脊椎滑脱的病因包括:①创伤性;②先天性遗传因素;③疲劳骨折或慢性劳损;④退变性因素;⑤病理性骨折。最多见于第4~5腰椎,颈胸椎少见;约90%的椎弓峡部裂发生于第5腰椎,双侧多见。在生理载荷情况下,腰椎的关节突关节、周围韧带、完整椎间盘的纤维环等均维持着椎体相互间的正常位置关系,当其中任何一项或数项抗剪切力机制出现减弱或丧失时,都会导致腰骶部的结构不稳,进而产生了脊柱滑脱。椎弓峡部裂主要发生于上下关节突间的峡部,它被认为是椎体滑脱的前期病变,但椎弓峡部裂不一定伴随有脊柱滑脱。当发生崩裂滑脱时,局部形成的瘢痕、骨痂及纤维增生会导致神经根受到椎管侧方的压迫;部分患者的椎管矢状径会因椎管的折曲而狭小,从而其内部的硬脊膜囊及马尾神经会进一步受压;严重滑脱的患者甚至可出现神经根的牵拉。

下腰部进行性疼痛为其主要临床表现,同时可伴发单侧或双侧的下肢放射性痛,造成腰痛的另一个主要原因为脊柱失稳、椎弓峡部裂隙处的纤维组织所引起的神经根粘连或受压。

Meyerding 分级为我国常用的分级标准:将下位椎体的上缘等分为 4 等份,根据上位椎体相对于下位椎体向前滑移程度分为 4 度,即:

Ⅰ度:椎体向前滑动距离 < 椎体中部矢状径的 1/4;

Ⅱ度:椎体向前滑动距离 > 椎体中部矢状径 1/4,≤2/4;

Ⅲ度:椎体向前滑动距离 > 椎体中部矢状径 2/4,≤3/4;

Ⅳ度:椎体向前滑动距离 > 椎体中部矢状径的 3/4。

【MRI 表现】

矢状面 T_1WI 可显示上、下椎体滑脱的程度及硬脊膜囊和脊髓受压的情况。中线旁矢状面上可显示神经根在椎间孔内受压的程度。横断面 T_2WI 上可显示椎小关节排列失常和峡部的异常,但不如 CT 显示得清楚和确切。MRI 对峡部骨缺损显示敏感性较差,单纯观察骨缺损,约 1/3 的 MRI 可漏诊。

椎弓峡部崩裂面可见裂隙样低信号带,裂延至椎管,边缘不规则,呈锯齿状,同时峡部断裂面与椎小关节形成典型的“双关节征”;伴脊椎滑脱时,椎间盘表现为“夹心征”,椎管前后径增加,膨出的椎间盘后缘可看到下一椎体终板后缘,似双椎管;硬膜囊的前后被拉长,从而呈现为纺锤形;发生脊椎滑脱时常伴椎间隙狭窄、椎间盘变性所致的信号改变等。(图 8-6-1~ 图 8-6-4)

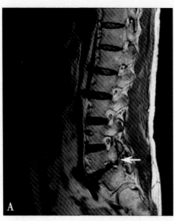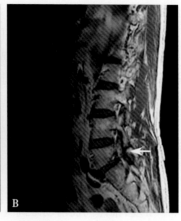

图 8-6-1　脊椎滑脱

患者男性,52 岁,腰痛 1 个月余。A、B. 腰椎矢状面 T_2WI、T_1WI 示 L_5 椎弓峡部断裂(箭),L_5 椎体向前 I 度滑脱

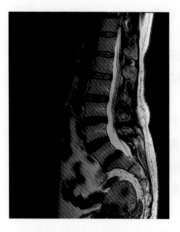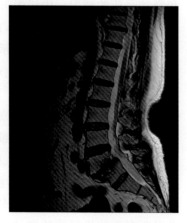

图 8-6-2　脊椎滑脱

腰椎矢状面 T_2WI 示 L_5 椎体向前 I 度滑脱

图 8-6-3　脊椎滑脱

腰椎矢状面 T_2WI 示 L_4 椎体向前 II 度滑脱

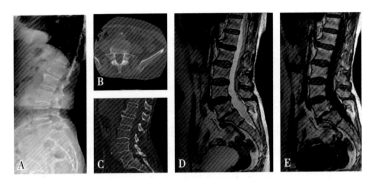

图 8-6-4　脊椎滑脱

患者女性,62 岁,腰痛 1 个月余,加重 10 天。A~E. 腰椎侧位 DR、腰椎平扫及 MRI 矢状面 T_2WI、T_1WI,示 L_5 双侧椎弓峡部断裂,L_5 椎体向前 I 度滑脱

第七节　脊　柱　创　伤

脊柱创伤是指脊柱受到直接或间接暴力所致的脊柱骨、关节或韧带伤,主要包括脊柱骨折和脊髓损伤,脊柱骨折临床分型为压缩性骨折、爆裂性骨折、安全带骨折及骨折脱位,其中以爆裂性骨折较常见,属于不稳定骨折,脊柱胸腰段为好发部位。

【临床与病理】

MRI表现能反映创伤的本质,从而预见相应的临床表现。MRI 图像出现脊髓和 / 或马尾明显异常信号时,临床多表现为不可逆的脊髓损伤症状,即截瘫或不全瘫痪。MRI 也可以在一定程度上反映脊髓损伤的病理表现。在 MRI 上,脊髓损伤的表现可分为急性期、亚急性期和慢性期。急性期表现为脊髓水肿、脊髓受压、脊髓断裂和髓内出血等。慢性期表现为蛛网膜炎、蛛网膜囊肿、脊髓软化、脊髓萎缩、脊髓病和椎管狭窄等。MRI T_2WI 可区分脊髓水肿和髓内出血,髓内水肿 T_2WI 呈局限性或弥漫性高信号,髓内出血 T_2WI 呈低信号,且随着血红蛋白的变化,髓内出血灶信号强度也有改变。

影像学表现也是指导胸腰椎骨折临床治疗的重要手段。基于影像学表现的胸腰椎损伤分型和严重评分(thoracolumbar injury classification and severity score,TLICS)有广泛的临床应用。TLICS 评分要求计算三个部分:脊柱骨折形态(压缩性骨折 1 分,爆裂性骨折 2 分,旋转型或移位骨折 3 分,分离性骨折 4 分),神经功能状态(无神经损害 0 分,神经根损伤或脊髓完全损伤 2 分,脊髓不完全损伤或者马尾神经综合征 3 分),后方韧带复合体完整性(完整 0 分,可疑损伤 2 分,损伤 3 分),三部分计分总和超过 4 分推荐手术,小于 4 分则推荐保守治疗,而等于 4 分时治疗策略则由外科医生决定。

【MRI 表现】

MRI 可准确判断脊柱骨折形态,根据 Armstrong-Denis 分类,将脊柱分为前柱(前纵韧带、椎体的前 1/2、椎间盘的前部)、中柱(后纵韧带、椎体的后 1/2、椎间盘的后部)、后柱(椎弓、黄韧带、棘间韧带)。损伤类型表现为:

(1) 压缩性骨折:椎体前柱受压,椎体前缘高度降低而中柱保持完好(图 8-7-1)。

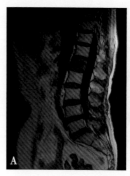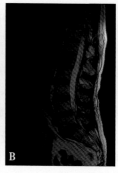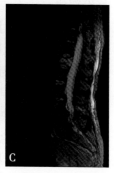

图 8-7-1　压缩性骨折

A~C. 矢状面 T_1WI、T_2WI、T_2WI 抑脂序列,L_1 椎体楔形改变,椎体后缘完整,呈 T_1WI 为低信号,T_2WI 及抑脂序列为高信号

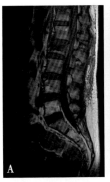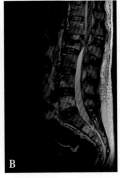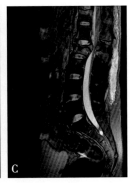

图 8-7-2　爆裂性骨折

A~C. 矢状面 T_1WI、T_2WI、T_2WI 抑脂序列,L_2 椎体爆裂性骨折,骨片部分分离,椎体向后移位,邻近椎管狭窄,L_2 椎体后缘呈等长 T_1WI 信号,长短 T_2WI 信号,抑脂序列为不均匀高信号

(2) 爆裂性骨折:脊柱前中柱受压爆裂,可合并椎弓根或椎板纵行骨折,椎体前后缘高度都降低,椎体前后径及椎弓根间距则增宽(图 8-7-2)。

(3) 后柱断裂:后柱受到较大张力断裂,棘间韧带或棘突水平横断,并延伸经椎板、椎弓根和椎体的水平骨折,因此累及中柱损伤(Chance 骨折)。

(4) 骨折脱位:脊柱三柱受屈曲、旋转或剪力作用完全断裂,前纵韧带可能保持完好(图 8-7-3)。

脊柱骨折 MRI 信号表现多样,压缩性骨折的骨折线处骨小梁镶嵌,骨密度增加,而相对氢质子减少,T_1WI 和 T_2WI 呈低信号;粉碎性骨折,骨折线处为出血、浆液性渗出物等成分,出血 T_1WI 为等信号,T_2WI 为高信号;嵌入组织为等信号;骨髓水肿 T_1WI 为低信号,抑脂序列上为高信号;若几种成分混合存在,则呈混合信号。

正常韧带及肌腱在 MRI 各序列上表现为连续低信号,损伤后表现为低信号连续性中断或出现异常信号,其原因主要是血

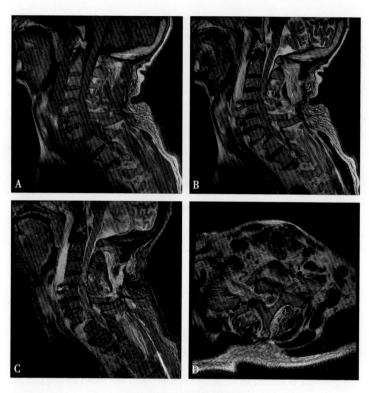

图 8-7-3 颈椎骨折脱位

A~C. 矢状面 T_1WI、T_2WI 序列、T_2WI 抑脂序列；D. T_2WI 横断面，C_7、T_1 椎体骨折，椎体分离、错位，T_1 椎体前方呈 T_1WI 低信号，T_2WI 高信号

液、组织液、组织水肿等多种成分的组合，常与骨折合并发生。

椎间盘损伤一般可见纤维环崩裂、髓核脱出或碎裂，表现为椎间盘体积增大，形态变扁，可有突出或膨出，在 MRI 上 T_2WI 为高信号，髓核脱出和纤维环崩裂除了与一般椎间盘突出表现相似外，在椎间隙周围还有髓核信号。

脊髓损伤表现复杂多样，一般表现为挫裂伤。椎管内血肿的 MRI 表现与一般血肿演变规律相似，超急性期呈等 T_1 长 T_2 信号，急性期为等 T_1 短 T_2 信号，亚急性期时出现短 T_1 长 T_2 信号，慢性期呈局限性脑脊液样信号,周围见短 T_2 信号影环绕。

【诊断要点及鉴别诊断】

创伤所致脊柱压缩性骨折多有明确外伤史,MRI 表现典型,但需与结核、骨质疏松、转移瘤及原发性肿瘤等原因所致的其他脊柱良恶性压缩相鉴别。

脊柱结核常表现为两个以上椎体的溶骨性骨质破坏,且伴有相邻椎间盘破坏及椎旁软组织内寒性脓肿形成,T_1WI 上为低信号,T_2WI 上为混杂高信号。

骨质疏松性椎体压缩性骨折是指由骨质疏松症导致椎体骨密度和骨质量下降、骨强度降低,在轻微外力甚至没有明显外力的作用下就发生的骨折,与暴力外伤所致的脊柱骨折 MRI 征象有部分重叠,鉴别需结合外伤史及骨质疏松病史诊断。

迟发性椎体压缩性骨折(Kummell 病)是一种特殊创伤性、迟发性改变,有三个临床特点:患者均有轻微的脊柱外伤史;之后均经过了数月或数年的无症状期;最后出现进行性疼痛性的脊柱后凸畸形。MRI 特征是压缩椎体内出现真空裂隙征(T_1WI 和 T_2WI 都呈低信号)或液体聚集征(T_1WI 和 T_2WI 都呈液体高信号)。

外伤所致的脊柱骨折,还需与转移瘤及原发性肿瘤所致的椎体恶性压缩相鉴别,有原发恶性肿瘤病史、出现椎弓根改变、硬膜外或椎旁软组织肿块、病灶跳跃性存在及病灶多位于椎体后部等提示脊柱恶性压缩可能。此外,增强 MRI 上出现水平带状强化则提示椎体良性压缩,而弥漫均匀或不均匀性强化则提示有椎体恶性压缩的可能性。

第八节　脊 柱 感 染

脊柱感染(spinal infections)主要是指椎间盘、椎体和椎体周围的软组织感染,通常是由特定的病原微生物所引起。脊柱感染分型方法有多种。依据病原微生物的不同类型,可分为化脓性、寄生虫性及肉芽肿性感染;依据感染途径不同,可分为直接接种导致的感染、术后手术部位的感染以及血源性感染;依据感染的原发部位不同,可分为椎间盘炎、脊柱骨髓炎以及硬膜外脓肿;依据病程的长短不同,可分为病程相对长而隐匿的脊柱结核和病程短的化脓性脊椎炎。临床上最常见的脊柱感染性病变分别为化脓性脊椎炎、结核性脊柱炎和布鲁氏菌脊柱炎。

【临床与病理】

脊柱感染多见于中老年男性及免疫抑制人群,其中饮酒、吸烟、静脉吸毒、感染、恶性肿瘤及系统性炎症是常见的患病高危因素。感染所累及脊柱部位、受累椎体节段数、不同病原体及病程长短不同与患者的临床表现不同有关,无明显特异性。脊柱感染发病早期症状比较隐匿,易忽视,在其发展阶段常容易发生恶化。常见临床症状为颈腰部或背部疼痛、发热,还包括恶心呕吐、食欲减退、体重减轻等等。结核性脊柱炎与布鲁氏菌脊柱炎临床症状较为相似,且都是由细菌引起的特异性脊柱感染。午后低热及盗汗是结核性脊柱炎患者的临床特点,部分患者还伴有结核病史。布鲁氏菌脊柱炎患者多为牧区居住、且有病畜接触史,常见症状多表现为持续性腰背痛及游走性、多发性肌肉和大关节痛。组织病理学检查目前已经被广泛应用于脊柱感染的诊断。中性粒细胞浸润为化脓性脊椎炎的病理学特点;淋巴细胞浸润、朗汉斯巨细胞、上皮样肉芽肿及干酪样坏死为结核性脊柱炎的病理学特点;淋巴细胞浸润、上皮样肉芽肿、死骨片及新生骨形成为布鲁氏菌脊柱炎的病理学特点。

【MRI 表现】

MRI 检查是目前能显示脊柱感染病变及病变累及范围的

最敏感方法,能发现 X 线、CT 影像表现为正常的早期脊柱感染性病变。MRI 能较为清晰地显示感染范围并定位感染灶,也能清楚地显示椎体周围软组织侵犯及腰大肌内脓肿、椎管内脓肿的范围及对脊髓神经根的压迫征象,能为临床提供更多的信息,对手术或内科治疗后的患者随访效果评价更准确。

1. 化脓性脊椎炎　多发生于腰椎,且椎体多见。根据受侵犯部位不同,化脓性脊椎炎可分为脊柱骨髓炎及椎间盘炎。因椎体及椎间盘常常同时受累,故二者通常不能明确区分,我们将以椎体病变为主的脊柱炎称之为脊柱骨髓炎,以椎间盘受累为主的脊柱炎称之为椎间盘炎。化脓性脊椎炎通常是由椎体终板下的骨松质逐渐进展至椎体中心,同时亦可破坏椎间盘而致使椎间隙变窄,邻近的椎体边缘也出现骨质破坏。化脓性脊椎炎的特征为脊柱破坏的同时病变周围亦发生修复,多表现为椎体的骨质硬化,且在椎旁及椎体前缘形成粗大的骨桥。亦可形成椎旁软组织脓肿,但通常小于结核形成的寒性脓肿。MRI 能显示脊柱炎的骨髓水肿,其在 T_1WI 上呈低信号,T_2WI 呈高信号,增强扫描呈不均匀强化。但 MRI 检查显示骨质破坏不如 CT,显示骨质硬化、骨赘及骨桥不及 X 线检查。(图 8-8-1)

2. 结核性脊柱炎　腰椎最常见,其次为胸椎和颈椎。MRI 表现与类型有关。①中心型(椎体型):好发于胸椎,表现为椎体内的骨质破坏。②边缘型(椎间型):腰椎结核多属此型。首先发生骨质破坏的为椎体边缘(前缘、上缘及下缘)的局部骨质,然后病变向椎体及椎间盘蔓延,其特征之一为椎间隙变窄。③韧带下型(椎旁型):多见于胸椎,通常病变先出现于前纵韧带、继而向下扩展,椎体前缘出现骨质破坏,而椎间盘完整。④附件型:较少见,主要以脊柱附件的骨质破坏为主,常跨越关节累及关节突。这些类型都可以产生椎旁冷

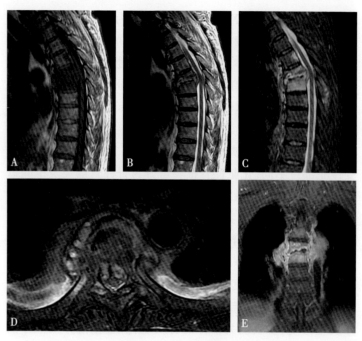

图 8-8-1　化脓性脊椎炎

A~E. 矢状面 T_1WI、T_2WI 序列、抑脂序列、横断面 T_2WI 序列和增强冠状面 T_1WI 序列示 T_7 椎体塌陷，T_7、T_8 椎体在 T_1WI 呈广泛低信号，T_2WI 呈稍高信号，抑脂序列呈广泛高信号，$T_{7/8}$ 椎间盘变形、破坏，相应节段脊柱后突，$T_{6~9}$ 椎旁脓肿形成；病理证实符合化脓性脊椎炎

脓肿，而且死骨比较少见。椎体及椎间盘受破坏，这种征象于 T_1WI 呈较低信号，T_2WI 上呈混杂高信号，增强检查呈不均匀强化。而肉芽肿性病变及脓肿均于 T_1WI 上呈低信号，T_2WI 上多呈混杂高信号，增强扫描强化方式多样，可呈均匀、不均匀或者环形强化，其特点为脓肿壁薄且均匀强化。一般脊柱结核椎旁异常软组织影与化脓性脊椎炎比较，前者较后面的面积要大，并易形成脓肿沿椎旁及腰大肌向下播散；较大范围的椎旁异常软组织密度影伴钙化，是脊柱结核与其他病变相鉴别的重要影像学征象（图 8-8-2）。

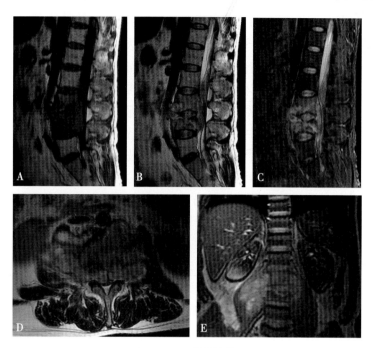

图 8-8-2　脊柱结核

A～E. 矢状面 T_1WI、T_2WI 序列、抑脂序列、横断面和冠状面 T_2WI 序列示 L_4 椎体变扁，L_3、L_4 椎体相对缘及前缘骨质破坏，椎间隙变窄，椎间盘被破坏，椎管内、双侧椎间孔及两侧腰大肌较大脓肿形成；病理证实腰椎结核

3. 布鲁氏菌脊柱炎　可侵犯脊柱任何部位，以腰椎多见；椎体侵犯呈不规则"虫蚀样"破坏，一般侵犯相邻两个椎体，少数为多个椎体受累，呈"跳跃性"改变，单个椎体受侵少见。椎间盘炎性改变多较轻微，髓核正常解剖层次消失，增强扫描后呈线样强化。椎间隙一般呈轻度狭窄，明显变窄者比较少见。病变在急性期时，椎体病变在 T_1WI 上呈低信号，T_2WI 上呈高信号；病变在亚急性期及慢性期时，受累的椎体在 T_1WI 和 T_2WI 上多呈不均匀信号，且在 T_1WI 的信号强度比急性期时高。布鲁氏菌脊柱炎早期时，肉芽组织

可能侵犯脊柱，在 T_1WI 上呈低或稍低信号，T_2WI 呈高信号，许莫氏结节样的骨质破坏为其特征性表现。MRI 抑脂像上病变多呈明显的高信号。脊柱旁脓肿可位于椎体的任何方位，当脓肿位于椎体后方时，可压迫硬膜囊，表现为椎管内硬膜外软组织异常信号，同时伴有硬膜囊受压的表现，在 T_1WI 呈低信号或中等信号，在 T_2WI 呈高信号，增强扫描强化明显。后期当椎管内硬膜外脓肿、破坏的椎间盘炎性肉芽组织形成后，其可凸入椎管和钙化的后纵韧带同时压迫脊髓。硬膜外脓肿可向后方压迫邻近硬脊膜囊，导致相应水平椎管狭窄，所对应的脊髓和神经受压，从而产生相应临床症状。

【诊断要点及鉴别诊断】

脊柱感染需与椎体终板炎、慢性肾脏疾病累及脊柱以及脊柱肿瘤等相鉴别。Modic Ⅰ型终板炎 MRI 表现与早期脊柱感染相似，均在 T_1WI 呈低信号、T_2WI 呈高信号，但前者椎体终板边界一般清晰，且椎间盘信号一般正常或偏低，后者椎间盘则多呈高信号。慢性肾脏疾病通常病史明确，累及脊柱多表现为椎间隙变窄、椎体软骨下骨质破坏及新生骨形成，椎间盘在 T_1WI 和 T_2WI 多呈低信号，且一般无椎旁软组织脓肿形成。

(查云飞　胡磊　曾菲菲　李莹　龚威　刘芳　王冰)

参 考 文 献

1. 贾宁阳,王晨光.脊柱影像诊断学.北京:人民军医出版社,2007.
2. 龚启勇,宋彬.3.0T 磁共振临床扫描指南.北京:人民卫生出版社,2010.
3. 白人驹.医学影像诊断学.北京:人民卫生出版社.
4. 秦世炳.重视各类脊柱感染性疾病的鉴别诊断与手术适应证.中国

防痨杂志,2018,40(5):441-443.

5. 刘历,杨艺.化脓性椎间盘炎的 MRI 表现及误诊分型.医学影像学杂志,2018,28(8):1359-1361.

6. 刘宇.脊柱结核与脊柱布鲁菌感染的临床分析.中国实用医药,2017,12(34):78-79.

7. 蓝旭,高杰,许建中,等.布氏杆菌性脊柱炎的影像学分型与治疗方案选择.中国骨与关节损伤杂志,2017,32(1):40-43.

8. 薛明,谢汝明.布氏杆菌脊柱炎的 MRI 诊断.临床放射学杂志,2017,36(9):1307-1310.

9. 杨斌,李森华,周光钊,等.骶尾骨发育不全的 MRI 诊断.临床放射学杂志,2002,21(11):916-917.

10. 姚建,赵斌,杨贞振,等.磁共振对脊柱先天畸形的诊断价值.中国医学影像技术,1995,11(3):201-202.

11. 丁悦,张嘉,岳华,等.骨质疏松性椎体压缩性骨折诊疗与管理专家共识.中华骨质疏松和骨矿盐疾病杂志,2018,11(5):425-437.

12. 相世峰,杨素君,王玉方.脊柱损伤的 MRI 诊断价值.中国 CT 和 MRI 杂志,2014,12(7):93-95.

13. 张嘉男,杨光,高林,等.Kümmell 病的影像学研究进展.实用骨科杂志,2016,22(4):339-342.

14. 霍志毅,高树明,李大胜,等.多层螺旋 CT 和 MRI 在鉴别新旧胸腰椎压缩性骨折中的作用.中华放射学杂志,2008,42(1):75-79.

15. 王云钊,梁碧玲.中华影像医学·骨肌系统卷.第 2 版.北京:人民卫生出版社,2012.

16. 胡春洪,汪文胜,方向明.MRI 诊断手册.第 2 版.北京:人民军医出版社,2015.

17. 刘汝落.腰椎管狭窄症.中国矫形外科杂志,2004,12(19):1514-1516.

18. 周秉文.退变性腰椎椎管狭窄症.颈腰痛杂志,2004,25(1):54-58.

19. 陈兴灿,刘乃芳,李晓红,等.MRI 和 CT 椎间盘造影对腰椎间盘破裂诊断的比较研究.中华放射学杂志,2005,39(11):1161-1164.

20. 王琳,林志艳.腰椎间盘退变在腰椎滑脱中 CT、MRI 的改变及临床意义.医学影像学杂志,2017,27(8):1565-1567.

21. Chaturvedi A,Klionsky N B,Nadarajah U,et al. Malformed vertebrae:a

clinical and imaging review. Insights Imaging,2018,9(3):343-355.

22. Emch T M,Modic M T. Imaging of lumbar degenerative disk disease: history and current state,Skeletal Radiol,2011,40(9):1175-1189.

23. Pneumaticos S G,Karampinas P K,Triantafilopoulos G,et al. Evaluation of TLICS for thoracolumbar fractures. Eur Spine J,2016,25(4):1123-1127.

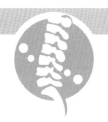

第九章

血液系统常见病变

第一节　MRI 检查方法

MRI 检查是显示骨髓及其病变最敏感的影像学检查方法,全身 MRI 可一次显示人体大部分骨髓。临床常用的骨髓 MRI 扫描序列包括 T_1WI-FSE 序列、T_2WI-FSE 序列、STIR、对比增强扫描等。随着 MRI 检查技术的进步,MRI 骨髓定量或半定量技术逐步应用于骨髓病变的临床或科学研究中,包括扩散加权成像、基于体素内不相干运动(intravoxel incoherent motion,IVIM)所生成的定量参数——可用于观察骨髓疾病的治疗效果;动态增强扫描——可用于评估骨髓微循环灌注;化学移位成像(chemical shift,CS)——可获得同相位与反相位的 MRI 图像,用于准确评估一定体积骨髓内脂肪和水的含量;磁共振波谱分析(magnetic resonance spectroscopy,MRS)——可定量分析骨髓疾病的物质代谢。

第二节　骨髓的正常 MRI 表现

依据骨髓成分不同,将其分为红骨髓和黄骨髓。红骨髓含脂肪、水、蛋白质的比例约为 40∶40∶20,黄骨髓则为 80∶15∶5。新生儿大部分骨髓为红骨髓,随年龄增长,四肢骨骨髓自远端向近端逐渐转变为黄骨髓;到青春期,仅中轴骨和股骨、肱骨干骺端有红骨髓分布,成年后上述部位均可转变为黄骨髓。新生儿期红骨髓在 T_1WI 上信号强度等于或低于肌肉,儿童期和成人红骨髓信号高于肌肉而低于脂肪,红骨髓在 T_2WI 上信号强度类似于皮下脂肪,在脂肪抑制序列上呈等偏高信号或等信号。黄骨髓信号与脂肪相似,在 T_1WI 和 T_2WI 上均为高信号,在脂肪抑制序列上为低信号(表 9-2-1、图 9-2-1)。

表 9-2-1　正常骨髓 MRI 信号强度

骨髓种类	T_1WI	T_2WI	T_2WI-FS
红骨髓	等于或低于肌肉(新生儿期)	类似于皮下脂肪	等偏高信号
	高于肌肉而低于脂肪(儿童期和成人)		等信号
黄骨髓	高信号	高信号	低信号

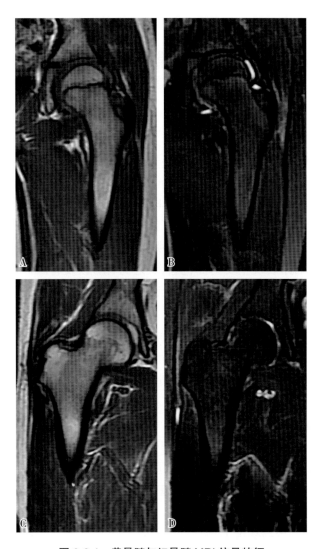

图 9-2-1 黄骨髓与红骨髓 MRI 信号特征

A、B. 正常小儿股骨干骺端 T_1WI 及 T_2WI-FS,干骺端骨髓为红骨髓,信号特征为 T_1WI 高于肌肉而低于脂肪,T_2WI-FS 为等偏高信号;C、D. 正常成人股骨干骺端 T_1WI 及 T_2WI-FS,骨髓腔内分布黄骨髓,信号特征类似于脂肪,T_1WI 高信号,T_2WI-FS 呈低信号

第三节 血液系统常见病变的 MRI 表现

一、红细胞系统疾病

(一) 缺铁性贫血

【临床与病理】

缺铁性贫血(iron deficiency anemia,IDA)系多种原因引起体内贮存铁缺乏,使血红蛋白合成减少所致的小细胞低色素性贫血。实验室检查,血红蛋白和红细胞数分离,前者降低显著低于后者;血清铁浓度明显减低,总铁结合力增高。

临床表现主要为面色苍白、乏力、消瘦、发育障碍、智力低下、口腔炎胃炎、脱毛、指甲无光泽或反甲、肝脾大等。

【MRI 表现】

MRI 可以非常敏感地显示贫血骨髓改变。在 T_1WI 上骨髓表现为均匀低信号,T_2WI 脂肪抑制序列上为均匀等或稍高信号。幼儿由于红骨髓向黄骨髓的转变过程未完成,贫血后MRI 骨髓信号改变不明显。

【诊断要点及鉴别诊断】

缺铁性贫血主要依靠临床和实验室检查来诊断。MRI检查时发现上述信号特点,则可提示本病。需要与其他类型贫血、白血病、骨髓增生异常综合征等疾病鉴别。

(二) 再生障碍性贫血

【临床与病理】

再生障碍性贫血(aplastic anemia,AA)简称再障,是由于原因不明或化学、物理、生物等因素或免疫功能异常,导致骨髓造血干细胞和 / 或微环境损害,骨髓中各细胞系增生低下,表现为外周血全血细胞减少引起的相关临床综合征。

AA 的临床表现为不同程度贫血、反复出血、发热和感染。

部分患者可出现黄疸、腹痛、脾大及血红蛋白尿等症状体征。

【MRI 表现】

与正常骨髓不同,再障骨髓 MRI 表现具有特异性。因全身红骨髓量减少,红骨髓被脂肪组织所取代,T_1WI 呈弥漫性均匀高信号,T_2WI 呈中等高信号(图 9-3-1),STIR 序列为明显低信号。此信号特点是骨髓造血功能衰竭的特征性表现。部分患者在 T_1WI 高信号的背景下可见大小不一、散在分布的灶状或结节状低信号,代表红骨髓残留或 AA 治疗后红骨髓增生,又称为造血组织岛。

【诊断要点及鉴别诊断】

贫血、反复出血、发热和感染等临床症状,骨髓检查表现为骨髓增生极度低下、骨髓造血功能衰竭,典型的 MRI 特征为 T_1WI 呈弥漫性均匀高信号,T_2WI 呈中等高信号,STIR 序列为明显低信号,有助于临床诊断。本病需与放疗、化疗后骨髓抑制及其他全血细胞减少疾病(急性造血功能停滞、骨髓异常增生综合征、恶性组织细胞病等)相鉴别,前者多具有明确的放化疗病史,后者的 MRI 表现多不具特异性,易于鉴别。

(三) 骨髓增生异常综合征

骨髓增生异常综合征(myelodysplastic syndrome,MDS)是一种起源于造血干细胞的异质性髓系克隆性疾病,主要特征为骨髓和外周血细胞发育异常,为骨髓病态、无效造血,导致贫血、白细胞减少或血小板减少。部分 MDS 患者可转化为急性白血病,以急性髓系白血病为主。

【临床与病理】

MDS 病因和发病机制仍不明确,可见于放射线、有机毒物的接触者。主要见于 60 岁以上老年患者。典型的临床表现为慢性进行性贫血,易反复感染,可有肝脾大。骨髓象示骨髓增生多明显活跃,偶有极度活跃或增生减低,粒/红细胞比减低或倒置,骨髓病态造血是 MDS 的特征。

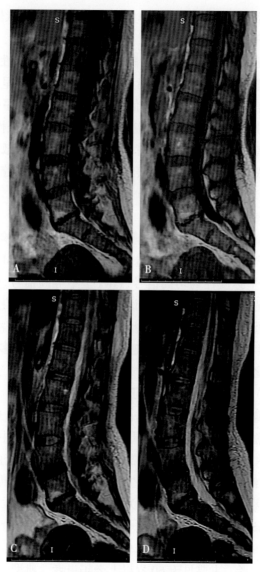

图9-3-1 再生障碍贫血

A、B. T₁WI腰椎呈弥漫性高信号,其内可见散在、大小不一的灶状低信号,代表红骨髓残留;
C、D. T₂WI呈中等高信号

【MRI 表现】

MDS 在 T_1WI 上表现为等或偏低信号病灶，T_2WI 上为高信号病灶，T_2WI 脂肪抑制序列表现为明显高信号病灶（图 9-3-2），病灶形态可为多发性小结节、多发性不均匀斑片状、均匀对称性弥漫性病灶等。

【诊断要点及鉴别诊断】

MDS 的 MRI 表现缺乏特异性，确诊需要靠血象和骨髓象、基因检测等。骨髓 MRI 可帮助临床无创性大范围评估病变的范围，也可用于疗效评价。本病需与白血病、淋巴瘤、多发性骨髓瘤等骨弥漫、多发性浸润性疾病相鉴别，但这些疾病的 MRI 表现相近，MRI 无法有效鉴别。

（四）地中海贫血

地中海贫血（mediterranean anemia）又称海洋性贫血，是人类遗传性血红蛋白（Hb）病的一种类型，该病是由于人类珠蛋白基因的先天性缺陷而导致相应的珠蛋白链合成不足或完全缺如，形成 Hb 的 α 链与非 α 链比例失衡，从而使患者产生中度或严重的溶血性贫血表现。多为常染色体隐性遗传。

【临床与病理】

地中海贫血好发于儿童，全身多器官均可受累，以骨骼和骨髓改变较为突出，肝、胰、脾、心也有改变。由于地中海贫血为溶血性贫血，可使骨髓增生极度活跃，可致网状内皮系统增生和髓外造血，出现骨骼发育障碍，骨髓腔膨大，骨质钙化不良。依据临床表现，地中海贫血分为轻型、中间型和重型。临床表现为不同程度的脸色苍白、黄疸、发育落后、智力发育障碍、肝脾大等，其特殊表现有：头大、眼距增宽、马鞍鼻、前额突出、两颊突出，其典型的表现是臀状头，长骨可骨折。

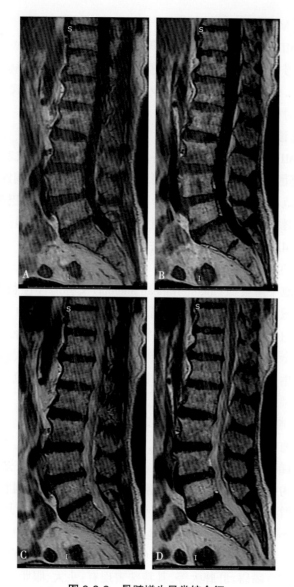

图 9-3-2 骨髓增生异常综合征

A、B. 腰椎多个椎体 T_1WI 表现为多发不均匀斑片状等或偏低信号病灶;C、D. T_2WI 病灶表现为高信号

【MRI 表现】

可显示骨骼形态改变,轻型地中海贫血骨骼改变不明显,中间型和重型地中海贫血可见四肢长骨粗短、骨质密度减低、髓腔扩大;颅骨板障增宽、内、外板变薄,骨小梁增粗,若出现与内板垂直的"头发样骨针"具有一定的特征性;短骨膨大、肋骨宽大、脊椎鱼脊样变扁等骨骼形态改变;各型地中海贫血均可有 MRI 信号异常,脊椎、骨盆、股骨骨髓 T_1WI 信号减低,低于周围骨骼肌和脊髓、椎间盘信号,轻型骨髓 T_2WI 信号改变可不明显,若有铁沉积可表现为低信号;MRI 还可显示髓外造血征象及继发性改变。

【诊断要点与鉴别诊断】

根据临床特点和实验室检查,结合阳性家族史,一般可做出诊断。有条件时可做基因诊断。本病需与溶血性贫血、骨髓纤维化、白血病等疾病相鉴别。

二、白血病

白血病(leukemia)是一组异质性恶性克隆性疾病,造血干细胞/祖细胞突变引起的造血系统恶性肿瘤。其主要表现为白血病细胞在骨髓和其他造血组织中大量增殖,使正常造血受抑制并浸润其他器官和组织。根据白血病细胞的分化成熟程度和自然病程,将白血病分为急性和慢性两大类。

由于白血病的病理改变首先发生于造血组织,尤其是骨髓,故所造成的骨髓改变常早于周围血象改变,甚至早 2~3 个月。因此,影像学检查对白血病早期确诊及治疗具有重要意义。

(一) 急性白血病

根据主要受累的细胞系列,可将急性白血病(acute leukemia, AL)分为急性淋巴细胞白血病(acute lymphoblastic leukemia, ALL)和急性髓系白血病(acute myelogenous leukemia,

AML)。ALL 通常见于儿童,AML 主要发生在成人。

【临床与病理】

AL 的细胞分化停滞在较早阶段,多为原始细胞及早期幼稚细胞,病情发展迅速,自然病程仅几个月。AML 与 ALL 的病理改变相似。

AL 起病急缓不一。急者可以是突发高热起病,类似"感冒",也可以是严重的出血。缓慢者脸色苍白、皮肤紫癜,月经过多或拔牙后出血难止而就医时发现。AL 常见的症状和体征包括发热、感染、出血、贫血、肝脾及淋巴结肿大、骨痛和关节积液等。

【MRI 表现】

AL 主要侵犯中轴骨、股骨和肱骨近端等红骨髓分布区。在 T_1WI 上骨髓组织被白血病肿瘤细胞取代,呈弥漫性低信号,一般低于椎间盘或肌肉;T_2WI 上骨髓中的肿瘤细胞呈高信号,不易与正常骨髓高信号区分,在临床上易被忽略;在 T_2WI 脂肪抑制像上,病变骨髓多呈均匀弥漫性分布的高信号,其中有部分低信号,代表残留黄骨髓;增强扫描骨髓病变信号均匀强化(图 9-3-3)。

【诊断要点及鉴别诊断】

临床表现为骨痛、贫血、反复感染;MRI 显示局限性或弥漫性骨髓异常增生和浸润。AL 的确诊要依靠骨髓病理学检查。需与骨转移瘤和多发性骨髓瘤相鉴别。骨转移瘤多有明确原发病史,一般呈多灶性骨质破坏,常累及椎体附件,形成软组织肿块。多发性骨髓瘤可累及多处骨骼,呈穿凿样骨质破坏;患者尿液中本周蛋白阳性。

(二) 慢性白血病

慢性白血病(chronic leukemia,CL)根据肿瘤细胞的起源,分为慢性髓系白血病(chronic myelogenous leukemia,CML)和慢性淋巴细胞白血病(chronic lymphoblastic leukemia,CLL)。

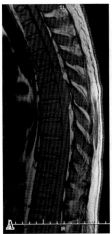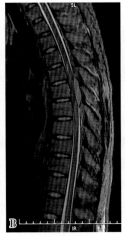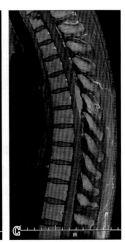

图9-3-3 急性髓系白血病

A. T₁WI显示胸椎信号弥漫性减低，T₅~₇水平椎管内可见梭形呈等信号病灶，为白血病髓外浸润；B. T₂WI脂肪抑制序列上胸椎呈均匀弥漫性分布的高信号，其中有部分低信号，髓外浸润病灶呈等信号；C. 增强扫描胸椎及髓外浸润病灶均呈明显强化

CML是发生在多能造血干细胞的恶性骨髓增生性肿瘤，主要涉及髓系。CLL是进展缓慢的B淋巴细胞增殖性肿瘤，以外周血、骨髓、脾脏和淋巴结等淋巴组织中出现大量克隆性B淋巴细胞为特征。

【临床与病理】

CL的基本病理改变为白血病细胞分化停滞在较晚阶段，多为较成熟幼稚细胞或成熟细胞浸润并替代正常组织，多见于脊柱、骨盆等富含红骨髓的中轴骨部位，严重者可广泛侵犯黄骨髓。CL可发生于各个年龄段，常见于中老年，男性多于女性。CL常慢性起病，早期常无明显自觉症状，随病情进展，出现低热、体重减轻等症状，体检脾脏可明显肿大，部分患者可出现关节疼痛、出血等。

【MRI 表现】

CL 早期病变 MRI 表现为局灶性骨髓浸润,累及范围较 AL 小,加速期或急性变期,骨髓浸润范围扩大,红、黄骨髓均可受累,T_1WI 为低信号,T_2WI 脂肪抑制为稍高信号(图9-3-4)。

【诊断要点及鉴别诊断】

MRI 可显示骨髓浸润的程度和范围,缺乏特异性。CL 的确诊主要依赖实验室检查和骨髓活检。本病需与地中海贫血、骨转移瘤、多发性骨髓瘤等疾病相鉴别。地中海贫血具有特征性的 X 线表现,包括长骨骨质疏松、髓腔扩大、变形、椎体鱼椎状变形、骨小梁增粗呈网格状、颅骨板障增宽、板障间反射状骨针;T_1WI 均匀低信号,T_2WI 或 $T_2WI\text{-}FS$ 呈均匀等或低信号。

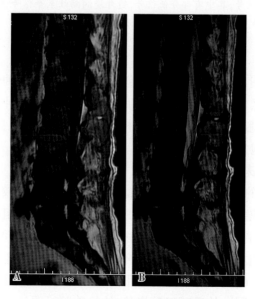

图 9-3-4　慢性淋巴细胞白血病
A. T_1WI 腰椎椎体呈混杂低信号;B. T_2WI 腰椎等高信号

三、其他血液及造血系统疾病

（一）血友病

血友病（hemophilia）是一组因遗传性凝血活酶生成障碍引起的出血性疾病，是 X 连锁隐性遗传病。血友病以家族史、幼年发病、自发或轻度外伤后出血不止、血肿形成及关节出血为特征。

【病理与临床】

血友病主要临床表现为出血，好发于儿童和男性。骨骼和肌肉系统是常见出血部位，主要表现为肌肉内、骨膜下和关节内自发性出血和外伤后出血不止，好发于膝关节，其次为踝关节，髋、肘、肩、腕关节较少受累。

关节内多次出血导致血友病性关节炎。早期病理变化主要为滑膜增生，吞噬细胞内含铁血黄素沉着，血管周围局灶性炎性细胞浸润，关节软骨面可有血管翳形成；后期出现骨软骨损害，形成软骨下囊肿，负重关节面塌陷，关节内积血逐渐吸收、机化、骨质吸收，骨质修复增生硬化，导致关节纤维强直或骨性强直，关节损毁。

【MRI 表现】

血友病性关节炎 MRI 表现与出血时间有关。MRI 急性期出血不敏感，但对慢性出血敏感。急性出血在 T_1WI 为高信号，含铁血黄素沉着为低信号，在梯度回波序列更明显。同时，MRI 可显示增厚滑膜、关节软骨损害、软骨下囊肿、关节面下骨质破坏、关节面硬化增生及骨赘形成，严重者关节变形、脱位和强直。增强扫描可显示病变的受累范围，关节腔内积血和积液无明显强化，增生的滑膜及处于炎性期的骨质侵蚀明显强化（图 9-3-5）。

【诊断要点及鉴别诊断】

家族史、轻微外伤引起出血，凝血因子抗原及活性的检

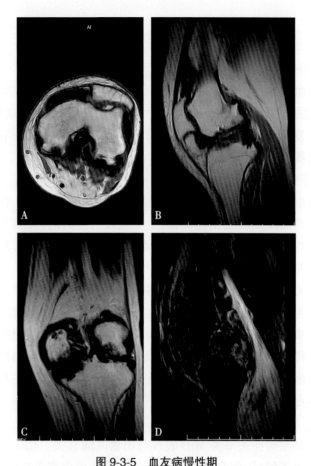

图 9-3-5 血友病慢性期

A. 髌股关节对位异常;B~D. 左膝关节间隙变窄,关节面不整齐,可见骨侵蚀和骨质增生,呈骨性强直改变,关节腔内见不规则含铁血黄素沉积,呈长 T_1 短 T_2 信号影

查是确诊血友病的可靠依据。本病需与色素沉着绒毛结节性滑膜炎(pigmented villonodular synovitis,PVNS)鉴别,PVNS常表现为单关节肿痛,好发于膝关节、髋关节及腕关节,青壮年多见,病程缓慢。增生的滑膜呈结节样软组织信号,或为

不均匀肥厚的滑膜伴积液。T_1WI 上为低信号，T_2WI 为不均匀高信号，如结节内含铁血黄素多则表现为低信号。增强扫描滑膜呈明显强化。

(二) 原发性骨髓纤维化

原发性骨髓纤维化（primary myelofibrosis，PMF）又称骨髓纤维化、髓样化生或骨硬化型贫血，是原因不明的以骨髓弥漫性成纤维组织增生、巨核细胞和骨髓细胞增生和髓外造血为特点的克隆性慢性骨髓增生疾病。发病年龄大多超过50 岁，起病隐匿，呈进行性贫血、乏力和脾大。

【临床与病理】

PMF 临床表现为进行性贫血，外周血中出现不同成熟度的幼稚红细胞，肝脾大及不同程度骨质硬化改变，分为纤维化前期、纤维化期、骨硬化期三期。骨髓抽吸时往往出现"干抽"现象，骨髓涂片大多显示造血组织增生低下，有不同程度的骨质硬化性骨髓象，胶原和网状纤维组织增生改变。

【MRI 表现】

早期纤维化组织代替正常骨髓组织，表现为腰椎、髂骨、股骨中上段髓内 T_1WI、T_2WI 弥漫性或灶性低信号（图 9-3-6）。增生的纤维组织磁化率高，在 T_2*WI 上呈明显低信号，有助于对病变范围的观察。肝脾大常见，无特异性。

【诊断要点及鉴别诊断】

骨髓在任何 MRI 序列，特别是 T_2WI 上呈弥漫性低信号，全身骨髓对称性弥漫性骨硬化；肝脾大等有助于临床诊断。PMF 确诊依赖于骨髓活检。

PMF 需与继发骨髓纤维化、石骨症、氟骨症相鉴别。继发骨髓纤维化常继发于骨髓增生性疾病、急 - 慢性白血病、恶性肿瘤晚期、慢性肾功能不全及骨髓瘤、淋巴瘤等，依靠影像学表现鉴别缺乏特异性，密切结合病史及骨髓活检以资鉴别。石骨症：全身各骨均匀一致骨密度增高与 PMF 相

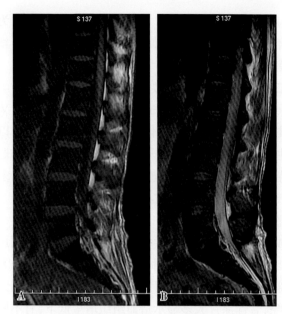

图 9-3-6　原发性骨髓纤维化

A. T₁WI 腰椎呈弥漫性低信号；B. T₂WI 腰椎呈灶性低信号

似，但石骨症病灶无骨小梁，长骨和扁骨均可见"骨中骨"表现，椎体呈夹心椎改变。氟骨症：全身各骨均匀一致骨密度增高与 PMF 相似，但氟骨症同时伴发有肌腱、韧带、关节囊广泛钙化，有牙齿改变及接触氟的理化环境为主要鉴别点。

（三）戈谢病

戈谢病（Gaucher disease，GD）是较常见的溶酶体贮积病，为常染色体隐性遗传病。GD 是由于葡萄糖脑苷脂酶基因突变，导致该酶的转运障碍及错折叠，使葡萄糖脑苷脂酶活性降低，残余酶活性多只为正常的 5%~25%，造成底物葡萄糖脑苷脂在巨噬细胞溶酶体中贮积，形成典型的贮积细胞即"戈谢细胞"，主要累及肝、脾、血液、骨骼等系统，也可累及淋巴、肺脏、皮肤、眼睛、肾脏等。

【临床与病理】

本病主要脏器表现为肝脾大,尤以脾大显著,可伴脾功能亢进,甚至出现脾梗死、脾破裂等。主要血液学表现为贫血及血小板减少,实验室检查有血红蛋白水平下降、血小板计数减低,可伴有凝血功能异常。患者可有面色苍白、疲乏无力、皮肤及牙龈出血、月经量增多,甚至有危及生命的出血现象。

多数患者有骨骼受侵,但轻重不一。主要病理改变为戈谢细胞对骨和骨髓浸润,逐渐形成巢状、团块状,即 Gaucher瘤,导致骨缺血、梗死和骨髓扩大,晚期可出现骨髓纤维化和骨化。

【MRI 表现】

肝脾大常见,MRI 表现无特异性。脊柱、骨盆、肋骨及长骨骨髓受累后,MRI 表现与戈谢细胞的含量有关,在 T_1WI 和 T_2WI 不均匀粗颗粒状低信号,以股骨最为明显。若 T_2WI 脂肪抑制序列病变信号强度高于正常骨髓,则提示骨髓腔内存在缺血坏死伴静脉梗死性水肿,及戈谢病引起的骨髓危象。发生骨坏死时,T_2WI 表现为"双线征",呈典型地图样外观。

【诊断要点及鉴别诊断】

如患者出现不明原因的肝脾大、贫血、血小板减少、骨痛等临床表现以及骨髓涂片发现戈谢细胞,应怀疑戈谢病。患者外周血白细胞或皮肤成纤维细胞中葡萄糖脑苷脂酶活性明显降低至 < 正常值的 30% 时,可确诊戈谢病,是诊断戈谢病的"金标准"。本病需与白血病、淋巴瘤、多发性骨髓瘤、尼曼匹克病等疾病相鉴别。

（牛金亮　石瑞）

参 考 文 献

1. 程晓光,崔建岭.肌骨系统放射诊断学.北京:人民卫生出版社,2018.

2. Brian Y Ch,Kara G G,Susan L R,et al. MR Imaging of Pediatric Bone Marrow. Radio Graphics,2016,36(6):1911-1930.

3. Higgs D R,Gibbons R J.The molecular basis of α-thalassemia:a model for understanding human molecular genetics.Hematol Oncol Clin North Am,2010,24(6):1033-1054.

4. 陈克敏,陆勇.骨与关节影像学.上海:上海科技出版社,2015.

5. 龚洪翰,曾献军,何来昌.骨骼肌肉病变CT与MR对比临床应用.北京:人民卫生出版社,2014.

6. 宋英儒,黄仲奎,龙莉玲,等.原发性骨髓纤维化腰椎和骨盆的MRI和X线诊断探讨.中华放射学杂志,2002,7(36):633-636.

7. Guggenbuhl P,Grosbois B,Chalès G.Gaucher disease.Joint Bone Spine,2008,75(2):116-124.

8. 中华医学会儿科学分会遗传代谢内分泌学组,中华医学会儿科学分会血液学组,中华医学会血液学分会红细胞疾病(贫血)学组.中国戈谢病专家共识(2015).中华儿科杂志,2015,53(4):256-261.

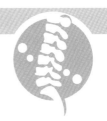

第十章

软组织病变

第一节　MRI 检查方法

　　对于软组织病变的诊断,MRI 的成像序列包括 SE、FSE、GRE、IR、FLASH 等。不同病灶部位,可以选择冠状面、矢状面及横断面成像,常用序列包括 T_1WI、T_2WI、T_2WI 脂肪抑制序列,以及静脉注射造影剂后行脂肪抑制 T_1WI 序列。

第二节　软组织病变的 MRI 表现

一、脂肪瘤

　　脂肪瘤(lipoma)是一种常见的软组织良性肿瘤,好发年龄 40~60 岁,可发生于任何有脂肪的部位,如肩部、背部、臀部、四肢、腰腹部皮下等。

　　【临床与病理】

　　脂肪瘤一般不引起症状,如果深部肿瘤压迫神经,可引起相应症状。脂肪瘤很少发生恶变,手术可以完全切除。大体病理上观察,脂肪瘤边界清楚,切面呈黄色油脂样。镜下肿瘤由大片成熟脂肪细胞构成,由纤维性间质分隔成大小不等的小叶。肿瘤细胞与周围脂肪组织基本相同,细胞间可见少量黏液样基质和较丰富的胶原纤维。肉眼观察,灰黄色的区域镜下主要为成熟的脂肪细胞,灰白色区域主要由纤维性及少量成熟的脂肪细胞所组成。间质细胞核无异型性,细胞排列规则,胞质内无脂滴,可形成胶原纤维。肌内脂肪瘤和肌间脂肪瘤有肌肉附着在肿瘤表面,肌内脂肪瘤可以与周围骨骼肌界限清楚,也可以呈浸润性生长并包裹萎缩的骨骼肌。

【MRI 表现】

脂肪瘤在 T_1WI、T_2WI 上均显示为均匀的高信号病灶(图10-2-1)。脂肪抑制序列显示为低信号,该序列对于脂肪瘤的鉴别诊断很有帮助,因为血肿在 T_1WI 和 T_2WI 上也可以表现为高信号,但是在脂肪抑制序列信号不会被抑制,仍为高信号。脂肪瘤多有完整包膜,呈典型良性肿瘤表现,边缘光滑,信号均匀,增强扫描一般无明显强化。脂肪瘤内部可有纤细纤维分隔,厚度常 <2mm。多数软组织内脂肪瘤易于诊断,少数表现不典型,需与脂肪肉瘤鉴别。

【诊断要点与鉴别诊断】

脂肪瘤 MRI T_1WI 与皮下脂肪类似呈高信号,T_2WI 呈中高信号,瘤内薄层纤维间隔呈低信号,脂肪抑制序列肿瘤信号减低。

脂肪瘤需要与脂肪肉瘤、瘤样脂肪增生、畸胎瘤等含有脂肪成分的肿瘤进行鉴别。高分化脂肪肉瘤是脂肪瘤需要鉴别的重点,分化好的脂肪肉瘤往往能显示肿瘤内部间隔增厚 >3mm 或有厚薄不均和小结节样表现,包膜可有不规则增厚,脂肪抑制增强扫描病变内部可出现局灶性强化区。瘤样脂肪增生无包膜和明确边界,两侧对称,一般无占位效应。

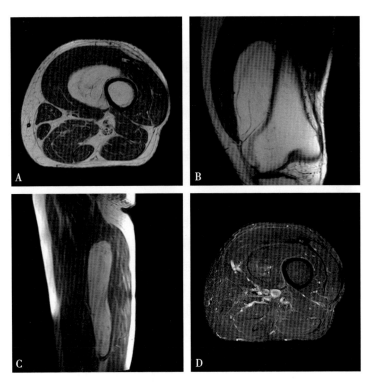

图 10-2-1　大腿脂肪瘤

患者男性,41 岁,右大腿肿块 12 年。A~C. MRI 横断面、冠状面及矢状面 T_1WI 序列示病变呈均匀高信号,内部有纤细分隔;D. 脂肪抑制 T_1WI 序列示病变呈低信号,与皮下脂肪信号相近

软组织内畸胎瘤少见,畸胎瘤除了可含有脂肪成分外,多含有骨骼、钙化和其他软组织成分。

二、脂肪肉瘤

脂肪肉瘤(liposacroma)占所有软组织肉瘤的 20%~35%,是人体最常见的原发软组织肉瘤。患者以男性略多,发病高峰 40~60 岁,20 岁以前发病者很少,10~15 岁年龄组发病类型几乎都是黏液型脂肪肉瘤,5 岁以下的患者更为罕见。

【临床与病理】

脂肪肉瘤病程多为几个月至几年,10%~15% 患者出现疼痛及功能障碍等症状。脂肪肉瘤起源于间充质细胞而不是成熟的脂肪细胞,瘤体较大,有假包膜,呈浸润性生长,体积较大者可继发出血、坏死、囊性变。脂肪肉瘤通常分为四种组织学类型:高分化、黏液样、去分化及多形性。

高分化脂肪肉瘤体积多较大,形态不规则,部分有不完整包膜,切面呈淡黄色,局部区域可见出血、坏死。复发肿瘤"鱼肉样"区域增加;复发或病变后期可向其他类型脂肪肉瘤转变;可分为脂肪瘤样型、硬化性、梭形细胞型及炎症型四种亚型。黏液样脂肪肉瘤低倍镜下肿瘤呈结节状或分叶状生长,肿瘤细胞由圆形、卵圆形或短梭形原始间叶细胞和分化程度不等的脂肪母细胞构成,含有较多的黏液基质与纤维间隔,间质内的薄壁毛细血管网呈丛状、分支状或鸡爪样是特征形态之一,部分病例中可见原始间叶细胞向脂肪母细胞分化过程。去分化脂肪肉瘤是一种从高分化脂肪肉瘤向不同分化程度的非脂肪性梭形细胞肉瘤移行的恶性脂肪细胞性肿瘤,瘤体通常较大,常有假性包膜,瘤细胞常穿越假性包膜,也可在肿瘤周围出现卫星结节。多形性脂肪肉瘤常见于腹膜后,恶性度高,由数量不等的多形性脂肪母细胞和多形性肉瘤细胞组成。

【MRI 表现】

脂肪肉瘤呈分叶状,边界不清,信号不均匀。根据组织成分不同其信号有所不同,分化良好者 T_1WI、T_2WI 呈高信号,分化不良者 T_1WI 呈低信号或等信号,T_2WI 则呈中高信号。肿瘤内部可有或无纤维间隔,瘤内脂肪常少于肿瘤总体积的25%。增强扫描可有结节性或弥漫性强化。

1. 高分化脂肪肉瘤(well differentiated liposarcoma)　最常见,占脂肪肉瘤的 40%~45%,是具有局部侵袭性的中间型间叶性肿瘤,多发于四肢,最多见于大腿,常沿肢体的长轴发展,边界清楚,少数位于腹膜后。位于四肢者又称非典型性脂肪瘤性肿瘤,外科可完全切除,预后良好。高分化型脂肪肉瘤在 T_1WI 和 T_2WI 上均呈高信号,脂肪抑制序列信号明显减低。肿瘤常含有较厚的纤维分隔,Gd-DTPA 增强后呈轻度强化(图 10-2-2)。

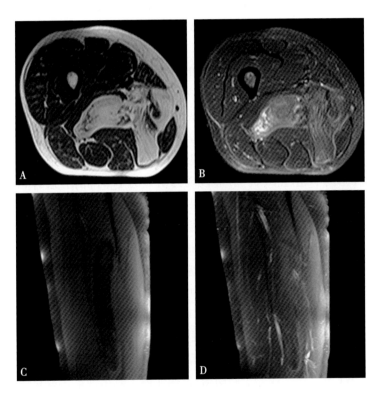

图 10-2-2 右大腿高分化脂肪肉瘤

患者女性,51 岁,4 个月前偶然发现右大腿中段内侧无痛性肿物;A. MRI 横断面 T_1WI 示右大腿后内侧肿块呈高信号,其内可见粗大低信号分隔;B. 横断面 T_2WI 脂肪抑制序列示肿块呈不均匀稍高信号,其内可见低信号分隔;C. 矢状面 T_1WI 脂肪抑制序列病灶呈低信号,其内可见稍高信号;D. 增强扫描 T_1WI 脂肪抑制序列病灶内可见强化

2. 黏液样脂肪肉瘤(myxoid liposarcoma) 占脂肪肉瘤的30%~40%,好发于四肢肌间的筋膜层,分化相对略好,预后较佳。T_1WI 上大部分病变与肌肉的信号相似,主要呈低或等信号,通常不显示脂肪的特征信号,与肿瘤内脂肪成分一般少于10%~25%有关;但当肿瘤内含有脂肪母细胞局部团聚处,可见散在呈线样、花边形或簇状的较高信号区,其信号特征与皮下脂肪相似。T_2WI 呈明显高信号,信号高于脂肪,病变内可有簇状的脂肪组织和多数低信号的纤维分隔,分隔成多小叶状,相邻骨骼无骨质破坏。若该病变含有丰富的血管网,在 Gd-DTPA 增强后常有显著的网状强化。与其他软组织肉瘤不同,其最常见的转移部位为脊柱旁、腹膜后软组织、骨以及对侧肢体,而其他肉瘤最常见肺转移。

黏液样脂肪肉瘤的影像学表现与高分化型脂肪肉瘤最大的区别是前者缺少肉眼可见的大片脂肪成分,脂肪成分所占比例不超过10%。肿瘤表现为明显的 T_2WI 高信号,T_1WI 低信号,与液体成分类似,如果肿瘤内含有圆细胞成分,则表现为中等 T_1WI 及中等 T_2WI 信号。

3. 去分化脂肪肉瘤(dedifferentiated liposarcoma) 多位于腹膜后,生长迅速,影像上常可见出血和坏死,在 MRI 上肿瘤常常 >3cm,去分化成分中很少见到脂肪组织信号,信号不均匀。肿瘤内可见脂肪性和非脂肪性成分,两者之间分界清楚,脂肪性成分的 MRI 表现类似高分化脂肪肉瘤,非脂肪性成分的 MRI 信号略不均匀,在 T_1WI 与肌肉信号相似,在 T_2WI 可以高于或等于脂肪信号,病变内可以出现钙化或骨化区域。增强扫描病变的脂肪性成分或分化良好成分呈轻度强化,非脂肪性成分明显强化。随访发现发生于腹膜后的脂肪肉瘤几乎全部局部复发,复发时肿瘤可以全部由高分化成分构成。

4. 多形性脂肪肉瘤(pleomorphic liposarcoma) 占5%~

15%,好发于 50 岁以上,多数病变位于四肢,预后都相对较差。多形性脂肪肉瘤主要由高度异形肉瘤细胞组成,成熟脂肪细胞很少,因此影像学上边界都相对清楚,但难以发现脂肪性成分。MRI 信号倾向于不均匀性,在 T_1WI 主要呈较低信号,在 T_2WI 主要呈较高信号,大多数病变内只含有少许脂肪或不含脂肪,但常含有坏死区域,在 T_2WI 呈高信号,部分肿瘤可以出现钙化,呈团状或点状的低信号,Gd-DTPA 增强后,该病变可以出现不规则性的明显强化。

【诊断要点与鉴别诊断】

含有脂肪成分的脂肪肉瘤多可明确诊断。分化好的脂肪肉瘤主要与脂肪瘤鉴别;分化差的脂肪肉瘤少或无明显脂肪成分,需与恶性纤维组织细胞瘤、纤维肉瘤、横纹肌肉瘤等鉴别。

三、血管瘤

软组织内血管瘤多数位于表浅部位,位于深部的血管瘤比较少见,其中位于肌肉内的血管瘤因部位较深,无论临床还是影像学检查都易误诊为恶性肿瘤。

【临床与病理】

肌肉内血管瘤(intramuscular hemangioma)多见于 20~40 岁的青壮年,好发于四肢,以下肢肌肉内比较多见。肿瘤生长缓慢,边界不清,外观缺乏典型血管瘤的表现,局部可有肿胀,在挤压肢体时减轻,静脉淤积时增大,位于下肢的病变在站立时可以增大。该肿瘤常表现为无痛性肿块,但也可能在肌肉收缩时产生特别剧烈的疼痛,为病变累及肌肉和神经所致。

肌肉内血管瘤根据其组织学特征主要分为三种类型:毛细血管瘤型、海绵状血管瘤型和混合型。毛细血管型由大量增生且分化良好的毛细血管穿插在肌束和肌纤维之间;海绵状血管瘤型较毛细血管瘤型大,由薄壁的大血管组成,病变内可有血栓形成,也可伴有机化、钙化或骨化,形成静脉石;混合型血管瘤中大小血管的比例约各占一半。无论哪种类型,病变的边界都不清楚,病变内血管间常伴有大量的脂肪组织。

【MRI 表现】

肌肉内血管瘤经常位于四肢,尤其是大腿肌肉内比较多见,其中海绵状血管瘤和混合型血管瘤体积相对较大。肌肉内血管瘤的 MRI 表现反映其组织学改变,除瘤血管区域外,病变内还包含了脂肪、纤维、黏液样组织、平滑肌、血栓和骨质等非血管成分,这些非血管成分的多少在很大程度上影响了病变总体的 MRI 信号,其中海绵状血管瘤型常较毛细血管瘤型包含了更多的非血管组织,特别是可以含有很多的脂肪组织,混合型的非血管性成分很少。在 T_1WI 上,因瘤血管呈等信号,故病变与正常肌肉分界不清,只可显示部分非血管结构,后者以脂肪较多,呈点状、花边状、线样甚至为宽带状,信号与皮下脂肪相似,纤维分隔多呈线样;在 T_2WI 上,病变呈显著的高信号,信号高于皮下脂肪,边界比较清楚,病变内的脂肪组织仍呈较高信号,纤维分隔仍呈线状低信号。病变内脂肪组织较多时,采用 T_2WI 脂肪抑制技术或 T_1WI 增强脂肪抑制技术进行扫描效果较好,脂肪的信号因受抑制而呈低信号,血管成分则呈显著的高信号。肌肉内血管瘤也可以含有静脉石,在 T_1WI 和 T_2WI 上均呈低信号,较小时显示有一定难度。Gd-DTPA 增强扫描后,瘤血管成分会有显著的强化,非血管性区域无明显强化,病变的边界显示得比较清楚(图10-2-3)。

【诊断要点与鉴别诊断】

除瘤血管区域外,肌肉内血管瘤还包含了脂肪、纤维、黏液样组织、平滑肌、血栓和骨质等非血管成分,这些瘤血管、

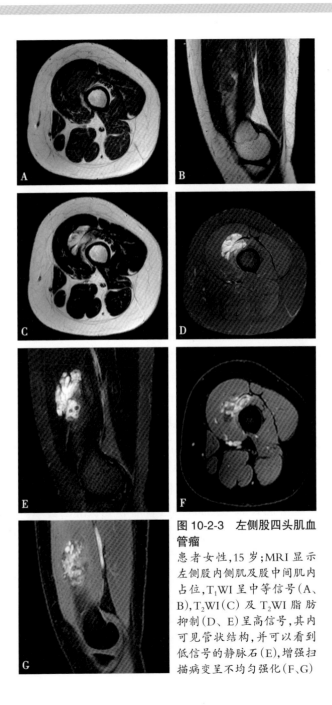

图 10-2-3　左侧股四头肌血管瘤

患者女性,15 岁;MRI 显示左侧股内侧肌及股中间肌内占位,T_1WI 呈中等信号(A、B),T_2WI(C)及 T_2WI 脂肪抑制(D、E)呈高信号,其内可见管状结构,并可以看到低信号的静脉石(E),增强扫描病变呈不均匀强化(F、G)

非血管成分具有相应的 MRI 信号特点。Gd-DTPA 增强扫描后,瘤血管成分会有显著的强化,非血管性区域无明显强化。鉴别诊断包括血管瘤病、血管肉瘤、血管脂肪瘤及脂肪瘤等。

四、淋巴管瘤

淋巴管瘤(lymphangioma)是一种起源于淋巴管系统的良性病变。病因不明确,通常认为该病是一种先天性脉管系统胚胎发育异常所致,与周边淋巴系统或静脉系统不连接,最终畸形淋巴管结构扩张形成良性软组织肿块;亦可后天性继发于淋巴管的损伤阻塞,正常淋巴引流受阻引起隔绝淋巴组织的异常扩张形成囊性肿块。

【临床与病理】

50%~60% 淋巴管瘤出生时就存在,90% 淋巴管瘤在 2 岁之前发现,男女无显著差别。淋巴管瘤可发生于含有淋巴组织的任何部位,以颈部和腋窝最常见。发生于肢体的淋巴管瘤临床比较少见,具有发病隐匿、不易根治的特点。肢体软组织的淋巴管瘤多为患者无意中发现两侧肢体不对称,继而发现局部皮下肿块而就诊,并且肿块随年龄的增大而逐渐增大;患肢不伴疼痛,无功能障碍。病变部位皮肤无水肿和色泽变化,肿块质地较脂肪瘤稍韧,边界不清晰、不规则、无触痛。

组织学根据淋巴管扩张程度的不同,将淋巴管瘤分为三型:毛细淋巴管瘤、海绵状淋巴管瘤和囊状淋巴管瘤。肉眼观淋巴管瘤为圆形、分叶状或海绵状,质软,有波动感,透光试验阳性。常较大,直径一般 >10cm,囊壁厚度 1~3mm。病变边界清楚,可有完整包膜,也可边界不清。多房囊之间液体常相互连通,囊壁薄,内含无色透明或淡黄色液体,若有出血时则呈血性浆液。镜下囊壁为薄层纤维结缔组织,也可含有平滑肌、血管、神经和脂肪组织及淋巴细胞,壁内衬以扁平内皮细胞,囊内含清亮淋巴液。

【MRI 表现】

1. 病变形态及生长方式　多位于结构疏松的间隙内。不受实质性脏器形态约束,其形态多种多样。沿疏松组织间隙爬行生长是淋巴管瘤的重要特点,见缝就钻,可同时累及多个间隙,病变范围大,形态与局部间隙吻合,呈塑形性改变;邻近组织结构可受压变形,但与病变分界清楚,无浸润征象。

2. 囊壁及分隔　病变囊壁较薄,囊内可见多发分隔,囊壁及分隔无钙化及壁结节;当合并有感染时,增厚的囊壁可完全显示。

3. 信号　肿块均表现为囊实性肿块,以囊性为主,囊腔大小不一。囊性包块 T_1WI 呈低信号,多数信号与肌肉信号相似,部分呈稍高信号或高信号。而 T_2WI 均为高信号。继发感染时 T_1WI 信号增高但仍比肌肉信号低,合并出血则 T_1WI 及 T_2WI 均为高信号。合并有出血者囊内可出现液 - 液平面。部分病变内可见脂肪成分,这是淋巴管瘤的重要特征之一,这是由于淋巴管瘤包绕了周围组织间隙内的脂肪。囊壁及分隔在 T_2WI 上呈低信号。

4. 增强　囊壁及分隔呈轻到中度强化,合并感染者囊壁有明显强化,而囊内液性成分增强扫描均无强化;部分病变内见血管穿行,即"血管穿行征",这与病变包绕含血管结构的组织有关(图 10-2-4)。

【诊断要点与鉴别诊断】

淋巴管瘤好发于 2 岁以前的儿童,可发生于全身各部位,以颈部、腋窝多见。沿组织间隙生长和单房、多房是本病的主要特征性表现,需与血管瘤、囊肿、神经鞘瘤、脓肿等相鉴别。

五、色素沉着绒毛结节性滑膜炎

色素沉着绒毛结节性滑膜炎(pigmented villonodular

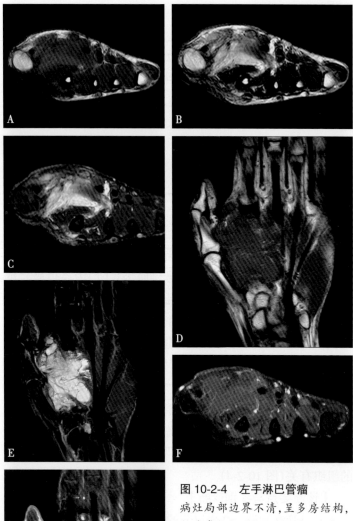

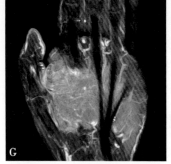

图 10-2-4 左手淋巴管瘤

病灶局部边界不清,呈多房结构,与手掌长轴平行;T₁WI(A、D)上呈等低信号,T₂WI(B)上呈高信号,T₂WI 抑脂序列(C、E)上呈明显高信号,各序列均可见线状低信号分隔;增强扫描(F、G)囊壁及分隔呈轻到中度强化,囊腔内无强化

synovitis, PVNS) 又称色素沉着绒毛结节腱鞘滑膜炎 (pigmented villonodular tenosynovitis)、弥漫型腱鞘滑膜巨细胞肿瘤 (diffuse-type tenosynovial giant cell tumors, D-TSGCT)，是一种侵袭性病变，主要累及大关节，包括膝关节(占75%~80%)、髋关节(约占15%)、踝关节和肘关节。PVNS可发生于任何年龄，好发年龄为20~40岁，男女发病比例接近1:1，男性发病率略高于女性。

【临床与病理】

临床表现为受累关节疼痛、触痛、肿胀和活动受限。病变范围广泛，表面凹凸不平，病灶表面有绒毛状滑膜皱襞覆盖，绒毛的颜色呈黄色、红棕色等。病变可累及关节囊和周围软组织内的血管神经结构。病变有明显的浸润性生长方式，病变内大的滑膜样单核细胞较多，偶尔可以大单个核细胞增生为主，多核巨细胞数量较少。

【MRI表现】

表现为滑膜弥漫性增生肥大，沿关节囊及腱鞘浸润生长。较特征性的MRI信号为T_1WI、T_2WI呈等/低信号，为病灶内含铁血黄素和胶原纤维成分所致。T_2WI上呈低信号的成分，在梯度回波序列或高场强MRI上更为明显。在注射钆造影剂后可见病灶明显强化(图10-2-5)。

【诊断要点与鉴别诊断】

本病应与以下疾病鉴别：

1. 滑膜肉瘤 多发生于四肢大关节，以膝关节多见，X线和CT可见关节周围软组织肿块、溶骨性骨破坏、骨质疏松、骨膜反应等征象，影像学检查可见病变内不规则钙化，但无含铁血黄素沉着。

2. 关节结核 关节结核多出现骨质疏松，骨质破坏主要位于非承重面，且无含铁血黄素沉着。

3. 类风湿关节炎 好发部位为手足小关节，女性多见，

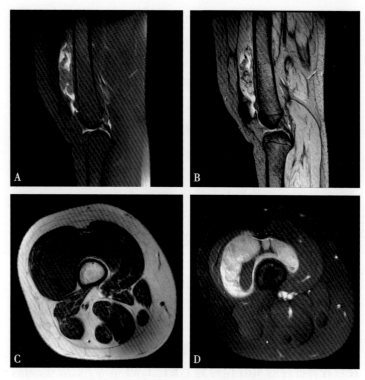

图 10-2-5 色素沉着绒毛结节性滑膜炎

A. 矢状面 T_2WI 脂肪抑制序列可见膝关节滑膜弥漫性增生,沿关节囊及腱鞘浸润生长;B. 矢状面梯度回波序列可见条状、结节状含铁血黄素沉积;C. 横断面 T_1WI 病变表现为等信号;D. 横断面 T_1WI 脂肪抑制增强扫描可见增厚的滑膜呈结节样强化

多对称性发病,关节间隙变窄、关节面下囊变,但硬化少见;骨质疏松出现早且明显;MRI 检查增生的滑膜中无含铁血黄素沉积。

4. 血友病性关节病 关节内反复出血引起慢性非特异性滑膜炎,MRI 可见含铁血黄素,但均匀沉积于关节囊内滑膜内壁,呈非结节样生长,结合性别、病史及实验室检查可确诊。

六、滑膜肉瘤

滑膜肉瘤（synovial sarcoma）是一种具有特殊形态学表现的间叶组织恶性肿瘤，占所有间叶组织恶性肿瘤的 5%~10%。根据 WHO 2013 软组织肿瘤最新分类，滑膜肉瘤被归类于不能确定分化来源的软组织肿瘤。虽然病变多发生于关节旁，而且微观结构类似滑膜组织，但是滑膜肉瘤并非来源于滑膜，也并不分化为滑膜。其来源可能是未分化间叶组织，并伴有不同程度上皮样分化。

【临床与病理】

滑膜肉瘤发病年龄分布较广，高发年龄为 15~35 岁，但各年龄段都有可能发生，甚至有儿童和新生儿发病的报道，男女发病率相当。滑膜肉瘤起病隐匿，最常见的临床表现是软组织肿块，可伴有疼痛、压痛和毗邻关节的功能障碍，病变可生长缓慢。除疼痛外，患者还可出现病变远端感觉和运动功能障碍，症状持续时间从数天到数年不等。大部分病变位置较深，80%~95% 的病变发生于四肢，60%~70% 位于下肢，其中又以膝关节最为多见，与腱鞘、滑囊和关节囊关系密切。虽然很多滑膜肉瘤可以从关节旁侵犯关节，但真正关节内来源的病变很少见（<10%）。除四肢外，滑膜肉瘤还可发生于其他一些少见部位，包括咽、喉、尾骨前方、椎体旁、胸腹壁、心脏和颅底。

大体上，滑膜肉瘤呈多结节状或不规则形，浸润性生长，切面呈灰黄色、鱼肉样，部分区域囊性变，可有出血坏死灶。镜下，典型的滑膜肉瘤由上皮样细胞和梭形细胞组成，为双相分化型，上皮样细胞聚集成团，或有向线管状结构排列的趋势，梭形细胞与上皮样细胞之间可有移行。单相纤维型主要为梭形细胞，上皮样细胞呈小灶性或几乎没有。肿瘤内梭形细胞成分内透明变性区域可出现钙化，也可出现局限性软骨或骨化生。肥大细胞也是滑膜肉瘤的一个典型特征,在梭形细胞区域尤为多见,可作为滑膜肉瘤的一个重要诊断依据。滑膜肉瘤可出现血管外皮细胞瘤样改变,见薄壁鹿角样血管局灶性分布。

【MRI 表现】

肿块可表现为类圆形、分叶状、多结节状或不规则形,边界清晰或不清晰,邻近骨质可出现压迫性骨吸收、骨皮质侵蚀破坏。滑膜肉瘤大多数位于关节附近,MRI 可清楚显示肿块和关节、肌腱以及滑囊的关系,从而明确肿瘤的起始部位;滑膜肉瘤侵犯关节,可沿肌腱、腱鞘生长,对其形成包绕和浸润,也可压迫、破坏关节骨端。T_1WI 上,滑膜肉瘤实体部分呈中等或稍高信号,瘤体内的出血灶表现为片状高信号,坏死或钙化区则表现为低信号。在 T_2WI 上,肿瘤表现为以高信号为主的混杂信号,可出现三重信号,即低信号、稍高信号和明显高信号,病理学上低信号对应肿瘤内陈旧出血的含铁血黄素沉积和钙化,稍高信号对应肿瘤实质部分,明显高信号区域对应肿瘤内的大块坏死和新鲜出血灶。在 T_2WI 上,部分滑膜肉瘤瘤体内可见低信号分隔,可表现为单一肿块内出现低信号条索,也可表现为多结节或多个囊变区之间的低信号分隔带。但分隔征象并非滑膜肉瘤所独有,病理学上分隔为多个瘤结节间残存或增生的纤维组织或出血、囊变压迫肿瘤实质形成假包膜样组织。滑膜肉瘤血供丰富,注射造影剂后,较大的肿瘤表现为明显的不均匀强化,较小的肿瘤可呈明显的均匀强化(图 10-2-6)。一般认为,肿瘤直径 <5cm,肿瘤钙化、特别是广泛的钙化常常提示预后良好,而 T_1WI 上高信号出血灶以及 T_2WI 上"三重信号灶"常常提示预后较差。

【诊断要点与鉴别诊断】

滑膜肉瘤多发生于中青年人,表现为邻近四肢关节旁特别是下肢的结节状、分叶状软组织肿块;邻近骨质出现侵蚀

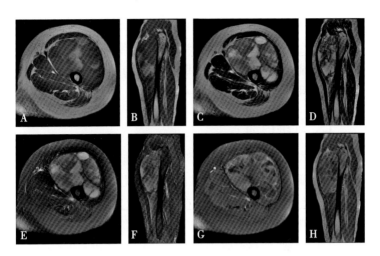

图 10-2-6 左侧大腿滑膜肉瘤

患者女性,33 岁。MRI 平扫(A~E)显示左侧大腿上段前方股四头肌内巨大软组织肿块,表现为 T_1WI 混杂中等及中高信号伴散在高信号出血(A、B)、T_2WI 混杂中高信号伴高信号囊性灶(C、D)、T_2WI -FS 中等信号伴多发高信号囊性灶(E、F),增强后明显不均匀强化(G、H);邻近股四头肌水肿,左侧股骨头颈部局限受侵,T_2WI 及 T_2WI -FS 呈高信号

性或压迫性骨质破坏;肿块外周性钙化或骨化;T_1WI 上高信号出血灶,T_2WI 呈"三重信号征";增强扫描明显不均匀强化。

邻近关节的滑膜肉瘤主要与色素沉着绒毛结节性滑膜炎鉴别,后者沿关节内及关节周围滑囊分布,内可见特征性 GRE 低信号含铁血黄素沉积,病灶内无钙质沉积,但可出现对周围关节面骨侵蚀破坏,骨侵蚀病灶边界清晰锐利。其他部位的滑膜肉瘤需与纤维肉瘤、未分化多形性肉瘤(恶性纤维组织细胞瘤)、侵袭性纤维肉瘤及横纹肌肉瘤等鉴别。纤维肉瘤有巨大软组织肿块而骨质破坏较轻,无明显钙化;纤维肉瘤发病年龄较滑膜肉瘤大。未分化多形性肉瘤(恶性纤维组织细胞瘤)多见于 50~70 岁中老年人,好发于大腿,钙化发生率低。侵袭性纤维瘤多见于中年人,好发于大腿、腹壁及腹膜后,T_1WI 及 T_2WI 上多因纤维成分高而呈低信号,增强后多呈渐进性强化。而横纹肌肉瘤为儿童常见恶性肿瘤,表现为边界不清的无痛性深部肿块,多表现为肌肉密度,T_1WI 近似肌肉信号。

七、纤维肉瘤

纤维肉瘤是一种原发于纤维母细胞的少见恶性肿瘤。按年龄和预后分为成人型纤维肉瘤和婴儿型纤维肉瘤。60%的成人型纤维肉瘤患者年龄在 40~70 岁之间(中位年龄 50岁),男性稍多于女性。下肢是最好发的部位(45% 病例),其次是上肢(28% 病例),躯干(17% 病例),头颈部(10% 病例)。婴儿型纤维肉瘤发病率很低,见于 5 岁以下患者,绝大多数为 1 岁以内新生儿;多位于四肢,尤其是下肢远端如足、踝、小腿部。

【临床与病理】

典型的成人型纤维肉瘤约 80% 发生在深部软组织。临床表现没有特异性,患者常因缓慢生长的无痛型肿块就诊,病史可持续数周至数年。约 30% 的患者可有钝痛或压痛。有报道部分患者可有副肿瘤综合征引起的低血糖。成人型纤维肉瘤可发生血行转移,最常见转移至肺和骨骼,淋巴结转移罕见。

肿瘤常为实性灰白色结节或肿块,大小不等,周围可见假包膜。肿瘤边界清楚,较大肿瘤可形成突起扩展至周围组织。分化好的肿瘤切面呈灰白色,质地坚韧,有旋涡状结构,分化较差者切面呈鱼肉状,质地柔软,可见出血坏死灶。镜下肿瘤由分化程度不同的未分化梭形细胞组成,分化较好者瘤细胞异型性较轻,被平行交织的胶原纤维分割,经常出现典型的"鱼骨样"或"人字形"排列。分化差者,核分裂多见,富于瘤细胞,血管较丰富,胶原纤维少,常有明显的坏死和出血。婴儿型纤维肉瘤镜下表现与成人型相似,但瘤细胞更加幼稚,网状纤维和血管丰富。

【MRI 表现】

成人型纤维肉瘤发生范围广泛,以四肢和躯干最为多见。肿瘤常位于深筋膜下方,体积较大,与深筋膜关系密切;具有一定侵袭性,瘤灶易向体表方向侵犯、甚至累及皮肤和皮下组织,累及邻近骨质少见。病变周围可见水肿。部分肿瘤累及深筋膜在 MRI 上可以出现"尾征",为肿瘤挤压周围筋膜或者为肿瘤周围正常组织细胞受压萎缩而形成的层状纤维包膜。

肿瘤在 T_1WI 上呈低等信号, T_2WI 上呈脑回状高低混杂信号,以 T_2WI 信号更具特征性。 T_2WI 上低信号区在病理上可能为大量胶原纤维所致,而非瘤内骨化、钙化、含铁血黄素或血管流空。肿瘤内可见囊变、坏死区,在 T_1WI 上呈低信号、 T_2WI 呈高信号(图 10-2-7)。肿瘤基质中罕见含有软骨、骨或骨样成分。增强扫描,约 90% 肿瘤呈明显外周强化,部分呈"轮辐"状强化。强化特点可能与病灶内胶原纤维细胞排列有关,无强化区与瘤灶内纤维间隔、囊变、液化、坏死等因素有关。

婴儿型纤维肉瘤经常巨大,形态不规整,明显推压附近的软组织,邻近的骨质结构可以被塑形,出现骨皮质的增厚以及骨骼变形等改变,也可以出现骨质的破坏。

【诊断要点与鉴别诊断】

成人型纤维肉瘤好发于中老年,婴儿型纤维肉瘤绝大多数为 1 岁以内新生儿。下肢深部软组织是最好发的部位,绝大多数纤维肉瘤无特征性 MRI 信号,与大多恶性软组织肉瘤鉴别最终需依赖病理学检查。

八、神经鞘瘤

神经鞘瘤是一种起源于神经鞘施万(Schwann)细胞的良

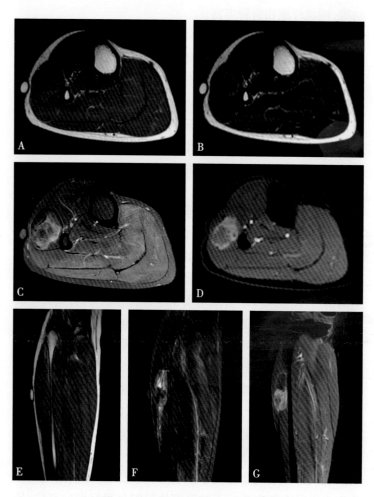

图 10-2-7 右小腿软组织纤维肉瘤

患者女性,34岁。MRI 显示右小腿上段外侧软组织内占位,T_1WI 呈中等信号(A、E),T_2WI(B)及 T_2WI 脂肪抑制(C、F)呈混杂信号,病变内可见 T_2WI 低信号,增强扫描病变呈不均匀强化,以外周部强化为主,中央部强化不明显(D、G);相邻腓骨上段未见骨质破坏

性肿瘤,是最常见的神经源性肿瘤,约占良性软组织肿瘤的5%。

【临床与病理】

神经鞘瘤发病年龄范围较广,任何年龄均可发病,以20~50岁多见,男女发病率相近。好发于头颈部的脊神经、交感神经根、四肢屈侧面较粗大的神经干,表现为圆形或椭圆形肿块,沿神经干走行方向生长,纵向活动受限,侧方活动度较大。神经鞘瘤病程一般缓慢,多表现为孤立的无痛性肿块,压迫神经时引起放射性酸胀及麻木感,发生于大神经干的肿瘤可引起神经支配区肌群的萎缩。浅部的神经鞘瘤一般体积较小,不超过5cm,而发生于深部如腹膜后的肿瘤体积可以较大,较大的瘤体内可伴有出血、坏死、囊变等继发性退行性变。神经鞘瘤多为单发,5%的多发神经鞘瘤与神经纤维瘤病Ⅰ型(neurofibromatosis typeⅠ,NF1)有关。双侧听神经鞘瘤为神经纤维瘤病Ⅱ型(neurofibromatosis typeⅡ,NF2)的主要特征。神经鞘瘤恶性变罕见。

【MRI表现】

神经鞘瘤的MRI表现可归纳为以下几点:

1. 沿神经干走行的圆形或椭圆形肿块。

2. 靶征 T_2WI上肿瘤中心呈稍低信号,周围呈高信号。在病理上,中心为Antoni A区,大量排列整齐且紧密的细胞成分及一些纤维组织、脂肪组织;周围为Antoni B区,排列疏松的黏液样基质。

3. 束状征 T_2WI上高信号肿瘤中央见多发环状排列的小点状低信号影。在病理上,小点状低信号影为神经纤维束,也可见于正常神经组织。

4. 神经出入征 常出现在深部较大的神经干,表现为肿瘤两极神经出入。神经鞘瘤位于神经一侧,呈偏心性,压迫神经。

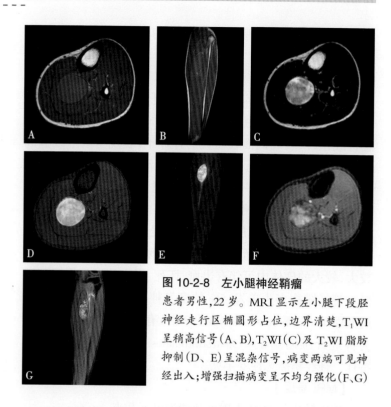

图 10-2-8 左小腿神经鞘瘤

患者男性,22岁。MRI显示左小腿下段胫神经走行区椭圆形占位,边界清楚,T_1WI呈稍高信号(A、B),T_2WI(C)及T_2WI脂肪抑制(D、E)呈混杂信号,病变两端可见神经出入;增强扫描病变呈不均匀强化(F、G)

5. 脂肪包绕征 肿瘤周围脂肪包绕,在 T_1WI 上显示清楚。这是由于肿瘤推挤神经束周围的脂肪而形成(图 10-2-8)。

九、神经纤维瘤

神经纤维瘤(neurofibroma)是一种起源于神经纤维的良性肿瘤,发病年龄范围较广,任何年龄均可发病,以 20~30 岁多见,男女发病率相近。肿瘤好发于皮肤或皮下组织的神经,也可累及后纵隔、腹膜后及四肢深部的神经。

【临床与病理】

病程一般缓慢,表现为圆形或椭圆形肿块,沿神经干走行方向生长,包绕其所发生的起源神经。小的神经纤维瘤一般无症状,较大的引起疼痛,按压肿块时可有放射性疼痛和麻木感。神经纤维瘤大部分为单发,多发神经纤维瘤见于神经纤维瘤病Ⅰ型。NF1常发生于周围神经,NF2常发生于中枢神经。神经纤维瘤分为局限型、弥漫型、丛状型。局限型为单发,不伴有NF1。10%的弥漫型并发NF1。丛状型神经纤维瘤是NF1的特殊类型,即使单发也认为是神经纤维瘤病。若肿块突然增大或局部突然疼痛,应考虑恶变的可能。

【MRI表现】

神经纤维瘤呈圆形或椭圆形肿块,边界清楚,如侵犯周围组织表现为边界部分不清。MRI平扫T_1WI上常为等或稍高信号,T_2WI上为高信号,信号均匀或不均匀,增强扫描呈中度或明显强化。部分病例呈典型靶征,即在T_2WI上,中心呈稍低信号,周围呈高信号。部分病例见脂肪包绕征,肿瘤周围脂肪包绕,在T_1WI上显示清楚,这是由于神经纤维瘤生长缓慢,推压神经周围脂肪而形成(图10-2-9)。

【诊断要点与鉴别诊断】

神经纤维瘤表现为圆形或椭圆形、分叶状,常好发于皮肤神经,位置表浅。无包膜,包绕浸润受累神经,与神经无明显分界,手术需同时切除神经,影响其神经支配区的功能。神经纤维瘤主要鉴别诊断是神经鞘瘤。神经鞘瘤表现为圆形或椭圆形,边界清楚,好发于较粗大的神经干,相对位于深部,常有出血、囊变、坏死等改变。大部分见靶征,有包膜。神经鞘瘤虽然与神经干联系紧密,但肿块位于神经一侧,呈偏心性,不侵犯神经纤维,手术可以分离切除肿块,保留神经的功能。

神经纤维瘤第二个主要鉴别诊断是恶性外周神经鞘膜瘤。两者均具有无包膜、边界不清、MRI信号不均匀、大部分无明显靶征等特征。恶性外周神经鞘膜瘤呈不规则的结

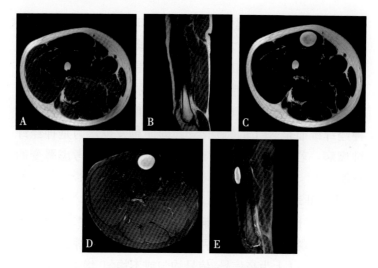

图 10-2-9　右大腿神经纤维瘤

患者男性,34 岁。MRI 显示右大腿上段股直肌内椭圆形占位,边界清楚,T_1WI 呈中等信号(A、B),T_2WI(C)及 T_2WI 脂肪抑制(D、E)呈不均匀高信号,可见"靶征",即 T_2WI 上病变中央部呈稍低信号,周围部呈高信号

节状、分叶状,一般较大。在 MRI 上见不规则出血、坏死、囊变区,瘤周水肿,呈浸润性生长,可破坏周围骨质及软组织。MRI 增强扫描呈不均匀显著强化,周围强化为著。神经纤维瘤一般较小,MRI 上少见出血、坏死、囊变,增强扫描呈延迟强化。

十、腺泡状软组织肉瘤

腺泡状软组织肉瘤(alveolar soft part sarcoma,ASPS)是一种少见的未确定分化的软组织恶性肿瘤,占软组织恶性肿瘤的 0.5%~1%。ASPS 主要发生于儿童及 15~35 岁的年轻人,约 60% 为女性。

【临床与病理】

ASPS 可以发生于身体的任何部位,但较常见于四肢深部的软组织内;成人多发生于大腿,儿童以头颈部较多;一般生长缓慢,无疼痛,不引起明显功能障碍,故早期常无明显的临床症状,发现时多数已是进展期。肿瘤血供非常丰富,甚至出现搏动和血管杂音。早期发生转移是本病的典型表现之一,20%~25% 的患者在发现肿瘤时已经出现转移,以肺部、脑部及骨转移多见,部分病例甚至以肺内或其他器官的转移灶为首发表现。大体病理上肿瘤无包膜或有不完整包膜,质中或硬,切面呈灰白色或灰红色鱼肉状,瘤周及瘤内可见大量血管,部分伴出血、坏死,少数有囊性变。光镜下肿瘤细胞呈腺泡状或巢状排列,其间见纤维及血窦样结构。肿瘤细胞体积大,胞质丰富,嗜酸或透亮,核大呈泡状,核仁明显。巢中心的细胞缺乏黏附性,并有坏死,形成常见的假腺泡状结构,"腺泡状"这一名称即由此而来。

【MRI 表现】

几乎所有的 ASPS 都位于骨骼肌,尤其是下肢大腿的肌肉内,表现为下肢深在部位较大的肿块,边缘多数比较清楚,大部分病变周围缺乏水肿。对周围组织、器官浸润较少。但肿瘤也会沿肌肉间隙或筋膜与骨之间的间隙生长,反映其侵袭性的生物学特性。当肿瘤生长体积较大时,对周边血管和淋巴管造成压迫或侵犯,造成周围软组织水肿。

ASPS 最显著的特征是血供非常丰富,肿瘤的边缘和内部存在大量蜿蜒迂曲的血管,同时部分具有动 - 静脉瘘,这些血管部分在 MRI 图像上可表现为流空信号;当肿瘤内部分血管内血液流动较为缓慢并且存在丰富的血窦时,在 T_1WI 上呈高信号。当肿瘤组织内存在出血、坏死、囊变及瘢痕形成时,T_2WI 上肿瘤信号不均匀。肿瘤内出血信号复杂,与病程相关,亚急性期出血表现为 T_1WI、T_2WI 高信号;当肿瘤内存在陈旧性出血时,出现含铁血黄素沉着,在 T_1WI 及 T_2WI 上均表现为低信号。坏死、囊变表现为 T_1WI 低信号、T_2WI 高信号;瘢痕组织则为 T_2WI 等、低信号。增强扫描肿瘤明显强化,同时能够较长时间保持强化,除了与肿瘤血供丰富、血管密集且走行蜿蜒迂曲有关外,还与瘤巢之间血管内皮细胞形成的窦状血道有关(图 10-2-10)。类似其他软组织肉瘤,ASPS 肿瘤周边可存在卫星灶,为肿瘤易复发的主要原因,这些卫星灶位于肌肉间隙或皮下的脂肪组织内,表现为与主病灶信号类似的软组织结节,MRI 对卫星灶的显示发挥了重要作用。

【诊断要点与鉴别诊断】

ASPS 主要发生于儿童及 15~35 岁的年轻人,较常见于四肢深部的软组织内,早期发生转移是本病的典型表现

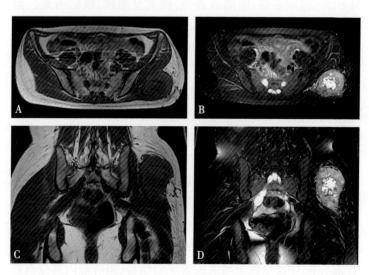

图 10-2-10 腺泡状软组织肉瘤

患者女性,31 岁;2 年前外伤后发现左臀部肿物,逐渐增大伴间断性疼痛。A、C. MRI 横断面和冠状面 T_1WI 示左臀部软组织内等信号肿物,边界不清;B、D. 横断面和冠状面 T_2WI 脂肪抑制序列示肿物呈较高信号,其内片状高信号为液化坏死区。各序列均可见多发点状低信号,为血管流空

之一；ASPS 最显著的特征是血供非常丰富，肿瘤的边缘和内部存在大量蜿蜒迂曲的血管，同时部分具有动 - 静脉瘘，这些血管部分在 MRI 图像上可表现为 T_1WI、T_2WI 流空信号。

鉴别诊断：纤维肉瘤好发于四肢软组织，多见于 30~50 岁中年人，易侵犯邻近骨骼，MRI T_1WI 上多表现为中等或稍高信号，T_2WI 上多表现为不均匀高信号，增强扫描病变强化不均匀。当 ASPS 在 T_1WI 上呈高信号时，需要与血管瘤、动静脉畸形、透明细胞肉瘤、脂肪肉瘤和其他出血性软组织肿瘤进行鉴别。血管瘤和动静脉畸形可有快速流动血液所致的流空信号，病变含有纤维脂肪成分在 T_1WI 上呈高信号，但脂肪成分在脂肪抑制序列中变为等信号，且其内部其他软组织成分很少。透明细胞肉瘤无流空信号，也很少出现卫星结节和骨骼的转移。

十一、特发性钙质沉着症

特发性钙质沉着症（idiopathic calcinosis cutis，IC）少见、病因不明，没有任何组织损伤或钙代谢异常的钙质沉着，根据病变范围可分为局限型和弥漫型，临床上分为肿瘤样钙质沉着症、阴囊特发性钙质沉着症、皮肤钙化结节型钙质沉着症及皮下钙化结节型钙质沉着症，其中以肿瘤样钙质沉着症和阴囊特发性钙质沉着症较多见。肿瘤样钙质沉着症（tumoral calcinosis，TC）是 IC 的一个重要亚型，是一种少见的软组织非肿瘤性病变，又称钙化性滑膜炎、钙化性胶原溶解症、脂肪钙质沉着症、脂肪钙化肉芽肿病及臀石等，TC 可分为特发性（也称原发性）和继发性，其中特发性最常见。本节重点讲述特发性 TC。

【临床与病理】

特发性 TC 的病因目前尚未明确。既往文献报道 TC 好发于 20 岁以下的青少年,中老年少见,男女性发病率差别不大,近年来文献报道 30 岁以上患者亦较常见。TC 患者钙质沉着于皮下或肌肉间形成无痛性肿块,与皮下的筋膜、肌肉或肌腱附着,大关节附近多见,特别是肩、髋、肘等部位,而手、足和膝关节周围少见,病变常沿肢体长轴向上或向下延伸,一般不累及关节、骨骼以及内脏器官。肿块较少破溃,如破溃时可形成窦道或瘘管,流出灰白色豆渣样物质,并可继发感染。

病变多表现为厚薄不均、不规则破碎的囊性肿块,肿块直径 1.0~24.0cm,质地呈橡皮样,有纤维包膜和分隔,可扩展到附近肌肉或肌腱。肿块切面见致密的纤维组织网,其间含黄灰色钙质,呈面糊状或白色豆渣样物,或乳白色牙膏样或牛奶状液体,触之有砂粒感。

【MRI 表现】

TC 病灶主要由纤维包膜包裹的钙质沉积物及乳糜状液体组成,内有纤维间隔,因此,肿块在 T_1WI 上呈不均匀低信号,在 T_2WI 上呈不均匀高信号,包膜及纤维间隔呈 T_1WI 低信号、T_2WI 高信号;增强扫描活动期可见肿块包膜及间隔出现不同程度的强化;非活动期病灶常无强化,这是由于活动期包膜及纤维间隔内存在肉芽组织的缘故。

十二、截瘫后软组织钙化

截瘫后软组织钙化(soft tissue calcification after paraplegia)是脊髓损伤致完全或不完全截瘫后在肌肉软组织内形成骨化,即异位骨化(heterotopic ossification,HO)。HO 是脊髓损伤(spinal cord injury,SCI)的常见并发症之一,多见于脊髓外伤 1~6 个月后,高峰在伤后 2 个月,也可因急性缺氧、脑血管病、颅脑外伤、脊髓病变及破伤风等病引起。

【临床与病理】

截瘫患者软组织钙化出现率高达 50%,常发生在 SCI

损伤的平面以下,进展迅速,可自行停止。多发生于髋关节
(70%~97%),其次为膝关节、肘关节和肩关节。发生在髋部者
呈絮状或团块状,包绕关节周围。膝关节周围的钙化或骨化
多呈小片状或条状,沿股骨髁边缘分布,大多在内髁处。病
变可多发或单发。组织学上,异位骨化与骨痂形成过程相似。
HO 早期:局部肌肉组织变性、坏死、出血及伴有大量纤维母
细胞增生阶段。HO 成熟:HO 周围有低密度灶,是非成熟、没
有骨化的结缔组织,具有骨化的潜能;密度较高的片状,有时
似"骨块"与周围软组织分界清晰,在病理切片上呈白色光
泽,出现典型的分层现象:内层的核心是能被 X 线穿透的软
组织,包含大量增生未分化的间质细胞,细胞核呈多形性,有
时可见到有丝分裂象,但细胞形态正常;中层是大量骨样组
织及丰富的成骨细胞,并有较多纤细松质骨成分;外层是大
量矿物质沉积,最后演变为致密板样骨,形成外壳,可见成骨
细胞与破骨细胞活动进行骨改建。

【MRI 表现】

HO 在 MRI 上的表现在不同阶段呈现不同特点:

1. 早期(骨化发生之前)　T$_1$WI 呈等信号(相对于肌肉
组织而言),边界模糊,仅可由病变产生的占位效应识别;T$_2$WI
表现为局部肿块影,中心呈较脂肪高的高信号,信号强度轻 -
中度不均匀,伴弥漫性外周水肿。

2. 进展期(出现早期外周骨化)　T$_1$WI 中心呈与肌肉等
或稍高信号;周边完整或局部低信号骨化带。T$_2$WI 中心呈极
高信号,伴清晰的低信号边,周围广泛水肿。

3. 成熟期　与成熟骨信号类似:T$_1$WI 病变中心呈脂肪
高信号,高信号周围存在低信号环;T$_2$WI 外周及中心骨化灶
呈低信号。当静脉注入钆造影剂后,大部分未成熟的异位骨
化呈典型的边缘强化。HO 典型 MRI 表现是其周围出现低信
号环。

【诊断要点与鉴别诊断】

HO 患者有截瘫史,病变在截瘫水平面以下;典型 MRI 表现是 T_2WI 上出现环形低信号带。影像学表现与成骨肉瘤、骨软骨瘤及骨痂等相似,因此鉴别诊断尤为重要。主要与以下疾病鉴别:

1. 成骨肉瘤　成骨肉瘤中央部分为密度较高的肿瘤骨,周边为软组织密度。而异位骨化中央部位为软组织密度,周边为骨样密度。

2. 骨软骨瘤　多发生于幼年和少年,基底部可呈带蒂状,瘤体的骨小梁与基底部的母骨相连。

3. 骨痂　表现为骨折处紧邻骨皮质的条状骨化影,常有明确外伤史并可见骨折线,后期骨痂可逐渐被吸收甚至完全消失。

十三、软组织炎症

骨肌系统感染的途径有血液播散、邻近感染蔓延和直接侵入三种。其中,血液播散是最常见的途径。软组织感染影像表现取决于病变的解剖部位、致病微生物和使用的检查方法。

【临床与病理】

软组织感染致病菌较多,以金黄色葡萄球菌常见,临床表现常为红、肿、热、痛、功能障碍以及白细胞增高。细菌毒素和酶导致炎症组织坏死、溶解形成脓腔。病理表现为水肿、炎性细胞浸润、组织坏死、脓肿形成。脓肿周围可见不同程度的软组织水肿、蜂窝织炎。脓肿在液化之前,称作蜂窝织炎,为皮下或深部软组织内边界不清的炎性病变,其内无积液。随着病变的成熟,感染组织坏死液化形成脓肿,其外周为富含细胞及血管的区域,在急性期更为明显。

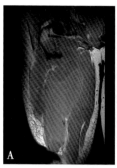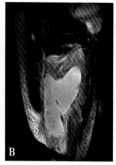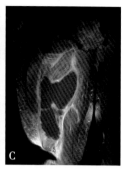

图 10-2-11　右股骨后方肌肉及肌间脓肿

A. T₁WI 上呈稍低信号;B. T₂WI 上呈高信号,病灶周围可见大片稍高 T₂WI 水肿信号;C.增强扫描图像上脓肿壁有强化

【MRI 表现】

在 MRI 图像上,T₁WI 显示脓肿为低信号,且脓肿壁信号稍微高于脓液,T₂WI 显示脓液、脓肿壁以及周围软组织水肿信号增高。在 MRI 中,脓肿中央的脓腔呈 T₁WI 低信号;多数脓肿在 T₂WI 和 STIR 序列中呈高信号,周围可见不同程度的水肿带,水肿可能很明显,脓腔可能和周围组织混为一体。对液体敏感的序列显示脓肿为混杂信号,反映脓肿内有坏死组织。脓肿边缘由富血管的炎性组织组成,增强后呈厚壁强化(图 10-2-11)。在脂肪抑制的增强序列中,脓腔内容物无明显强化。

十四、骨化性肌炎

骨化性肌炎(myositis ossificans)是一种良性、自限性、骨化性软组织肿块。WHO 定义骨化性肌炎是一种非肿瘤性病变,以纤维组织增生为特征,伴有大量的新生骨形成,同时还可以有软骨形成。病变多发生在四肢骨的表面或远离骨膜的软组织内。其病因不清,外伤是其主要诱因。

【临床与病理】

该病常见于儿童或青壮年,以男性为多,多发于四肢大的肌群,全身骨骼肌均可受累,但以四肢和骨盆带肌受累较多。病程长短不一,主要临床表现为局部质硬肿物,持续红肿疼痛,若病灶邻近关节,可致关节活动受限。骨化性肌炎临床上分为四期,一期为反应期,表现为肿物增大明显,钙化速度快,消肿速度快,外伤 15~60 天后肿物可达 5~12cm;二期为活跃期,可表现为病灶局部皮温升高,压痛,肿块质硬伴体温增高;三期为成熟期,病灶出现壳状骨性软骨,按之坚硬,一般不可推动,如病灶在关节处,可导致受累关节活动度降低;四期为恢复期,病灶停止生长,常在 1~2 年期间,病变逐渐变小,有时可完全自行吸收消失,具有一定的自限性。

骨化性肌炎实质是一种异位性骨化,病理表现依赖病变的分期。早期表现为外伤以后的肌肉坏死和出血,并形成软组织肿块,周围软组织肿胀明显,但缺乏钙化或骨化。从第 3 周开始病变的边缘首先出现钙化(又称为离心性钙化),钙化由点状、带状,演变为花边状和蛋壳状,随后整个病变都出现钙化和骨化;至 6 周左右病变周围多形成规则或不规则的环形骨化,镜下见病理组织呈典型带状分布(zone phenomenon),外围带为成熟组织,骨小梁排列规则,中间带为富有细胞的类骨组织,形成不规则互相吻合的小梁。中央带为增生活跃的纤维母细胞,可有核分裂象;肿块可以有明显增大,但周围的软组织肿胀减轻。后期,整个病变逐渐骨化。由于病灶及周围软组织肿胀减轻,病灶可以缩小,并由于肌肉组织的应力作用而塑形,变为长圆形或梭形。

【MRI 表现】

MRI 可以很好地反映骨化性肌炎的病理演变过程。一般在外伤或出现症状 2~3 周内,外伤后的肌肉和软组织损伤可导致出血或肌纤维的撕裂而形成的肿块样改变;病变主要表现为不均匀的 T_1WI 中等、T_2WI 高信号,病灶内的出血表现为 T_1WI 高信号,T_2WI 信号为不均匀中高信号;病灶内还可以出现液 - 液平面。周围软组织肿胀表现为边界不清的 T_1WI 低、T_2WI 高信号;因钙化、骨化不明显,T_2WI 显示弥漫性大范围高信号水肿区,边缘模糊。增强扫描病灶及周围的水肿呈显著强化,此时如果忽略外伤史,易误诊为软组织恶性肿瘤。如果病灶邻近骨骼出现骨膜反应,容易与恶性骨肿瘤混淆。一些不明原因的骨化性肌炎往往会被怀疑为恶性肿瘤,尤其早期阶段由于骨化性肌炎与骨和软组织肿瘤中临床和影像表现上有相似之处,有可能造成误诊。

病变中期,一般指在外伤或出现症状 3~8 周内。病灶水肿减轻、出现钙化,病灶内的充血减轻和水分减少,其 T_1WI 和 T_2WI 信号都比早期减低。病灶边缘的钙化在 MRI 上表现为边缘低信号环,纤维化和出血后的含铁血黄素沉着也表现为低信号环;部分中期患者软组织内可见环形强化,为肉芽组织形成所致。

后期,由于水肿和 / 或血肿的进一步吸收、病灶的纤维化、骨化和钙化,病灶进一步缩小,周围组织的水肿消失使病灶的边界清晰。由于骨化后的脂肪化改变,使 T_1WI 与 T_2WI 上均呈高信号改变,病灶的形态也可变为长圆形和梭形。但是,由于 MRI 对于早期的钙化或骨化缺乏特异性和敏感性,故诊断需要结合 X 线和 CT 检查。在 T_2WI 上为高信号的病变,周围有低信号环,而且这个低信号环在病变的成熟过程中会变得越来越清楚,X 线、CT 上可见典型的具有特征性的环状骨化"蛋壳"征象,这是骨化性肌炎的典型表现,尤其在动态观察中的改变,是 MRI 诊断和鉴别诊断的重要依据,对于病变的诊断很有帮助(图 10-2-12)。

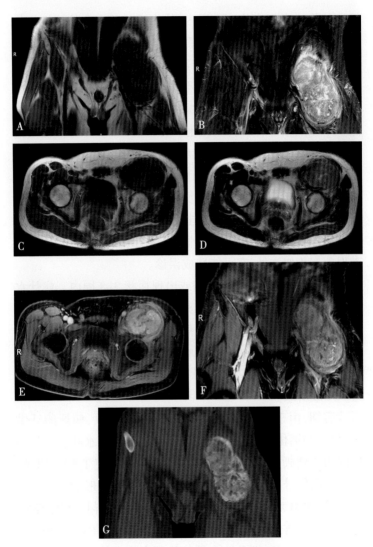

图 10-2-12 左侧髂窝骨化性肌炎

患者男性,28 岁。A、C.左侧髂窝团块影在 T_1WI 呈等、稍低信号;B、D.在 T_2WI 及 T_2WI 脂肪抑制序列呈等、高信号,周围软组织水肿、受压;E、F.增强扫描病灶明显不均匀强化;G.CT 冠状面骨窗示左髂窝团块状高密度影

【诊断要点与鉴别诊断】

典型临床表现是外伤后边界不清的软组织肿块形成。MRI 上，早期 T_1WI 为中等偏高信号、T_2WI 高信号为主，病灶边缘水肿明显；可见出血及液 - 液平面。随着病变的不断成熟，T_2WI 上病灶周围的环形低信号带越来越明显，水肿减轻、肿块缩小。X 线、CT 上可见典型的具有特征性的环状骨化"蛋壳"征象。

在病变的早期，骨化性肌炎需与未分化多形性肉瘤（恶性纤维组织细胞瘤）、平滑肌肉瘤、滑膜肉瘤等恶性软组织肿瘤鉴别。鉴别的要点是：骨化性肌炎多有外伤史，且病变增大迅速，但仍然难以与恶性肿瘤基础上合并外伤以后的出血致肿瘤迅速增大鉴别。

中期的骨化性肌炎需与伴有钙化或骨化的软组织恶性肿瘤，如骨外骨肉瘤、软骨肉瘤、脂肪肉瘤等鉴别。一般来说，这些肿瘤的钙化和骨化都不均匀，很少出现环形钙化。

后期，如果病灶邻近骨骼，需要与皮质旁骨肉瘤鉴别。主要鉴别点是后期的骨化性肌炎骨化多已有所塑形，皮质增厚，其走行、形态与相应的肌肉组织相似，具有"三无"特征，即无骨髓受侵、无骨膜反应、无增生骨与骨干间隙形成；而皮质旁骨肉瘤则与之相反。

十五、进行性骨化性肌炎

进行性骨化性肌炎（myositis ossificansprogressiva，MOP）又称进行性骨化性纤维发育不良（fibrodysplasia myositis ossificansprogressive，FOP），是一种遗传性致残性结缔组织疾病，其发病率极低，病因仍不明确，治疗效果不佳，预后差。

【临床与病理】

MOP 以先天性蹬趾 / 拇指畸形、全身进行性软组织内异位骨化为特点，呈全身进行性发展。异位骨化可出现于横纹肌、肌腱、韧带、筋膜及躯干和四肢的腱膜等部位,这些部位首先出现肿胀、疼痛,最终硬化为骨状。若异位骨化累及身体大关节,将造成患者生活能力的丧失,甚至张口受限、呼吸困难,导致死亡。异位骨化的形成,组织学上可分为 3 期:①急性炎性反应期;②纤维增生期;③异位骨形成期,均有肥大细胞浸润,尤以第一期为著。

【MRI 表现】

多处肌肉内出现广泛的骨化,好发于颈、四肢和躯干等肌肉组织。病变发展由近及远、由中轴骨向四肢骨发展。MRI 表现因组织学分期而有差异,异位骨形成期表现为受累肌肉内的骨化信号,T_1WI 均匀等低信号,T_2WI 高低混杂信号,其内钙化、骨化呈斑条状低信号,脂肪抑制序列可显示极低或不同信号强度的骨化组织;增强后早中期病灶可有不均匀强化。

(程晓光 于爱红 赵建 李新民 徐黎 彭俊红

何波 过哲 陈祥述 王晨 钱占华 李春爱)

参 考 文 献

1. Manaster B J. Soft-tissue masses:optimal imaging protocol and reporting. AJR Am J Roentgenol,2013,201(3):505-514.

2. Gartner L,Pearce C J,Saifuddin A. The role of the plain radiograph in the characterisation of soft tissue tumours. Skeletal Radiol,2009,38(6):549-558.

3. Dalinka M K,Zlatkin M D,Chao P,et al. The use of magnetic resonance imaging in the evaluation of bone and soft-tissue tumors. RadiolClin North Am,1990,28(2):461-470.

4. Subhawong T K,Fishman E K,Swart J E,et al. Soft-tissue masses and masslike conditions:what does CT add to diagnosis and management? AJR Am J Roentgenol,2010,194(6):1559-1567.

5. Gielen J L,De Schepper A M,Vanhoenacker F,et al. Accuracy of MRI in characterization of soft tissue tumors andtumor-like lesions. A prospective study in 548 patients. EurRadiol,2004,14(12):2320-2330.

6. Baek H J,Lee S J,Cho K H,et al. Subungual tumors:clinicopathologic correlation with US and MR imaging findings. Radiographics,2010,30(6): 1621-1636.

7. Derlin T,Tornquist K,Münster S,et al. Comparative effectiveness of 18F-FDG PET/CT versus whole-body MRI for detection of malignant peripheral nerve sheath tumors in neurofibromatosis type 1. Clin Nucl Med,2013,38(1):e19-25.

8. Treglia G,Salsano M,Stefanelli A,et al. Diagnostic accuracy of 18F-FDG-PET and PET/CT in patients with Ewing sarcoma family tumours:a systematic review and a meta-analysis. Skeletal Radiol,2012,41(3):249-256.

9. Costelloe C M,Chuang H H,Madewell J E. FDG PET/CT of primary bone tumours. AJR AM J Roentgenol,2014,202(6):521-531.

10. 杜湘珂,朱绍同. 骨与软组织肿瘤影像诊断及鉴别诊断. 北京:北京大学医学出版社,2007.

11. 丁建平,李石玲,刘斯润. 骨与软组织肿瘤影像诊断学. 北京:人民卫生出版社,2009.

12. 徐爱德,王世山. 骨关节软组织疾病影像鉴别诊断. 北京:中国协和医科大学出版社,2010.

13. 陈晓东,韩安家,赖日权,等. 解读 WHO(2013) 软组织肿瘤分类的变化. 诊断病理学杂志,2013,20(11):730-733.

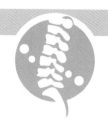

第十一章

运动医学影像

第一节　MRI 检查方法

随着我国逐步进入老龄化社会和全民健身运动的普及，因运动、锻炼、军事训练等引起的运动损伤相关的疾病越来越多。X 线和 CT 检查因自身软组织分辨率的不足，往往直接或间接影响到急(慢)性损伤者的病情诊断、治疗和预后，给患者健康、学习、工作乃至生活带来诸多不利，甚至会造成身体终身残疾的严重后果。近年来随着高场 MRI 的推广，尤其是 3.0T MRI 的临床应用，在人体关节损伤显像方面，MRI 不仅是 X 线和 CT 显示不佳时的有效补充，甚至已成为肌肉、韧带、软骨、半月板损伤诊断的主要依据。由于肩、腕、膝、踝等关节小且解剖复杂，因此 MRI 检查方法和技术要求较高，最好使用关节专用线圈、小 FOV、多平面薄层扫描。MRI 的成像序列包括：FSE-T_1WI、FSE-FS-T_2WI、PDWI、STIR。近年出现的 MRI 新技术，对显示韧带、软骨病变有较大价值。如 T_2-mapping 可对韧带损伤程度、韧带修复效果等进行定性和定量分析。T_2-mapping、

3D-FS-SPGR 及 3D-Cube 可用于关节软骨显示。MRI 关节造影除了可发现大关节韧带、关节盘、关节盂唇、关节软骨的细微损伤外，还可用于四肢小关节微结构损伤的评估，故 MRI 的临床应用可使关节影像诊断达到精确水平。

第二节　关节损伤的 MRI 表现

一、腕关节韧带、肌腱损伤

(一) 腕管综合征

腕管综合征(carpal tunnel syndrome,CTS)是任何因素导致的腕管内压力升高挤压正中神经，导致其水肿及脱髓鞘变，而表现出支配区感觉异常和功能障碍的一组症候群。

【病因与临床表现】

腕管综合征是最常见的周围神经卡压疾病，在普通人群中的发病率高达 3.8%，各年龄段均可发病，好发年龄为 40~60 岁，男女发病比例为 3∶7，双侧发病者占 1/3~1/2。其病因主要有：

(1) 腕管容积减小：腕骨、掌骨骨折、脱位，桡骨远端骨折，钩骨钩突先天性肥大，月骨无菌性坏死等。

(2) 腕管内容物增加：腱鞘囊肿、滑膜增生、肿瘤、血肿、创伤后或手术后瘢痕纤维形成等。

(3) 腕管内容物病变或异常：如指浅/深屈肌肌腱炎、屈指肌肌腱损伤、正中神经损伤及水肿等，腕横韧带异常也是致病的重要解剖因素。

早期病理改变为神经内微循环失调，继而出现髓鞘和轴索损伤，同时周围结缔组织也发生改变。这些病理变化大多由正中神经受到压迫或牵拉引起。临床表现一般先出现桡侧 3 个半手指疼痛、麻木等感觉异常，进而出现运动功能障碍,如拇指外展、对掌无力,典型病例可表现为猿掌,晚期出现鱼际肌萎缩。电生理学检查是比较敏感、可靠的指标,肌电图显示正中神经感觉传导速度减慢和运动潜伏期延长。

【MRI 表现】

临床通常依赖症状和电生理结果综合诊断 CTS,影像学检查主要用于诊断及排除炎症、创伤或肿瘤,如风湿性关节炎、创伤性滑膜炎、腱鞘囊肿、先天性腕管狭窄等。随着脉冲序列和线圈设计的不断改善,MRI 可观察腕管内结构,清楚显示正中神经、屈肌肌腱等的大小、形态和毗邻关系。横断面 MRI 能观察到的信息最全面,可区分腕部的所有韧带、肌腱、神经、血管,并显示腕管各壁轮廓,如位于深部的掌腕韧带和浅部的腕横韧带。冠状面影像有助于显示腕骨解剖形态。T_1WI 可获得类似于解剖学图像,正中神经在 T_1WI 上显示为光滑的圆形或卵圆形并与相邻的肌肉呈等信号,神经周围往往有高信号的神经束膜环绕。CTS 在 T_1WI、T_2WI、PD-FS上均可见正中神经在进入腕管时增粗、肿胀,以豌豆骨及桡骨远端这两个层面较明显(图 11-2-1)。正中神经在腕管内变

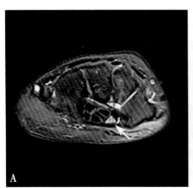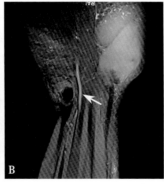

图 11-2-1　腕管综合征

患者女性,23 岁,右腕疼痛数年,正中神经分布区麻木感。A. PD-FS 横断面;B. PD-FS 冠状面,显示正中神经受压、肿胀,PD-FS 信号增高(白箭)

扁,以钩骨层面明显。T_2WI 主要采用快速自旋回波脂肪抑制序列,受压正中神经信号增高,屈肌支持带弯曲,腕骨和肌腱之间的脂肪间隙消失,及钩状骨钩突水平腕横韧带向掌侧弯曲等。Gd-DTPA 增强,正常神经不强化,而 CTS 中受累的神经由于水肿和脱髓鞘的发生使神经束膜、血 - 神经屏障被破坏而出现强化。扩散张量成像(diffusion tensor imaging,DTI)腕管中正中神经的各向异性(fractional anisotropy,FA)降低,表观扩散系数(apparent diffusion coefficient,ADC)增高。

【诊断要点及鉴别诊断】

CTS 是临床常见的单发神经病变,典型的 CTS 患者通过病史和体检可诊断,电生理检查可明确诊断有无正中神经损伤。MRI 诊断 CTS 的敏感性、特异性高,可寻找腕关节炎症、外伤、腱鞘囊肿等病因,是诊断 CTS 的常规检查手段之一。正中神经受压、变平,或形态出现突然变化,神经水肿或增强扫描出现强化,是 CTS 的特征性表现。

(二) 腕三角纤维软骨复合体损伤

三角纤维软骨复合体(triangular fibrocartilage complex,TFCC)是腕部一个解剖学和生物力学意义上的多种坚韧组织复合体,是维持腕关节尺侧稳定的主要结构之一。TFCC 损伤可分为创伤性及退变性,表现为软骨盘变薄、撕裂,是引起腕部尺侧疼痛及功能障碍的常见原因。

【病因与临床表现】

正常 TFCC 的组成部分包括:三角纤维软骨盘(triangular fibrocartilage,TFC),三角韧带,掌、背侧桡尺韧带,半月盘类似体,尺侧腕伸肌腱鞘,尺侧副韧带,尺三角韧带和尺月韧带;具有维持腕关节尺侧的稳定性,承受、传递和缓冲腕尺关节冲击力,传递手部力学、增加关节活动灵活性的作用。TFCC组成结构复杂,损伤后诊断较为困难,详细的病史询问非常必要,如急性创伤时前臂旋前位跌倒,腕背伸或者腕尺侧直接撞击;职业性乒乓球、网球和体操运动员,长期过度的手腕处活动均会破坏下尺桡关节的稳定性。TFCC损伤的临床症状主要有:①非特异性表现,腕部近下尺桡关节处疼痛、肿胀,腕功能障碍;②TFCC损伤的表现,腕关节弹响、关节绞索、尺骨头突出、月三角间隙压痛;③下尺桡关节脱位的表现,下尺桡关节处有关节囊松弛感,按压尺骨小头可出现"琴键征",按压尺骨茎突与尺侧弯曲肌肌腱之间、尺骨头与豌豆骨之间可产生明显疼痛,此处为TFCC损伤最佳触诊位置。Oneson和Palmerl等根据损伤的病因和部位将TFCC损伤分为创伤性(Ⅰ型)和退行性(Ⅱ型)。创伤性损伤:ⅠA类,中心穿孔;ⅠB类,尺侧撕脱;ⅠC类,远端撕脱;ⅠD类,桡侧撕脱。退行性损伤:ⅡA类,TFC磨损;ⅡB类,TFC磨损,软骨软化;ⅡC类,TFC穿孔,软骨软化;ⅡD类,TFC穿孔,软骨软化,月三角韧带损伤;ⅡE类,TFC穿孔,软骨软化,月三角韧带损伤,尺腕关节或桡尺远端关节炎。

【MRI表现】

早期诊断TFCC损伤对患者的治疗和康复具有重要意义。MRI能直接显示TFCC撕裂的部位,而且可显示与其相关的骨与软组织的异常改变,排除类风湿关节炎、腕部肿物、马德隆畸形等,具有较高的诊断敏感性、准确度。腕关节各骨块较小,各关节间连接紧密,软骨盘结构细微,应尽可能采用高分辨率成像(视野8mm,矩阵256×256,层厚1.0mm)以提高诊断准确率。三角纤维软骨主要是在冠状面上显示,矢状面辅助,横断面对于观察该软骨作用不如前两位,但可观察掌侧和背侧桡尺韧带。常用成像序列包括自旋回波T_1WI、T_2WI、PDWI、梯度回波序列以及相应序列的脂肪抑制序列。正常的TFCC在任何序列上都表现为三角形或不规则带状均匀低信号,基底附着在尺骨茎突,另一面附着在下尺桡关节面。TFCC损伤后低信号TFCC中出现条状、片状高信号灶,全层损伤表现为高信号穿透软骨盘达 TFCC 边缘,部分损伤表现为高信号累及部分软骨盘至一侧边缘或不累及边缘(图 11-2-2)。可伴有下尺桡关节脱位,下尺桡关节间隙增宽(大于 2mm),尺骨向背侧移位等。Lee 等通过研究认为以腕关节镜为"金标准",MRI 显示 TFCC 损伤的特异性为 100%,TFCC 中央部与周缘部损伤的敏感性分别为 70.3%、60.0%。同时因腕关节结构细微,要避免低分辨率图像中易被误为病变的假象。MRI 直接关节造影上表现为高信号造影剂充盈至尺骨茎突隐窝和尺侧副韧带外侧间隙或下尺桡关节间隙,能直接反映 TFCC 损伤的部位,不受滑膜和积液的干扰,而且由于 MRI 视野大,可明显提高 TFCC 损伤的准确性。

【诊断要点及鉴别诊断】

TFCC 损伤是腕关节尺侧疼痛的常见原因,判断 TFCC 损伤应结合临床有无外伤、年龄等因素。合理运用 MRI 检查序列(如脂肪抑制序列的应用),多方位薄层图像有助于显示

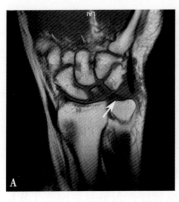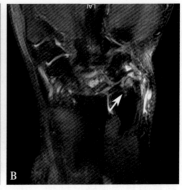

图 11-2-2　腕三角纤维软骨复合体损伤

患者男性,45 岁,反复右腕酸痛 2 年,再发 1 个月,腕关节尺侧压痛。A. T₁-TSE 冠状面;B. PD-TSE 冠状面,显示 TFC 尺侧远侧附着端结构不清,T₁WI 信号减低,PD-FS 信号增高(白箭),同时伴有舟骨多发骨髓水肿,舟月韧带、月三角韧带损伤

TFCC 撕裂的部位,及与其相关的骨与软组织的异常改变,必要时加上腕关节造影可以明显提高 TFCC 损伤的准确性。

(三) 舟月分离

舟月分离,又叫舟月不稳或舟骨旋转性半脱位,是由疾病或外伤引起舟骨近极掌侧舟月韧带和桡周韧带损伤,舟月关系连接中断,舟骨在大小多角骨的压迫下,其掌屈角度加大,且近极向背侧移位,同时伴有月骨的背伸。是临床最常见的腕关节不稳形式。

【病因与临床表现】

舟骨在腕关节解剖功能和生物力学中有十分特殊的作用,舟月关节由舟月韧带复合体连接,包括内在舟月骨间韧带复合体与外在舟月韧带复合体两部分,正常时,韧带将舟骨和月骨连成一体,并控制其运动。舟月分离可以是骨性原因,如舟骨或桡骨骨折、月骨无菌性坏死,也可以是韧带原因,如腕关节过度背伸和尺偏伴随腕关节旋后引起舟月韧带撕裂或舟月骨间韧带伸长或断裂。根据损伤时间的不同,可以分为急、慢性舟月骨分离,损伤 3 周内为急性,3 周以后为慢性,慢性腕舟月不稳可导致舟骨、月骨力线异常及舟月骨进行性塌陷,早期诊断及治疗可避免严重的并发症。根据 X线表现,舟月分离分为静态与动态两种,静态分离是指在常规后前位及侧位 X 线片上可见的舟月分离;而动态分离在常规体位 X 线检查中多无异常可见,甚至弯曲位、应力位 X 线检查也未必每次都能发现分离的存在,其诊断需结合其他检查,动态性舟月分离是引起青少年腕部疼痛最常见的原因。根据有无舟月关节其他结构损伤分为单纯型舟月分离及复合型舟月分离,复合型舟月分离常伴有腕舟骨骨折、月骨周围脱位、月骨脱位、桡骨远端骨折、创伤性关节炎等。临床查体在鼻烟窝处出现压痛,腕舟骨漂移试验阳性可提示舟月韧带损伤。

【MRI 表现】

　　舟月关节间隙的异常是诊断舟月分离的重要指标之一，X 线后前位片上多数以舟月骨间宽度的数值增大 2mm 作为间隙增宽的标准。但在常规 X 线上舟月骨影像经常重叠或间隙很小，即使因病变已造成舟月间隙加宽，X 线片显示的间隙仍可能在正常范围内，因此容易漏诊。MRI 的多平面、多参数、多序列成像以及良好的软组织分辨率是 X 线片无法比拟的。在冠状面上可以得到类似 X 线片的图像，而且其细微结构显示更加清晰，不但可以清晰显示舟月骨的形态和位置，还可以直接显示舟月关节间隙及其形态，能够得到精确的测量值。而在横断面上，同样可以得到清晰的图像和相关的数值。舟月关节间隙中间的形态相对恒定，故选取舟骨和月骨的中间层面来测量舟月关节间隙更有价值。关节间隙的信号在 T_1WI 为低信号，在 PDWI（图 11-2-3）和 T_2^*WI 上为高信号，尤其以 T_2^*WI 显示更好，其信号的组成包括骨皮质外的软骨和关节间隙内的关节液，由于骨皮质在任何序列上

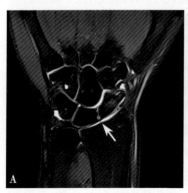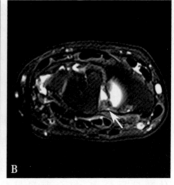

图 11-2-3　舟月分离

患者男性，35 岁，外伤后右腕疼痛 1 个月，右腕鼻烟窝处压痛。A. PD-FS 冠状面；B. PD-FS 横断面，显示舟月关节间隙增宽，关节间隙信号增高（白箭），舟月韧带损伤

均为低信号,故形成良好的对比,因此关节间隙的形态显示较佳。

【诊断要点及鉴别诊断】

舟月分离是腕关节不稳定最常见的类型,多有外伤病史,以往诊断舟月骨的分离主要是依靠普通 X 线片。MRI 通过测量冠状面与横断面上舟月关节间隙的数值,不仅可以明确诊断,同时对于舟月骨的前后移位及近侧列韧带损伤情况也能做出全面的评价,为临床提供诊断和疗效的参考。

(四) 拇指掌指关节侧副韧带损伤

拇指掌指关节侧副韧带位于掌指关节的两侧,分为尺侧副韧带和桡侧副韧带,在手部韧带损伤中拇指掌指关节侧韧带损伤最常见,常造成拇指对指力和精细指捏能力丧失,严重影响患者的生活质量。

【病因与临床表现】

拇指掌指关节是多轴关节,具有屈伸、内收、外展和旋转运动,其稳定性由内在和外在稳定结构维持,内在稳定结构为第一掌骨头及近节指骨基底骨性对位关系,外在稳定结构由侧副韧带、掌板组成的二维盒式结构韧带复合体构成,周边辅以关节囊、肌腱加强。由于掌骨头横径大,关节面宽阔,侧方偏斜运动的幅度明显小于手指的掌指关节,而双侧的侧副韧带是最重要的限制关节侧方移动的韧带,对维持关节的稳定性起着重要的作用。过度的侧偏和背伸暴力会导致侧副韧带的断裂,随着交通伤、运动伤的增多,该病的发病率呈上升趋势。尺侧副韧带损伤较桡侧发生率高,发生概率为桡侧 10 倍,尺侧副韧带撕裂伴有或不伴有相应拇指韧带附着点撕脱性骨折,因多在滑雪运动员中发生,故称为滑雪者拇指(gamekeeper thumb)。还伴有一种特殊损伤类型称为 Stener 病变,是指尺侧副韧带发生完全撕裂时,断端回缩并移位至内收肌腱膜下或嵌入内收肌腱膜之间,不能回纳,造成肌腱韧带不愈合。拇指桡侧副韧带对于掌指关节有一个静态维稳的作用。拇指桡侧副韧带损伤常是由于突然的、强制性的掌指关节向尺侧偏离引起,并可导致掌指关节桡侧不稳定及近指关节向尺侧及掌板侧的半脱位。拇指掌指关节侧副韧带损伤如早期处理不当,可导致关节疼痛、持物不稳、捏力下降等并发症发生,影响拇指功能,给患者生活带来不便。超声及 MRI 检查可为早期诊断提供可靠依据。

【MRI 表现】

MRI 不仅可以清晰显示手指肌腱韧带的正常微细解剖结构,而且可以精确显示拇指侧副韧带的损伤情况,对制订手术计划和明确入路具有重要价值。MRI 各序列正常的拇指掌指关节侧副韧带均表现为连续均匀的条带状低信号,韧带腱鞘无积液,周围无软组织水肿和骨髓水肿。常规行拇指掌指关节横断面、冠状面、矢状面 3 个方位扫描,采用自旋回波序列(SE)或快速自旋回波序列(FSE)T_1WI 序列、PD-FS 序列。拇指掌指关节尺侧副韧带损伤 PD-FS 序列表现为韧带增粗、近端回缩呈高信号改变,掌板信号增高、走行迂曲,近节指骨基底部骨髓水肿,拇指屈肌肌腱周围水肿(图 11-2-4)。Stener 损伤时尺侧副韧带收缩卷曲呈结节状位于内收肌腱膜之下,并伴有内收肌腱膜移位。滑雪指损伤表现为第 1 近节指骨基底部、尺侧副韧带附着点撕脱性骨折,累及关节面内侧。拇指掌指关节桡侧副韧带损伤表现为 PD-FS 显示损伤的韧带呈明显高信号改变,T_1WI 桡侧副韧带掌骨附着端纤维增粗、不连续、模糊不清,掌指关节积液,骨髓水肿,周围软组织水肿呈片状不规则高信号。侧副韧带慢性撕裂表现为局部韧带增厚,可为瘢痕组织增生,或韧带变薄、拉长、花边状轮廓。

【诊断要点及鉴别诊断】

典型的外伤史,拇指掌指关节损伤侧疼痛、肿胀、皮下青紫,功能障碍。局部压痛,运动可引起剧痛,X 线检查可见有

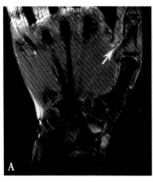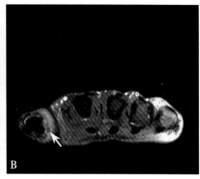

图 11-2-4 拇指掌指关节侧副韧带损伤

患者男性,47岁,外伤后左拇指疼痛活动受限 20 天,沿拇指侧韧带走行区疼痛、肿胀、功能障碍,局部压痛。A. PD-FS 冠状面;B. PD-FS 横断面,显示拇指掌指关节尺侧副韧带,呈高信号改变(箭),掌板信号增高,走行迂曲,近节指骨基底部骨髓水肿,拇指屈肌肌腱周围水肿

撕脱的骨折片。MRI 表现为损伤韧带信号不清,纤维连续性中断,PD-FS 序列损伤的韧带信号不均匀增高,并可见周围软组织水肿。需鉴别类风湿关节炎、手部肿物、手指发育畸形等非外伤性病变。

(五)尺侧腕部撞击综合征

尺侧腕部撞击综合征,又称尺骨撞击综合征、尺腕毗邻综合征,是由于尺侧腕骨与尺骨头撞击造成骨软骨损伤,或腕尺侧负载过重导致月骨及三角骨发生退行性变而引起腕部尺侧疼痛、关节弹响、手部握力下降及腕部活动受限的一组综合征。

【病因与临床表现】

正常情况下,远端尺桡关节处的尺桡骨基本上处于同一平面,腕关节 80% 的运动力由桡骨传导,20% 由尺骨传导,在尺骨阳性变异(指尺骨远端关节面长于桡骨远端关节面)、早产儿桡骨远端骨骺提前闭合,桡骨远端骨折复位不良、肿瘤、感染导致桡骨头或桡骨干切除后桡骨缩短,尺骨茎突骨折不连或尺骨茎突过长等造成远端尺腕关节不平整,都是导致尺侧腕部撞击综合征的易感因素。其中尺骨阳性变异是导致腕关节尺侧结构负担增加的主要发病机制,尺骨远端长度每变化1mm 就会使尺腕部负载增加 25%。远端尺骨与腕骨反复撞击和活动受限,尺腕侧的软组织血供和滑液营养障碍,韧带和三角纤维软骨板容易磨损,进而使尺腕部骨质和软组织发生退变,导致月骨和三角骨缺血性坏死。临床多表现为慢性或亚急性尺腕部疼痛,活动时加重,休息时减轻,增加尺骨阳性变异的运动如紧握拳、旋前、尺偏时加剧。尺侧腕骨和 / 或尺骨头局部触痛,尺腕关节背外侧压痛。此外,腕关节运动时可有软骨作响,腕部屈伸及旋转活动受限,手部握力可下降。因认识不足或诊断不明确尺骨撞击综合征易被误诊为腕关节软组织损伤而延误治疗,导致月骨无菌性坏死,形成不可逆性损伤。

【MRI 表现】

常规 X 线检查是尺骨撞击综合征的主要检查方法。X 线可很好地显示下尺桡关节不协调,但不能诊断早期尺骨撞击综合征,无法显示尺腕关节软骨及软骨下骨髓的结构变化,及三角纤维软骨复合体及月三角韧带的病变。MRI 具有软组织分辨力高、可多平面成像、无电离辐射等优点,适于显示精细、复杂的尺侧腕部结构,包括 TFCC、月三角韧带及关节软骨、软骨下骨髓等,并可早期准确地显示病变。MRI 同样采用 Gelberman 平行线法测量尺骨变异,尺骨头关节面与乙状切迹最远端关节面的平行线之间的位移,尺骨头长于桡骨 2mm 以上为阳性变异。尺侧腕部撞击综合征早期可以发生月骨、三角骨软骨软化,表现为软骨层变薄,边缘不规则,软骨内显示灶性长 T_1 长 T_2 信号。PD-FS 对骨髓变化敏感,在骨损伤早期就能反映出骨髓水肿性改变,月骨近尺侧面骨髓水肿被认为是尺腕部撞击综合征的特异性改变(图 11-2-5)。

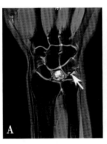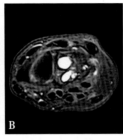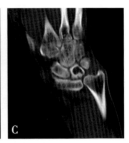

图 11-2-5　尺侧腕部撞击综合征

患者女性,55 岁,左腕疼痛 2 个月,加重 3 天,腕关节尺偏时加重。A. PD-FS 冠状面;B. PD-FS 横断面,显示左尺骨远端高于桡骨远端,左月骨、舟骨、三角骨及桡骨远端见多发斑片状高信号,左三角纤维软骨盘信号增高(箭);C. CT 腕关节三维重建显示左月骨局部囊性变

病变进展可坏死、硬化,表现为骨皮质下边缘锐利的圆形、类圆形病灶,呈长 T_1 或短 T_2 信号,坏死多位于月骨尺侧部分的近端和三角骨腰部,病变晚期月骨及三角骨呈不典型"双线征"及"双环征"。TFCC 损伤以穿孔和撕裂为主,月三角韧带撕裂也较常见。当尺骨变异被纠正后骨坏死可以转化为正常骨结构,所以尺骨撞击综合征引起的骨坏死是可逆的。因此,MRI 不仅用于尺骨撞击综合征早期诊断,还可作为有效的动态观察手段,当骨髓水肿性变化无减轻、消失,反而逐渐加重时,提示临床应尽早解除压迫状态,可有效降低月骨、三角骨坏死的发生率。

【诊断要点及鉴别诊断】

尺侧腕部撞击综合征一般有腕部外伤史或特殊手部作业史,腕部旋转或尺偏、受力时腕部尺侧疼痛,腕部活动受限,尺侧张力试验阳性。远侧尺桡关节区域有弹响、压痛,特别是尺桡关节间隙的背侧和外侧。X 线检查可见尺骨相对于桡骨长 2mm 以上。MRI 检查,多数出现月骨、三角骨的信号改变,部分出现三角纤维软骨信号改变。当月骨内信号异常时,MRI可鉴别骨内腱鞘囊肿、真性囊肿、无症状的退行性变、血管沟、月骨坏死等。

二、肘关节

(一)肱骨外上髁炎

肱骨外上髁炎(lateral epicondylitis)是一种过劳性综合征,以伸肌总腱病变为主,多合并有肌腱周围的桡侧副韧带、肱桡关节囊、肘肌、旋后肌等损害,表现为肘外侧疼痛。

【病因与临床表现】

肱骨外上髁炎,又名伸肌总腱损伤(common extensor tendon,CET)、网球肘,因最早发现于网球运动员而命名。目前,对该病的病因有多种学说,其中伸肌总腱起始部的损伤、环状韧带创伤性炎症变性、血管神经束的卡压、桡神经分支受累等学说被广泛认同。伸肌总腱由桡侧腕短伸肌、桡侧腕长伸肌、指伸肌、小指伸肌及部分旋后肌的肌腱共同组成,在肱骨外上髁炎中,最常累及桡侧腕短伸肌肌腱。此病是一个反复损伤和修复的过程。伸肌总腱肱骨附着处的部分纤维过度拉伸,伸肌总腱发生撕裂、变性、水肿等炎症改变;长期慢性拉伸使得肌腱内正常的胶原结构被增生的纤维组织和不成熟的血管所取代,并伴有急慢性炎性细胞浸润,肘关节囊部分可出现滑膜的慢性炎症伴骨化及钙化,韧带组织黏液样变性及软骨化生。日常生活中常见于需反复用力伸腕活动的成年人,尤其是频繁地用力旋转前臂者,除网球、羽毛球运动员外,还有小提琴手、洗衣工、瓦木工人、打字员等。发病年龄通常为40~60岁,男女比例无明显差别。主要表现为肱骨外上髁处逐渐出现疼痛,用力伸腕、握拳时加重,严重者生活中像拧毛巾等这样的细小动作都不能独立完成。查体在肱骨外上髁处及下方可有极敏锐、局限性压痛;伸肌肌腱牵拉试验(Mills征)可呈阳性。

【MRI 表现】

常规 X 线和 CT 对该病诊断价值有限,偶尔能发现相应部位的钙化。MRI 软组织分辨率高,不仅能清晰显示关节周围骨质信号,还能准确反映肌腱、关节囊、关节软骨等细微结构形态和信号的改变。多方位扫描时,冠状面应平行于肱骨内外髁连线,矢状面垂直于肱骨内外髁连线。主要序列有 PD-FS、STIR,屈肌总腱和伸肌总腱及内外侧副韧带均可明确显示和诊断。PD-FS 图像分辨率较佳(图 11-2-6),STIR 图像显示病变较佳,正常伸肌总腱由于含水分子较少,在 MRI 所有序列中均为低信号。根据肱骨外上髁炎伸肌总腱损伤程度,MRI 诊断分为 I 级(轻度)、II 级(中度)、III 级(重度)。I 级(轻度):肌腱连续,有增粗或变细,或轻微撕裂,撕裂区域不大于伸肌总腱起始处宽度的 20%,T_2WI 上呈点片状稍高信号;II 级(中度):肌腱撕裂区域为伸肌总腱宽度的 20%~80%,T_1WI 可呈条片状等或者稍高信号,T_2WI 上呈高信号;III 级(重度):

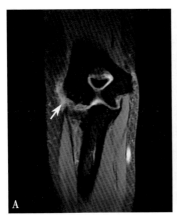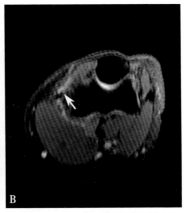

图 11-2-6　肱骨外上髁炎

患者女性,49 岁,右肘关节外侧疼痛不适 3 个月,向外上方活动时疼痛加重。A. PD-FS 冠状面;B. PD-FS 横断面,显示右侧伸肌总腱重度损伤,肌腱增粗、模糊,呈高信号改变(箭)

肌腱撕裂区域超过伸肌总腱宽度的 80% 或肌腱完全断裂,远端回缩,T_2WI 呈水样高信号。合并伸肌损伤时可见伸肌内条片状高信号,合并内、外侧副韧带损伤时可见韧带附着处水肿、增粗,内见水样高信号。另外还可伴有骨髓水肿、关节积液、肘肌损伤等其他改变。

【诊断要点及鉴别诊断】

患者肱骨外上髁部位疼痛,向前臂桡侧放射,持重物或旋转时疼痛加重,腕伸肌紧张试验(Mills sign)阳性可提示该病。MRI 表现为肱骨外上髁伸肌总腱形态、信号异常及周围组织的变化。鉴别桡骨头 / 颈骨折,X 线片及 CT 可明确骨折线。肘关节后脱位,一般有肘关节遭受突发向后的暴力。

(二)肱骨内上髁炎

肱骨内上髁炎是指前臂屈肌总腱的起始部位疼痛和压痛的慢性劳损性疾病。

【病因与临床表现】

肱骨内上髁炎是临床常见的运动损伤性疾病,其发病率呈上升趋势,多见于从事前臂反复旋前、屈腕运动的患者。其损伤部位为屈肌总腱,包括旋前圆肌、桡侧腕屈肌、掌长肌、指浅屈肌、尺侧腕屈肌等肌腱。因为屈腕肌、前臂旋前肌反复收缩或过度使用、在肱骨内上髁附着处发生微小撕裂,如不愈合造成瘢痕或粘连,使正常的生物力学改变,长期将导致内上髁肌肉、肌腱连接处退化,故肱骨内上髁炎显微镜下很少看到炎症细胞,而是一种退行性改变。常见的发生部位为旋前圆肌和桡侧屈腕肌附着处。损伤与多种因素相关,常见因素有职业、运动创伤等,又称"高尔夫球肘",是导致肘关节内侧疼痛的主要原因。临床主要表现为肱骨内上髁处局限性疼痛和压痛,局部肿胀多不明显,检查时如果前臂外旋、腕关节背伸、肘关节伸直可引起局部疼痛加剧。

【MRI 表现】

肱骨内上髁炎 X 线检查一般无异常改变,MRI 表现为屈肌总腱不同程度增粗。在各个序列上,急性损伤患者呈片状、条状信号增高影,肌腱部分撕裂,邻近组织水肿,多伴有关节积液。肘关节的其他结构和合并病变也同时能得到显示。如肘关节内侧间隙变窄,关节面下可见囊性变,软骨面欠连续。在慢性疼痛患者中,MRI 上显示肌腱局灶性的高信号,肌腱呈不同程度的不均匀增粗(图 11-2-7),伴有周围组织的明显水肿,反映了肌腱退变,血管纤维组织增生的病理改变。屈肌总腱起始部与侧副韧带相毗邻,MRI 能同时清晰显示二者关系,结合临床能排除肘管综合征、颈椎根性疼痛或肩袖炎的牵扯痛。

【诊断要点及鉴别诊断】

患者有反复或过度肘外翻、外旋活动病史,在投掷等活动时肘内侧疼痛,伸展活动受限。MRI 上肱骨内上髁屈肌总腱增厚、撕裂,信号异常。鉴别尺侧副韧带损伤不伴有肌腱撕裂:冠状面 T_2WI 有助于鉴别尺侧副韧带拉伤和内上髁炎;肘内侧副韧带不连续。尺神经炎:伴有内上髁炎;有 / 无尺神

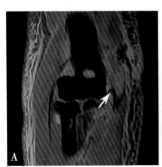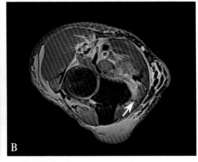

图 11-2-7　肱骨内上髁炎

患者女性,49 岁,右上肢外伤 5 天,右肘活动受限,内上髁处局限性压痛。A. PD-FS 冠状面;B. PD-FS 横断面,显示右侧屈肌总腱增粗、信号增高(箭),肘肌水肿、肿胀,伴皮下软组织水肿

经肿胀;临床上有尺神经麻痹。

(三) 尺侧副韧带损伤

肘关节尺侧副韧带(ulnar collateral ligament,UCL)是维持肘关节内侧稳定和对抗外翻应力的重要解剖结构。由 UCL 损伤带来的肘内侧疼痛以及肘关节不稳定会导致肘关节功能障碍,继而对患者工作和生活产生影响。

【病因与临床表现】

人体肘关节由肱尺、肱桡及上尺桡关节共同构成,尺侧副韧带和桡侧副韧带分别从内外侧加固肘关节,保持其稳定性,其中尺侧副韧带从肘关节内上髁呈扇形放散至尺骨滑车切迹内侧缘,是对抗肘外翻的第一重要结构,也是最常受伤的一条韧带。单纯 UCL 损伤最常见的症状为肘关节内侧疼痛,损伤可为急性或慢性。急性损伤时,患者主诉常为投掷运动时突然出现肘关节内侧疼痛,并伴随肘内侧弹响;在伸肘投掷或击球运动加速阶段加重的慢性疼痛则提示 UCL 慢性损伤。临床上对 UCL 完整性评估的"金标准"为外翻应力试验。肘关节骨折脱位伴尺侧副韧带损伤时,其治疗方式与单纯骨折脱位有很大不同,多需手术将韧带重建或修复,否则长时间后将严重影响肘关节功能及稳定性。

【MRI 表现】

普通 X 线片不能直接显示副韧带,但可以评估患者韧带是否存在钙化以及韧带附着点是否存在软骨缺损、骨骺未闭以及骨赘。在 X 线应力位上,肱尺关节间隙增宽 >0.5mm 时,可以认为存在肘关节副韧带的损伤,但其应用范围较局限。MRI 检查时患者半侧卧位、肩关节极度外展、肘关节轻度外旋并屈曲 20°~30° 位,行冠状面扫描,可较好地显示肘关节副韧带。正常尺侧副韧带在冠状面 SE 序列 T_2 加权像,呈低信号,在尺骨冠突内侧呈薄止点,线型或稍呈弧形向近端,在肱骨内侧髁止点稍扩散,损伤时表现有韧带增厚或变薄、韧带松弛及不连续、韧带周围水肿或高信号的血肿等。内侧副韧带前束部分撕裂相对较常见,最常见于肱骨的起点处,有时会伴有肱骨内上髁的撕脱骨折,韧带的中部及远端止点的损伤相对少见。从影像学角度对 UCL 损伤进行评估的分级标准为:Ⅰ级,韧带完整伴或不伴水肿;ⅡA 级,韧带部分撕裂;ⅡB级,韧带慢性愈合损伤;Ⅲ级,韧带完全撕裂(图 11-2-8)。该评级标准对评估患者是否需接受手术治疗有重要意义。MRI 除诊断尺侧副韧带损伤外,还可显示是否伴有前臂屈肌起点撕裂、肱骨内上髁撕脱骨折、关节撕裂嵌顿等。

【诊断要点及鉴别诊断】

临床上有明显肘关节外伤史,跌伤时用手撑地,手臂呈伸直外展位或略后伸位致伤。患肘内侧肿胀、瘀斑及压痛明显,肘外翻应力试验阳性,肘内翻应力位 30°X 线片显示患肘内侧间隙增宽,即可诊断肘内侧副韧带损伤。MRI 可对 UCL 损伤进行分级评估,并显示周围损伤情况。

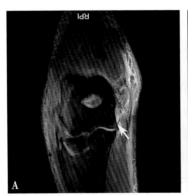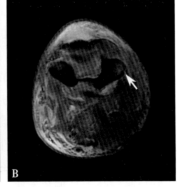

图 11-2-8　尺侧副韧带损伤

患者男性,16 岁,外伤致左肘部疼痛活动受限 1 周,肘内侧明显压痛及肿胀,肘关节伸屈功能受限。A. PD-FS 冠状面;B. PD-FS 横断面,显示左侧尺侧副韧带轮廓不清,连续性中断,PD-FS 呈高信号(箭),同时伴有屈肌总腱、桡侧副韧带多发断裂,周围皮下软组织水肿

(四)肘关节"恐怖三联征"

肘关节后脱位合并桡骨头和尺骨冠状突骨折被称为肘关节"恐怖三联征"。

【病因与临床表现】

肘关节"恐怖三联征"是一种严重的肘关节创伤,常合并关节不稳定、肘关节僵硬、创伤性关节炎、异位骨化以及慢性疼痛等并发症,导致患者预后不良。"恐怖三联征"多见于坠落伤及车祸,是肘部严重的高能量创伤。最常见的损伤机制为肘关节在伸直位,遭受纵轴方向的高能量压缩剪切暴力造成。主要损伤包括肘关节后脱位,桡骨头骨折,冠突骨折,双侧副韧带撕裂,前关节囊撕裂等。

临床常用 Regan-Morrey 分类法评价冠突骨折:Ⅰ型冠突尖部骨折;Ⅱ型冠突骨折块高度小于冠突高度的 50%;Ⅲ型冠突骨折块高度大于或等于冠突高度的 50%。用 Mason 分类法评价桡骨头骨折:Ⅰ型桡骨头无移位性骨折;Ⅱ型桡骨头骨折伴分离移位,但仍有部分桡骨头与骨干相连;Ⅲ型桡骨头粉碎性骨折,头与骨干分离。Johnston 将 Mason 法改良,把桡骨头骨折伴肘关节后脱位增加为第Ⅳ型。

【MRI 表现】

影像学表现对诊断肘关节"恐怖三联征"等创伤具有重要价值,结合肘部高能量损伤病史、轴向暴力创伤机制及全面系统的临床症状和体征综合分析,可做出准确的诊断。X线检查简单、便捷,是急诊骨外伤的首选检查方法,X线片上肘关节"恐怖三联征"表现为肘关节的后脱位,较明显的桡骨头和尺骨冠状突骨折基本能显示。在怀疑肘关节"恐怖三联征"时应行薄层 CT 扫描及矢状面、冠状面多平面重组及容积再现重建,可以克服 X 线片影像遮盖、重叠的缺陷,能够发现X 线难以发现或显示不明确的骨折,而且能清楚显示骨折线的走行方向、骨块有无移位、骨折断端内软组织有无嵌插、关节面受累程度等。肘关节"恐怖三联征"除了肘关节后脱位、桡骨头和尺骨冠状突骨折外,还常合并内外侧副韧带和屈、伸肌肌腱等损伤(图 11-2-9),而韧带和肌腱在 MRI 上能更好地显示。

【诊断要点及鉴别诊断】

肘关节"恐怖三联征"是肘部严重的高能量创伤,由施加于上肢纵轴方向的压缩和剪切暴力引起,坠落和车祸是常见原因。X 线检查可显示桡骨和 / 或尺骨的骨折,下尺桡

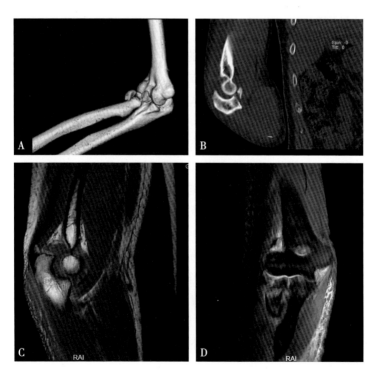

图 11-2-9 肘关节"恐怖三联征"

患者男性,31 岁,外伤致左肘部疼痛肿胀 1 天,肘关节畸形、活动受限等。A、B. CT 三维重建,显示肘关节后脱位,桡骨头骨折,尺骨冠突骨折;C. T₁WI 矢状面;D. PD-FS 冠状面,除了肘关节后脱位、桡骨头和尺骨冠状突骨折外,还显示内侧副韧带损伤,关节囊肿胀

关节分离等。MRI 还可显示肘内外侧副韧带和前骨间膜的撕裂。

三、肩关节

(一)肩袖损伤

肩袖是指肩胛下肌肌腱、冈上肌肌腱、冈下肌肌腱、小圆肌肌腱与肩关节囊的融合体。肩袖损伤是肩关节疼痛及活动受限的主要疾病之一,在临床上常继发于慢性肩峰下撞击综合征。

【病因与临床表现】

肩袖为不同肌腱所构成的袖套样结构,其主要作用为维持肩关节稳定、支撑肩肱关节,同时还能够从根本上保证人体肩关节腔的密闭,对于人体肩臂自由活动具有重要作用。肩袖病变包括炎症、伴或不伴有钙化的退行性变和完全或不完全肌腱撕裂,以及出血、挫伤。除少部分肩袖撕裂有急性外伤史外,大部分原因是磨损改变或肌腱退变,90% 发生于冈上肌腱。该病可以发病于不同年龄,随着我国人口老龄化和青少年运动方式改变,肩关节疼痛患者越来越多,患病率呈逐渐上升趋势,老年人和青少年是该病症的高发群体。Neer 把肩袖疾病分成 3 个阶段。阶段 I 包括肩袖充血和水肿,尤其是冈上肌肌腱,阶段 II 是一个炎性浸润到纤维变性的过程,阶段 III 为肩袖肌纤维撕裂。肩前方疼痛为肩袖损伤的典型表现,夜间及活动后疼痛加重。压痛点以肩峰下间隙及肱骨大结节近侧为主,患者多出现外展功能受限,伴有冈上肌和三角肌萎缩,肌力减弱。

【MRI 表现】

X 线检查是肩关节影像学检查的首选方法,可对骨关节异常改变如骨折、脱位、关节炎及骨质破坏等提供直观图像。X 线片能显示肩峰形状、肩峰下间隙的距离、肩峰下骨赘及异常钙化等病理改变,可作为肩峰撞击征、肩袖撕裂的辅助检查手段。MRI 作为一种无创伤性检查手段,具有较高的软组织分辨力,能够多平面显示肩袖损伤情况,并反映其相关病理变化。其中以 PD-FS 序列最佳,质子成像的特点为可显示水信号,无脂肪影的干扰,伪影少,可清晰敏感地显示肩袖细微病变,提高肩袖病变的检出率和准确性。肩袖损伤主要发生在冈上肌近大结节附着部的"缺血危险区"。肩袖变性时肌腱信号增强但厚度和形态正常。肩袖不完全撕裂时 T_1WI 呈裂隙状低信号,T_2WI、STIR、PD-FS 呈高信号(图 11-2-10A)。完全撕裂时任何序列均呈无信号影;撕裂处肉芽组织形成在 T_1WI 呈低信号,T_2WI、STIR、PD-FS 均呈高信号(图 11-2-10B)。发生纤维化时任何序列均呈低信号。MR 肩关节造影可观察关节腔内造影剂是否外漏(造影剂沿肩袖裂口漏出至肩峰下滑囊),以及是否渗入肌腱内(造影剂进入撕裂口),对于肩袖变性、肩袖全层撕裂和肩袖撕裂并发盂唇损伤,及肩袖部分撕裂诊断准确率明显高于常规 MRI 检查。

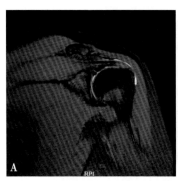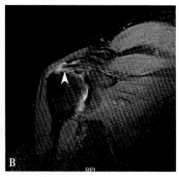

图 11-2-10　肩袖损伤

A. 患者女性,55 岁,右肩关节活动受限 3 年,活动后疼痛加重,T_2-FS 冠状面显示冈上肌肌腱信号增高,但厚度和形态正常;B. 患者男性,24 岁,运动后肩关节疼痛而来院就诊,T_2-FS 冠状面显示冈上肌肌腱连续性中断,高信号贯穿肌腱全层,肌腹回缩(箭头)

【诊断要点及鉴别诊断】

肩袖损伤临床上可由肩峰撞击综合征、急(慢)性损伤或肩关节退行性变引起。MRI 至少要在 2 个平面上评估冈上肌肌腱(冠状面、矢状面)、冈下肌、肩胛下肌和小圆肌(横断面、矢状面)。注意观察肌腱形态,明确部分或完全撕裂。肌腱信号异常时要与魔角效应、变性及撕裂信号鉴别。如果仅有 T_1WI 和 PDWI 信号增高,而在 T_2WI 上无信号增高代表是黏液样变性。

(二) 肩峰下撞击综合征

肩峰下撞击综合征(subacromial impingement syndrome, SIS)又称疼痛弧综合征,是由各种原因导致肩峰下通道狭窄,肩肱间隙减小,当肩部上举或外旋时,肩峰与肱骨头之间的肩袖、滑囊、韧带等软组织结构受到反复撞击、摩擦、卡压,引起肩部出现炎症、退变以及疼痛的病症。

【病因与临床表现】

肩部外侧最上方是由肩峰、喙肩韧带、喙突组成的喙肩弓,喙肩弓与肱骨头之间形成的三角形间隙,称为"肩峰下间隙",包含冈上肌、肩峰下滑囊等结构。前肩峰分为三种基本形态:平直型、弧型和钩型,其中钩型肩峰发生 SIS 的概率较其他两型更高。肩峰下通道正常范围为 1.0~1.5cm,<1.0cm 为狭窄,但临床上大多以 0.6~0.7cm 为下限。除了解剖因素外,肩峰下骨赘的形成及肩关节增生退变也是 SIS 的重要病因。由于上述原因导致肩峰下间隙狭窄和肩肱间隙变窄,当肩部上举或者外展时,喙肩弓与肱骨头反复卡压其间的软组织结构,肩峰下滑囊、冈上肌肌腱与肩峰发生摩擦撞击,引起炎症和损伤等病理改变,严重者可导致肩袖结构的撕裂,出现疼痛以及肩关节活动受限等症状。SIS 发病年龄以中老年为主,是临床引起肩部慢性疼痛的主要原因,其次为肩部活动受限、功能障碍、上肢肌力减弱等。查体有肩峰下间隙压

痛和砾轧音。

【MRI 表现】

SIS 在 X 线正位及冈上肌出口位（Y 位）可见肩峰向下弯曲，肩峰下骨赘或肱骨大结节骨质增生，冈上肌钙化、肩峰下间隙的减小等，为 SIS 的病因及病理诊断提出有力的依据。MRI 多序列扫描可清晰显示肩袖、韧带等软组织结构，已成为肩关节损伤最重要的影像学检查方法。SIS 直接征象为冈上肌肌腱形态和信号异常，冈上肌肌腱撕裂。斜冠状面 MRI 能直接、清楚地显示冈上肌肌腱的撕裂及邻近滑囊、脂肪层的信号改变；斜矢状面可观察肩峰的骨质形态和肩峰下通道的狭窄程度，亦可提高肌腱撕裂的诊断准确性。冈上肌全层撕裂表现为肱骨大结节止点前部的肌腱连续性中断、撕裂，从关节面延伸到滑囊面，断端回缩、增粗，呈 T_1WI 中等信号，T_2WI、PD-FS 高信号（图 11-2-11）。间接征象为肌腱周围结构发生改变，肩峰下滑囊增厚，滑囊周围脂肪信号改变，肩峰下 - 三角肌下滑囊积液。其次还有一些继发征象：关节盂唇撕脱，多见于前上盂唇，表现为盂唇内出现条带状 T_2WI 高信号影，冈上肌和三角肌萎缩，班卡特损伤（Bankart injury）等。

【诊断要点及鉴别诊断】

肩峰下撞击综合征临床上表现为肩前方慢性钝痛，患臂上举时出现疼痛或症状加重。摄"冈上肌出口位"片可观察肩峰形态以及肩峰 - 肱骨头间距。MRI 可以发现肩峰下撞击的原因和结果，即肩袖形态和信号异常，肩关节继发损伤征象。因肱二头肌长头腱在肱骨头和冈上肌肌腱之间走行，MRI 诊断肩峰下撞击综合征肩袖撕裂时，应注意与肱二头肌长头腱关节面侧部分撕裂相鉴别。粘连性关节囊炎可有特异性的腋囊及肩袖间隙抑脂像中信号增高。

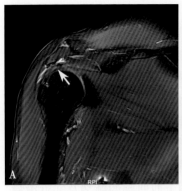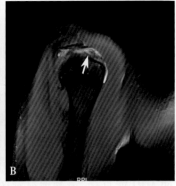

图 11-2-11　肩峰下撞击综合征

患者男性,63 岁,右肩反复疼痛 3 个月,右肩压痛,外展、上举活动受限。A. PD-FS 冠状面;B. PD-FS 斜矢状面,显示肩峰外下倾斜、低位呈"钩型",肩峰 - 肱骨头间距狭窄;冈上肌肌腱形态变薄,边缘毛糙,信号增高(箭)

(三) 肩关节上盂唇前后撕裂

肩关节上盂唇前后撕裂(superior labrum anterior-to-posterior tears,SLAP 损伤)是肩关节盂唇损伤的一种,多表现为上盂唇撕裂,可伴有肱二头肌长头腱撕裂,是导致肩关节疼痛及不稳的原因之一。

【病因与临床表现】

肩关节盂唇是由纤维软骨构成,类似于半月板结构,围绕骨性关节盂唇周围。正常情况下呈梨形,在斜冠状面及斜横断面多呈类圆形或三角形,盂唇上部多为三角形或类圆形,下部则多呈三角形,起加深关节窝,稳定盂肱关节的作用。急慢性创伤及发育不良是导致盂唇损伤的重要原因,根据损伤程度不同可分为磨损、撕裂及移位三类。SLAP 损伤是导致肩关节不稳和 / 或脱位常见的病理改变。多见于运动员及老年人,反复的投掷运动或上臂直接牵拉伤均为其致病原因,临床表现为肩关节功能障碍、活动角度疼痛、短暂绞索等症状,在上肢过头运动和极度外展外旋位时伴有上肢不稳定感或缺乏控制。

【MRI 表现】

Andrews 等在 1985 年首先描述了包括上盂唇在内的盂唇损伤,Snyder 等扩展性提出了 SLAP 的概念,并将其分为 4 种类型。Ⅰ型:患者肩胛上盂唇轻微磨损,但无撕裂表现,连同肱二头肌肌腱均连续完整。Ⅱ型:患者肩胛上盂唇发生撕裂但程度较轻,可伴有肩胛盂上肱二头肌长头腱出现脱落现象。Ⅲ型:肩胛上盂唇桶柄样撕脱,但部分上盂唇及肱二头肌长头腱仍紧密附着于肩胛盂上(图 11-2-12)。Ⅳ型:肩胛上盂唇桶柄样撕脱,病变延伸至肱二头肌长头腱,部分上盂唇及肱二头肌长头腱仍附着于肩胛盂上,或完全撕裂脱落。SLAP Ⅰ 型损伤最为常见,但有人认为是正常的退变,SLAP Ⅱ型损伤才是有临床意义的损伤。在 MR 关节造影中,肩关节盂唇呈低信号,与高信号造影剂分界清楚,可清晰勾勒出完

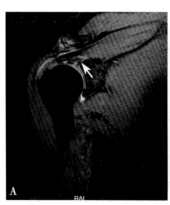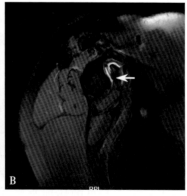

图 11-2-12　肩关节上盂唇前后撕裂

患者女性,57 岁,车祸外伤右肩疼痛活动受限后 4 个月。A. T_2-FS 冠状面;B. T_2-FS 斜矢状面,显示肩胛上盂唇桶柄样撕脱,T_2 裂口见液体高信号,但部分上盂唇及肱二头肌长头腱仍附着于肩胛盂上(箭);同时伴有冈上肌肌腱损伤,肩锁关节肿胀

整的盂唇边缘。横断面可观察前后盂唇变化,冠状面则可仔细分辨上下盂唇改变。一般退变性盂唇边缘较圆钝、毛糙,上盂唇撕裂损伤时表现为造影剂进入盂唇,盂唇内可见低信号线状或非骨折高信号影,严重移位者可见盂唇边缘低信号区消失,关节腔内可偶见低信号游离体。

【诊断要点及鉴别诊断】

SLAP 损伤最主要的症状是疼痛,投掷运动员过头动作时加重,临床多种试验可用于辅助诊断 SLAP 损伤,常伴有其他肩关节病变,如肩袖损伤、肩关节不稳、肩锁关节炎、肩峰下滑囊炎等。常规 X 线检查意义不大,MRI 可使其诊断率明显提高,准确率达到 70% 以上,可在上盂唇、肱二头肌长头腱附着处发现高信号,并在鉴别肩关节前方盂唇不同类型损伤中发挥重要作用。

(四) 前下盂唇撕裂

肩关节前方盂唇损伤可引起肩关节前方不稳定,其中前下盂唇 Bankart 损伤最多见。Bankart 损伤是指发生在 2~6 点位置的盂肱下韧带盂唇复合体自关节盂边缘撕脱,可伴或不伴相应区域盂骨膜和骨质的撕脱。

【病因与临床表现】

随着群众体育运动的普及和发展,肩关节内的损伤越来越多见,盂唇是肩关节内损伤的好发部位,常导致肩关节疼痛就诊。Bankart 损伤是肩关节盂最常见的病变之一,常见的原因为肩关节复发性前脱位,由于肱骨头脱位及复位时所产生的剪切应力所造成的盂唇关节囊韧带复合体的撕裂。Bankart 损伤常见的病理改变有:①肩关节前下盂唇撕脱伴或不伴相应区域盂骨膜的撕脱或剥离。②希尔 - 萨克斯损伤(Hill-Sachs lesion)。③合并肩袖损伤。④上盂唇自前向后损伤(injury of the superior labrum anterior and posterior, SLAP injury)。Hill-Sachs 损伤是肩关节不稳定常见的病理类型之一,仅次于前盂唇撕裂及关节囊松弛,是指肩关节前脱位尤其是复发性前脱位时,肱骨头滑向肩胛盂前下方,关节盂前缘与肱骨头后上方挤压、撞击,导致肱骨头后外上方侧发生压缩性骨折,表现为肱骨头后上方的凹陷性骨性缺损。

【MRI 表现】

X 线检查一般包括肩关节正位片、侧位片、Y 位片等,但常无异常改变。CT 多平面重组可有效地显示骨性缺损,如关节盂缘骨折,关节盂倾斜、变钝,Hill-Sachs 损伤及周围软组织异常。MRI 具有极佳的软组织分辨力、多参数扫描以及非创伤性成像技术,可以显示关节盂的形态、关节盂唇的撕裂、撕脱性骨折、肩袖的损伤、Hill-Sachs 损伤、骨挫伤以及软组织异常。关节盂唇损伤在 MRI 表现为关节盂唇与关节盂缘之间出现高信号、盂唇三角形变钝、甚至完全消失、移位或钙化(图 11-2-13)。横断面能够清晰显示肩胛盂前下方(2~5 点)的病变,如撕裂盂唇的移位,肩胛盂前下方骨质磨损等。斜冠状面是对横断面图像的重要补充,因肩胛盂下方(5~7 点)

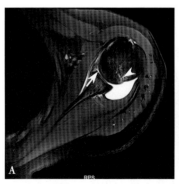
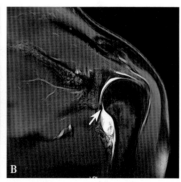

图 11-2-13　前下盂唇撕裂

患者女性,24 岁,左肩反复脱位疼痛 2 年。A. PD-FS 横断面;B. PD-FS 冠状面,显示肩胛盂前下方盂唇撕裂、移位,关节盂下方磨损(箭),伴有肱骨头后上方沟槽状骨性缺损,伊尔 - 萨克斯损伤(Hill-Sachs injury)(箭头)

盂唇和腋囊结构与横断面平行,在横断面上观察会受容积效应或层厚影响,故在斜冠状面上观察;且盂唇损伤亦常合并冈上肌肌腱损伤,斜冠状面对冈上肌肌腱损伤的显示效果在各方位中最好。MR 关节造影通过向关节腔内注射造影剂,使关节囊及撕裂口充分扩张,不但可以更好地显示盂唇、关节囊和盂肱韧带等病变组织,而且可排除由于移行区而导致的盂唇假性撕裂,发现盂唇部分损伤或无移位损伤。伴有 Hill-Sachs 损伤时肩关节前方脱位,肱骨头后外侧压缩性骨折。

【诊断要点及鉴别诊断】

临床常表现为肩关节疼痛、绞索以及易脱位的倾向,患者常常觉得不能控制自己的肩关节。常规 X 线检查往往没有异常发现,CT 可以鉴别有无关节盂或肱骨头的骨性缺损。MRI 可以比较清楚地显示 Bankart 损伤。肩关节前方脱位除 Bankart 损伤,还需与另两种类型佩尔特斯损伤(Perthes lesion)和前盂唇及骨膜套袖状撕裂(anterior labral periosteal sleeve avulsion,ALPSA)相鉴别。Perthes 损伤为盂唇撕裂和骨膜自肩胛盂剥离,但是其损伤骨膜没有内移回缩,前侧盂唇仍保留在其解剖位置,并与肩盂之间有时存在纤维连接,在关节镜及 MRI 下这种损伤常常不容易看出来,磁共振关节造影通过扩张病变间隙,撕裂的盂唇和肩胛骨骨膜被推起,造影剂可以进入盂唇撕裂部位、肩盂和骨膜之间,常可以发现 Perthes 损伤。ALPSA 损伤关节囊完整,下盂肱韧带盂唇复合体通过剥脱的骨膜,仍然与肩胛颈骨头相连,但是没有肩胛颈骨膜的破裂。MRI 显示前下盂肱韧带、盂唇和肩胛骨前侧骨膜剥脱并向前移位,像袖套一样向肩胛颈内侧方向移位及向下翻转。

(五)盂肱韧带肱骨撕脱

盂肱韧带肱骨撕脱(humeral avulsion of the glenohumeral

ligament, HAGL)是盂肱下韧带在肱骨附着处撕裂并附着处关节囊撕裂,是肩关节前方脱位的病理损伤之一。

【病因与临床表现】

肩关节囊由纵行、斜行以及环形的纤维构成,其肱骨侧主要附着于肱骨颈和肱骨干近端的骨膜,其肩胛骨侧则主要附着于关节盂缘和盂唇。盂肱韧带分为盂肱上、中、下韧带,盂肱下韧带分为前束、腋袋和后束。前下关节盂唇、下盂肱韧带前束和前下关节囊构成前下盂唇-韧带复合体,为肩关节前方稳定的最重要功能装置。此复合体在中立位呈相对松弛状态,在肩关节外展外旋体位上则呈紧张状态,以维持肩关节的前方稳定性。肩关节脱位绝大多数(约 95%)为前方脱位,主要为肩部外展、外旋下的外伤,导致周围软组织结构的损伤主要发生在前下盂唇-韧带复合体,而且大多数为前下盂唇的损伤。HAGL 多见于急性外伤脱位的患者,在肩关节不稳中的出现率为 2.0%~9.4%,临床表现为持续疼痛和复发性脱位,经常性的不稳定。临床上 HAGL 损伤虽然相对少见,但却对手术方式的选择和预后疗效有较大影响。因此,在肩关节前方脱位中,术前准确判断有无关节囊撕裂,其结果将有利于手术方案和预后判断。

【MRI 表现】

HAGL 在肩关节 MRI 或 MR 造影检查时主要表现为前下关节囊或下盂肱韧带前束的连续性中断,斜冠状面上具有 2 个典型的征象:①充盈液体的腋隐窝由"U"型变为"J"型,腋袋变长、狭窄;②肱骨撕裂处出现造影剂或关节液向关节外溢出。常同时伴有 Bankart 损伤和 Hill-Sachs 损伤(图 11-2-14)。

【诊断要点及鉴别诊断】

HAGL 是盂肱下韧带在肱骨附着处撕裂并附着处关节囊撕裂。临床表现为近期有前脱位,持续疼痛和复发性脱位,

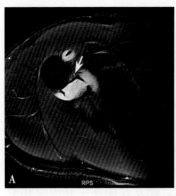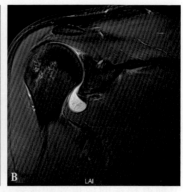

图 11-2-14 盂肱韧带肱骨撕脱

患者男性,28 岁,右肩反复脱位 2 年,疼痛伴活动受限 1 天。A. PD-FS 横断面;B. PD-FS 冠状面,显示下盂肱韧带连续性中断(箭),腋袋变长、狭窄,伴有 Bankart 损伤和 Hill-Sachs 损伤

经常性的不稳定。MRI 表现肱骨表面盂肱下韧带不连续,冠状面图像关节囊呈"J"形,常伴有 Bankart 骨折和 Hill-Sachs 畸形。

(六) 肱二头肌长头腱损伤

肱二头肌长头腱在解剖上大体分为关节内和结节间沟两部分,在肩关节及周围组织结构中占有重要地位。由于其结构的特殊性,极易发生退变和磨损,损伤后会影响肩关节的运动,并有可能引起肩关节前方弹响和慢性疼痛。

【病因与临床表现】

肱二头肌长头肌肌腱起于肩胛骨的盂上结节或上盂唇,经肱骨结节间沟后向下,在上臂中下部与短头肌肌腱移行合并为一整块肌腹,止于桡骨粗隆,主要功能包括屈肩、屈肘与前臂旋后。肱二头肌长头腱损伤包括腱鞘炎、肌腱炎、肌腱部分撕裂和完全撕裂,以及肌腱脱位,主要病因有:①肱骨头结节间沟异常;②肌腱长期遭受肩峰下撞击;③外伤等。肱二头肌长头腱损伤好发生于中老年人,大多数是由于肱二头肌长头腱结节沟段肌腱遭受摩擦撞击,导致肌腱慢性损伤,发生创伤性炎症和退行性变。长头腱完全撕裂时表现为回缩的肌肉在上臂的中 1/3 处可触及软组织团块,称之为"大力水手(Popeye)"征,常合并有肩袖撕裂。肌腱脱位表现为结节间沟空虚,肱二头肌长头腱向内侧移位于肩胛下肌肌腱的前方。

【MRI 表现】

肱二头肌长头腱长约 9cm,直径 5~6mm,起自盂上结节或上盂唇,其肌腱在冈上肌和肩胛下肌之间关节上部斜行穿过肩袖下方,再通过肱骨的结节间沟与肌腹相接,此肌腱被滑液鞘包绕与关节腔相通,MRI 各序列表现为结节间沟内圆形或稍椭圆形的均匀低信号影。肱二头肌长头腱肌腱炎 MRI 表现为肌腱粗细不均,信号增高,伴有腱鞘内积液。肱二头肌长头腱部分撕裂的表现与肌腱充血、炎性损伤的表现较为相似,肌腱纤细或粗细不均,连续性存在,T_2WI 上信号更高(图 11-2-15)。肱二头肌长头腱完全撕裂时,在横断面 MRI上表现为肌腱在关节内的部分连续性中断、结节间沟空虚,

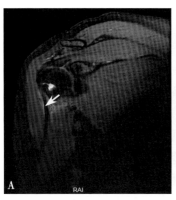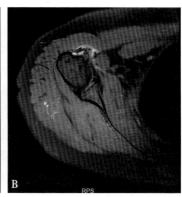

图 11-2-15　肱二头肌长头腱损伤

患者女性,47 岁,右肩关节酸痛不适 1 天。A. T_2-FS 冠状面;B. PD-FS 横断面,显示肱二头肌长头腱部分撕裂,连续性存在,肌腱内可见局部高信号影(白箭),肱骨结节间沟变浅,肱二头肌长头腱半脱位

向下的层面可见肱二头肌短头腱,长头腱区正常肌肉信号被液体或脂肪信号取代,在斜冠状面图像上有时可见断裂回缩的肱二头肌长头腱残端呈波浪状。肱二头肌长头腱半脱位在 MRI 上表现为结节间沟空虚、肌腱向内移位至肱骨小结节前方,常合并关节囊损伤。肱二头肌长头腱滑脱至关节囊内者往往合并不同程度的肩胛下肌肌腱损伤和关节腔积液,滑脱至关节囊内的肱二头肌长头位于肩胛下肌肌腱的前方,在关节积液的衬托下显示清晰。

【诊断要点及鉴别诊断】

正常肱二头肌肌腱很少发生断裂,年轻人在缺少准备而强有力收缩时使肱二头肌肌腱发生断裂;中老年人则因原有不同程度的退行性变,大结节、小结节及结节间沟有粘连,一旦发生强烈收缩易发生断裂。MRI 可以清晰显示肱二头肌长头腱的撕裂程度和滑脱部位。需注意肱二头肌的先天性纵向分叉可误诊为断裂,肱二头肌的先天性纵向分叉常延伸至关节盂下,而肱二头肌肌腱的纵向撕裂常局限于肱二头肌腱的较上方一段。

四、髋关节

(一) 股骨髋臼撞击综合征

股骨髋臼撞击综合征(femora aeetabular impingement, FAI)是由于股骨近端和髋臼盂唇解剖异常,或解剖正常但长期不正常轻微、反复外力作用于髋关节,导致两者不正常接触、碰撞,产生髋关节盂唇损伤和关节软骨退行性变化。FAI可引起髋关节慢性疼痛、屈曲和内旋受限,最终发展为髋关节骨性关节炎。

【病因与临床表现】

髋关节由髋臼和股骨头组成,是人体最大的球窝关节。正常髋臼轻度前倾,髋臼周边有纤维软骨构成的盂唇。髋臼关节面呈半球面,表面覆以透明软骨。髋关节周围存在多种韧带以加强关节囊。股骨头呈球形,表面覆以透明软骨,正常股骨颈稍前倾,股骨头颈交界处呈局限性凹陷。髋臼对股骨头的良好适应是髋关节正常运动的功能基础,两者任一出现形态学改变,都会影响髋关节功能。根据解剖的异常,FAI分为凸轮撞击(cam type)型和钳夹撞击(pincer type)型,或者两种皆有的混合型(mixed type)。凸轮撞击型 FAI 常见于青年男性,为股骨一侧形态异常,即股骨头相对于股骨颈后移造成股骨头颈之间凹陷不足,减少了股骨颈和髋臼之间屈曲运动终末期空间,导致髋关节屈曲和/或内旋时股骨颈和髋臼盂唇之间发生接触或碰撞,反复作用于前上盂缘区的关节软骨和软骨下骨而损伤关节盂缘和关节软骨。钳夹撞击型 FAI,常见于中年女性,为髋臼缘形态异常,是由于髋臼对股骨头的过度覆盖造成髋臼缘对股骨颈的频繁撞击,从而损伤关节盂缘。但是很多情况下患者并不只存在某一种变异,而是两者皆有的混合型。FAI 患者临床表现为无创伤的情况下或轻微外伤后缓慢发生的髋部疼痛,髋关节屈曲和内收受限。运动时疼痛加剧,如足球、排球、网球等这些需要带有不同扭力和纵向负重的屈髋运动常使症状加重。查体可以发现髋关节撞击试验阳性,4 字试验阳性。

【MRI 表现】

FAI 的 X 线和 CT 均可显示髋关节慢性创伤性改变,表现为骨赘形成、关节面下骨质密度增高或减低、关节间隙变窄、髋臼盂唇增生等。正位片上可观察到凸轮撞击型畸形的股骨头或股骨头颈结合处的异常骨性隆起,这种异常骨性隆起产生的畸形称为"枪柄样(pistol grip)"畸形。α 角是反映股骨头颈交界处凹陷程度的重要指标,测量方法如下:在通过股骨颈中间层面的斜矢状面图像上股骨头前方与股骨颈交界处确定一点,该点定义为与股骨头中心距离刚好超过股骨头半径 r,该点与股骨头中心的连线和股骨颈长轴的夹角即为 α 角,据文献报道,正常 α 角应 <50°(图 11-2-16A、B)。MRI 除可清晰显示 FAI 解剖异常,测量股骨头颈处偏移率、α 角外,还对盂唇撕裂、关节软骨下囊性变、关节软骨分离以及股骨头颈结合处损伤有较高的敏感性和特异性。MRI 股

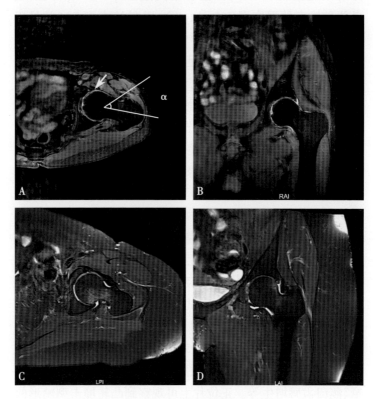

图 11-2-16 股骨髋臼撞击综合征

A、B. 凸轮型撞击;患者男性,27 岁,反复左髋关节疼痛活动受限 30 天,腹股沟区疼痛,髋关节屈曲内旋时加重;A. PD-FS 横断面;B. PD-FS 冠状面,显示股骨头颈之间凹陷不足,α 角约 58°,髋臼盂唇内出现高信号改变(箭);C、D. 钳夹型撞击;患者女性,59 岁,左髋疼痛不适 2 周;髋臼过度覆盖,髋臼后倾、过深,髋关节间隙变窄,股骨头颈交界处骨髓水肿

骨头或髋臼骨质损伤在 T_1WI 上表现为低信号,在脂肪抑制 PDWI 上为高信号(图 11-2-16C、D)。髋关节面软骨异常可以是厚度改变,也可以是信号改变,表现为软骨变薄及信号混杂。髋臼盂唇损伤表现为髋臼盂唇三角形低信号内出现高信号改变,甚至出现显示为髋臼盂唇撕裂的裂隙状高信号,最多见于髋臼前上象限。

【诊断要点及鉴别诊断】

髋关节撞击是引起慢性髋关节疼痛的常见原因,其发生核心是股骨髋臼撞击,MRI 是诊断该病的主要检查方法,能发现髋臼分离、盂唇撕裂、盂唇增大并黏液变性,但盂唇撕裂存在假阳性及假阴性,结合盂唇旁囊肿、头颈交界处骨髓水肿等能够较准确评价。需与股骨头坏死鉴别,后者表现为股骨头变扁,T_1WI、T_2WI 信号异常。坐骨 - 股骨间隙变窄引起的股方肌损伤,MRI 表现为股方肌水肿、撕裂、脂肪浸润。

(二) 髋臼盂唇撕裂

髋臼盂唇是髋关节内的环形纤维软骨结构,直接附着于髋臼的骨性边缘。髋关节外伤、先天性发育不良、退变、股骨髋臼撞击综合征等均可能损伤髋臼盂唇,从而引起慢性髋关节疼痛或腹股沟区疼痛。

【病因与临床表现】

髋关节是一个球窝关节,由股骨头和髋臼组成。髋臼外缘为髋臼唇,是一种纤维软骨组织,深部与髋臼缘骨质相连,其附着处最宽,向外逐渐变窄,横断面为三角形。髋臼盂唇同膝关节半月板一样也是纤维软骨,起到增大髋臼的深度及覆盖范围,吸收冲击力、分担压力,调整关节内滑液平衡的作用。髋臼盂唇的血供较差,仅外周 1/3 有血供,因此修复能力有限,损伤之后不易修复。髋臼盂唇损伤是临床常见病、多发病,不但可引起髋部或腹股沟区的疼痛,也可改变髋关节局部的生物应力环境,从而导致关节软骨退变及继发性骨关节病。髋关节退变、外伤、髋关节撞击综合征(FAI)、发育性髋关节发育不良(developmental dysplasia of hip,DDH)都是引起髋臼盂唇撕裂的重要原因。髋臼盂唇撕裂从发生部位看,最易发生在前方,其次为上方,后方最为少见;从撕裂口累及的区域看,臼唇与软骨连接区为更容易撕裂的区域,其发生率相对高于臼唇实质部的撕裂。Seldes 等根据髋臼唇的解剖学和组织学特征将撕裂分为Ⅰ型和Ⅱ型。Ⅰ型撕裂指髋臼唇与关节软骨分离;Ⅱ型撕裂指髋臼唇内一条或多条不同深度的裂隙。髋臼盂唇撕裂可有或无外伤史,典型的表现是屈髋时疼痛,疼痛多位于腹股沟,也可位于粗隆区和臀部,可急性发作或逐渐加重,通常有剧烈的疼痛和弹响,损伤的髋臼唇嵌入到关节腔内时可出现髋关节绞索症状。

【MRI 表现】

髋关节常规 MRI 一般选用 SE-T_1WI,TSE-T_2WI,STIR 序列进行扫描。FLASH-2D 序列对于髋臼盂唇的形态以及信号改变显示较好,若结合脂肪抑制技术,能突出其中的液体信号,对髋臼唇的撕裂或退变可做出较为准确的判断和定位。正常臼唇在常规 MRI 所有序列中均表现为低信号,实质部信号均匀,基底部为纤维软骨向透明软骨的移行区,在 MRI 上表现为略高信号或液性高信号。若臼唇基底或内部出现达到关节面的异常信号,或臼唇与髋臼缘明显分离,或臼唇形态不规则,均诊断为臼唇撕裂。MR 髋关节造影时通过直接向关节囊内注入造影剂,扩张关节囊,可更清楚地显示关节内的解剖结构,高信号的造影剂聚集于盂唇撕裂处和唇旁囊肿内,使盂唇撕裂更易于显示和判断,从而提高了髋关节盂唇撕裂诊断的敏感度。在标准矢状面上,应用表盘法,将髋臼唇分成 4 个象限,即前上、前下、后上及后下。根据 Czerny 等的分期方法,将髋臼唇的改变分为 0 至Ⅲ期。0 期:盂唇正常;ⅠA 期:盂唇中央信号增高,但未达盂唇表面,盂唇呈三角形,周围间隙存在；ⅠB 期：盂唇中央信号增高，但未达盂唇表面，盂唇增厚，周围间隙消失；ⅡA 期：造影剂延伸至盂唇内，盂唇与髋臼未分离，盂唇呈三角形，周围间隙存在；ⅡB 期：造影剂延伸至盂唇内，盂唇与髋臼未分离，盂唇增厚周围间隙消失；ⅢA 期：盂唇与髋臼分离，盂唇呈三角形；ⅢB 期：盂唇与髋臼分离，盂唇增厚。ⅡA、ⅡB、ⅢA 及ⅢB 为盂唇撕裂。盂唇旁囊肿一般继发盂唇撕裂，多位于盂唇与关节囊之间，MRI 表现为液体信号，囊壁厚薄均匀，典型者可以见到囊肿与撕裂的盂唇相通（图 11-2-17）。有一半的髋臼盂唇撕裂患者同时也出现了股骨头圆韧带退变。

【诊断要点及鉴别诊断】

引起髋臼盂唇损伤的原因多样，外伤、退变、髋关节撞击综合征、髋臼发育不良等均可导致髋臼盂唇撕裂。MRI 盂唇撕裂表现为盂唇实质内高信号累及关节面或关节囊面，盂唇退变表现为盂唇内局限性稍高信号，未达关节面或关节囊

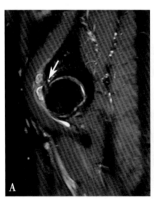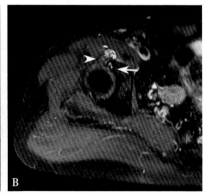

图 11-2-17　髋臼盂唇撕裂

患者女性，55 岁，左髋疼痛 1 周，疼痛剧烈，1 个月前有跌伤史。A. PD-FS 矢状面；B. PD-FS 斜横断面，显示前上盂唇撕裂（箭），上方盂唇实质内见液体高信号，伴盂唇旁囊肿形成（箭头）

面。需除外引起髋关节疼痛的其他原因,如股骨头坏死、盆腔及骨盆肿瘤、炎性关节病等。

(三) 坐骨股骨撞击综合征

坐骨股骨撞击综合征(ischiofemoral impingement syndrome,IFI)是指坐骨股骨间隙(ischiofemoral space,IFS)变窄,坐骨结节和股骨小转子在日常活动过程中撞击 IFS 内的股方肌引起一系列临床症状的病变。

【病因与临床表现】

骨盆与股骨近端正常的形态学结构是髋关节灵活稳定运动的基础,当其空间解剖结构发生改变时,髋关节在特定体位下会出现一系列临床症状。Torriani 等在 2009 年提出了 IFI 这一概念:与坐骨结节和股骨小转子间隙变窄相关的髋部疼痛,IFS 内的股方肌出现形态学和 / 或 MRI 信号异常。髂腰肌肌腱止于股骨小转子前内侧面,股方肌起自坐骨结节,向外止于股骨转子间嵴,走行于坐骨结节与股骨小转子间隙内。坐骨股骨间隙狭窄是引起 IFI 的直接原因。坐骨股骨间隙狭窄的发生原因有三种,即体位性因素、先天性因素和获得性因素。IFI 几乎都发生于中年女性,先天因素中与女性较男性骨盆发育略宽、而坐骨结节与股骨小转子间隙较男性相对较窄有关。当此间隙出现狭窄,走行于其内的股方肌受到挤压与撞击,出现股方肌及其周围解剖结构损伤,早期表现为受累的肌肉及组织肿胀、水肿,长期、反复的摩擦与撞击导致股方肌逐渐萎缩,并且出现纤维脂肪化。患者会出现慢性髋部、臀部或腹股沟区疼痛。疼痛可放射至膝关节,严重者甚至不能下蹲或蹲下后站起困难。在髋关节内收、外旋时,髋关节的疼痛更加剧烈。患者的髋关节内可以听到髋部弹响、捻发音、爆裂音,部分患者出现髋关节卡锁。

【MRI 表现】

怀疑坐骨股骨撞击综合征的患者应常规行髋关节标准

前后位和蛙式位 X 线检查,常规 X 线、CT 等检查手段可基本判断坐骨结节与股骨小转子间隙变窄,股骨小转子和坐骨出现硬化、囊变等慢性骨质改变。MRI 检查是诊断坐骨股骨撞击综合征的重要手段和标准方法。MRI 征象可分为直接征象与间接征象。Torriani 等建议在 MRI 水平面图像测量坐骨股骨间隙(IFS)和股方肌间隙(quadratus femoris space,QFS)对坐骨股骨间隙狭窄程度进行评价。其中 IFS 为坐骨结节外侧骨皮质到股骨小转子内侧骨皮质的最短距离;QFS 即股方肌通过的最窄间隙,其后内侧边界是腘绳肌肌腱止点的外上侧表面,前外侧边界是髂腰肌肌腱或股骨小转子的后内侧表面,测量这两个边界之间的最短距离。一般认为,在下肢外旋、外展、伸直等状态时,坐骨结节与股骨小转子间的距离应 >20mm,而在坐骨股骨撞击综合征患者中,坐骨结节与股骨小转子间隙大多 <15mm。IFS 发生狭窄时 QFS 减小,导致其内走行的股方肌受到挤压与撞击,出现股方肌水肿和部分撕裂(图 11-2-18)。股方肌水肿表现为横断面 T_2WI 抑脂像出现局限性或弥漫性的异常高信号;部分撕裂时除上述表现外,另可见部分纤维束断裂变薄及结构紊乱,断裂处呈"星状"的组织缺损样 T_2WI 抑脂高

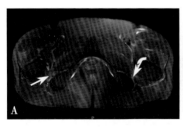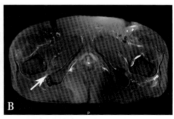

图 11-2-18　坐骨股骨撞击综合征

患者女性,63 岁,双侧臀部疼痛不适 2 年,疼痛向下肢放射,髋关节内收、外旋时加重。A、B. T_2-TSE-FS 横断面,显示双侧坐骨股骨间隙和股方肌间隙明显变窄,股方肌变形、水肿(箭)

信号。此外可伴有髂腰肌肌腱止点水肿、腘绳肌肌腱止点水肿、滑囊样组织形成,慢性患者还可出现股方肌脂肪浸润或肌肉萎缩。

【诊断要点及鉴别诊断】

坐骨股骨撞击综合征常容易与腘绳肌近端肌腱炎、髋臼撞击综合征、梨状肌综合征、骶髂关节紊乱、腰椎牵涉痛以及臀肌的肌腱炎混淆。另外单纯股方肌扭伤或撕裂往往有明确外伤史或突发病史,并不伴 IFS、QFS 狭窄,MRI 水肿信号位于股方肌肌腹和肌腱连接处。必须结合临床的全面问诊、体格检查和影像学评估进行鉴别。MRI 通过测量坐骨股骨间隙和股方肌间隙对坐骨股骨间隙狭窄程度进行评判。IFI 患者股方肌肌腹出现水肿信号或挤压变形。慢性 IFI 患者股方肌可能出现萎缩或脂肪浸润。

(四)髂腰肌囊扩张

髂腰肌囊扩张常发生于滑囊炎及多种髋关节疾病,表现为关节囊内的液体渗出积聚,关节内压力增高,向外膨隆形成。

【病因与临床表现】

髂腰肌囊又称髂耻囊或腰大肌囊,位于股三角内侧缘、髂腰肌肌腱和髋关节之间,长可达 3~7cm,宽可达 2~4cm。髂腰肌囊是髋关节周围最大、最恒定的滑囊,在髂腰肌活动时起缓冲作用,并方便肌肉收缩。约 15% 人群的髂腰肌囊与髋关节相交通。正常情况下髂腰肌囊仅含少量滑液,处于塌陷状态,影像学检查难以显示。当髋关节遭遇感染、创伤、劳损及髋关节关节炎和撞击综合征时,与髋关节相通的髂腰肌囊滑膜充血、水肿、分泌或渗出增多可直接充盈扩张;而与髋关节囊不相通的髂腰肌囊,其与髋关节囊间的纤维隔膜在髋关节囊高压和髂腰肌(肌腱)异常磨损的双重作用下发生破裂,关节囊内的液体流入并充盈髂腰肌囊而使其扩张。髂腰肌囊扩张常见于成年人,主要是由于成年人伴发髋关节其他疾病概率较高。多为单侧发生,双侧发生较少,男女发生概率等同。临床多表现为髋部疼痛及腹股沟区肿胀,部分腹股沟区可触及囊性包块。若囊肿较大且持续存在可压迫腹股沟区神经、血管,导致下肢肿胀、髋关节屈曲和伸膝无力等,甚至较大的囊肿可沿髂腰肌延伸至盆腔,引起直肠、膀胱、输尿管等的压迫症状。

【MRI 表现】

CT 横断面检查表现为髋臼层面上下、髋关节囊前方、髂外或股动静脉外后方的圆形、类圆形影,冠状面重建呈水滴状囊性低密度影。MRI 可以显示髂腰肌滑囊的部位、范围、形态、大小及毗邻结构;T_2WI 能清楚地识别及定位髂腰肌滑囊与关节囊交通口,以及纤维性分隔或髂腰肌束分隔,对髂腰肌滑囊扩张具有较高的诊断价值。扩张的髂腰肌囊随髂腰肌(肌腱)走行,位于髋关节前方、髂腰肌与耻骨肌之间,股直肌内侧,股血管及股神经束之外侧,呈明显圆形、卵圆形 T_1WI 低 T_2WI 高信号,STIR 抑脂高信号,FLAIR 低信号的囊腔,边缘光滑清晰,囊壁呈薄膜状。MRI 冠状扫描可见髂腰肌囊呈"梭形"或"腊肠"样外观(图 11-2-19)。扩张髂腰肌囊可向上或向下延伸达髂腰肌的起止部。向上延伸可覆盖骨性髋臼和髂骨基底部,上达腹股沟韧带上方进入盆腔,偶可到达腹膜后腔。向下延伸时,病灶逐渐转向前内方,尖端达股骨小转子内侧,下界不超过小转子层面。增强扫描囊壁可出现细线样轻度强化。伴发化脓性感染,滑囊壁明显增厚。

【诊断要点及鉴别诊断】

髂腰肌囊扩张常发生于滑囊炎及多种髋关节疾病,MRI表现具有典型的部位、形态及信号特点,需注意与股疝、腹股沟疝、腰大肌血肿、髂血管异常等相鉴别。

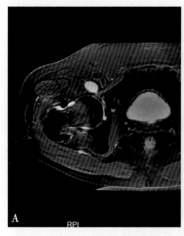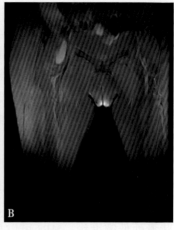

图 11-2-19 髂腰肌囊扩张

患者女性,83 岁,右髋疼痛半年,加重 1 周,右腹股沟区肿胀,可触及囊性包块。A. T_2-TSE-FS 横断面;B. PD-FS 冠状面,显示髂腰肌囊扩张呈卵圆形 T_2WI 高信号,边缘光滑清晰,囊壁呈薄膜状;冠状面髂腰肌囊呈"梭形"样外观

五、膝关节

(一) 交叉韧带损伤

膝关节损伤是临床常见的外伤性疾病,且多为复合伤,其中前、后交叉韧带损伤是膝关节损伤的主要部位,也是临床引起疼痛、功能障碍的主要原因之一。

【病因与临床表现】

膝关节交叉韧带为膝关节重要的稳定结构,呈铰链式连于股骨髁间窝及胫骨的髁间隆起之间,引导膝关节依照固定的规律活动。膝交叉韧带可分为前后两条,前交叉韧带(anterior cruciate ligament,ACL)起于股骨髁间窝外后部,向前、内、下止于胫骨棘前侧,其实质部可分为前内侧束和后外侧束。后交叉韧带(posterior cruciate ligament,PCL)起于股骨髁间窝内前部,向后、外、下止于胫骨棘后侧。PCL 较厚,主要由前内侧股和后外侧股纤维组成。前交叉韧带是膝关节稳定的主要结构,防止股骨在胫骨平台上的前移,它还在限制胫骨内旋和防止内外翻过程中起一定作用。后交叉韧带主要防止股骨在胫骨平台上的后移和限制胫骨内旋。前交叉韧带损伤在膝关节创伤中最常见,急性损伤时患者有突然剧烈的疼痛和功能障碍,有时可听到"砰"的响声并出现膝关节肿胀,关节肿胀主要由关节积液、积血所致,关节积血常提示骨软骨损伤或撕脱骨折。后交叉韧带损伤在膝关节创伤中较少见,这与它的强度和功能解剖及损伤机制有关。前交叉韧带撕裂的检查有前抽屉试验,轴移试验,拉赫曼试验(Lachman test),关节动度计测量。后交叉韧带撕裂的检查有四头肌激发试验,后抽屉试验,下垂征象。根据损伤程度交叉韧带可分为部分撕裂和完全撕裂,关节镜检查完全断裂指征为轴移显著,对探子较小的抵抗力,纤维束断裂 90% 以上;部分断裂指轻微轴移,对探查有较大的抵抗力,纤维束断裂小于 90%。

【MRI 表现】

膝关节 MRI 常用序列包括:T_2WI FSE-FS、T_1WI FSE、PDWI-FS。由于 ACL、PCL 走行角度不同,其 MRI 完整显示率及显示效果受到一定限制,为诊断交叉韧带损伤带来一定困难。MRI 扫描时通常采用膝关节伸直正中矢状面或伸直外旋(15°)斜矢状面(包括交叉韧带),冠状面和横断面作为补充观察交叉韧带及其邻近结构。膝交叉韧带由胶原纤维、弹性纤维、网状纤维及基质组成,正常纤维因氢原子被固定在多肽形成的致密网架上而不能参与磁共振成像,因而在任何序列上,韧带均表现为连续走行的条带状低信号影。韧带损伤后,多肽网架遭到破坏,最直观的表现为韧带形态异常和信号异常,可分为 5 个征象:①韧带消失,矢状面、冠状面和横断面韧带均未见显示;②韧带萎缩变细;③韧带不连续、断裂、回缩,可见上下两个残端;④韧带走行异常;⑤韧带水肿增粗(图 11-2-20)。氢原子及水肿液在 MRI 上表现为韧带内的高信号。韧带内的出血、水肿或纤维部分断裂,MRI 表现为韧带增粗或变细、扭曲,同时 T_1WI、T_2WI 的信号均增高。韧带撕裂的间接征象包括膝关节不稳,韧带周围积液,胫/股骨骨挫伤,胫骨平台撕脱性骨折(图 11-2-21),和其他韧带、半月板病变等。

【诊断要点及鉴别诊断】

交叉韧带损伤是青壮年膝关节最常见的运动损伤。诊断需了解病史,详细查体,借助 MRI 检查,将矢状面、冠状面及横断面三者结合起来,观察交叉韧带的走行、形态、信号改变及韧带断裂后胫骨移位出现的一系列间接征象。需要注意的是,前交叉韧带远端解剖结构复杂,即向胫骨端走行时,韧带纤维束缓慢展开,周围脂肪插入,导致韧带内有线样、条纹状的 T_1WI 序列上呈中等至高信号影,易误诊为韧带损伤;

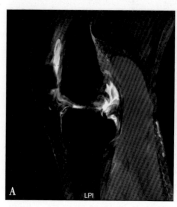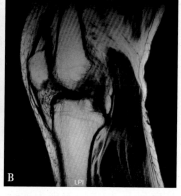

图 11-2-20 后交叉韧带部分撕裂

患者女性,59 岁,摔伤后左膝关节疼痛活动受限 10 天。A. PD-FS 矢状面;B. T_1WI 矢状面,显示后交叉韧带增粗,T_1WI 信号减低,PD-FS 出现不规则高信号,韧带不连续

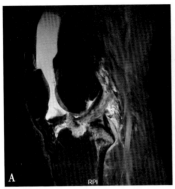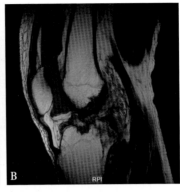

图 11-2-21 前交叉韧带完全撕裂

患者男性,35 岁,车祸后右膝关节疼痛 1h,右膝关节肿胀、功能障碍。
A. PD-FS 矢状面;B. T₁WI 矢状面,显示前交叉韧带断裂、肿胀、增粗,
边缘模糊,PD-FS 断端充满高信号,胫骨平台附着点撕脱,胫骨平台后
缘骨折,关节腔积液

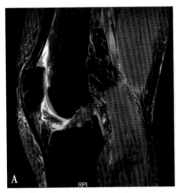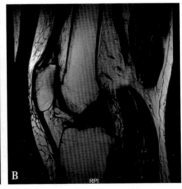

图 11-2-22 前交叉韧变性

患者女性,66 岁,右膝关节酸痛不适 1 个月。A. PD-FS 矢状面;B. T₁WI
矢状面,显示前交叉韧带肿胀,连续性良好,PDWI 信号增高

在老年患者中,由于前交叉韧带纤维的退变,如黏液样变性,
使韧带内局部出现 PDWI 信号增高(图 11-2-22),也易误诊为
韧带损伤。

(二) 侧副韧带损伤

膝关节侧副韧带损伤是比较常见的复合性损伤,运动不当或外伤均可造成膝关节侧副韧带损伤。物理检查、CT 扫描和关节造影均难以正确地确定损伤的部位和程度,MRI 能够发挥软组织高分辨率及多平面成像的优点,对韧带损伤的位置、损伤的级别进行清晰、直观地显示,对侧副韧带损伤治疗也有重要的指导作用。

【病因与临床表现】

膝关节是机体最为复杂的负重关节,关节囊松弛薄弱,其稳定性主要依靠韧带和肌肉。以内侧副韧带(medial collateral ligaments,MCL)最为重要,它位于股骨内上髁与胫骨内髁之间,起于股骨内髁结节,下端止于胫骨上端内侧骨表面。内侧副韧带有深浅两层纤维,浅层由平行和斜行的纤维组成,深层为浅层下方的关节囊增厚所致,两层间有滑囊及脂肪组织相隔。MCL 是膝关节内侧主要稳定结构,主要功能是防止膝关节外翻。外侧副韧带(lateral collateral ligaments,LCL)起于股骨外上髁与关节囊外层融合,它的远端呈腱性结构,附着于腓骨小头上。相较外侧副韧带,内侧副韧带长且薄弱,在半屈位时韧带最松弛,而且膝关节多为生理性外翻 0°~10°,小腿突然外展外旋,或小腿固定不动而大腿内收内旋时易致内侧副韧带损伤。外翻损伤时,股骨外侧髁压迫可引起胫骨外侧平台的挫伤或骨折。内侧副韧带完全破裂可能伴有膝关节囊、前交叉韧带和内侧半月板的撕裂及周围神经血管损伤。MCL 损伤的临床标准是:近期外伤、膝部疼痛、肿胀、活动受限,MCL 局部触痛、侧向分离试验阳性。当小腿外旋时,内翻力可造成外侧副韧带损伤。因外侧副韧带与关节囊之间隔以腘肌腱,不直接相连,故外侧副韧带损伤多为单发且远远少于内侧副韧带损伤。外侧副韧带的撕裂伤可同时伴有关节囊和外侧半月板撕裂。

【MRI 表现】

MCL 损伤的 MRI 检查以冠状面和横断面为主。序列多采用 SE(或 FSE)序列 T_1WI、T_2WI 扫描,或用 PD-FS 序列来更好地显示水肿和出血。MCL 撕裂以近端多见,尤其是股骨附着点处撕裂最多见,韧带的中部次之,而远端最少见。侧副韧带损伤最敏感的征象是水肿和出血使韧带和周围脂肪边界不清,皮下筋膜水肿。MRI 上可分为 3 级:Ⅰ级、Ⅱ级和Ⅲ级。Ⅰ级损伤为韧带挫伤,MRI 表现为 T_1WI 呈低信号,T_2WI、PD-FS 呈高信号,而形态未见异常,冠状面表现为平行于骨皮质的带状高信号。Ⅱ级损伤为部分纤维断裂,MRI 表现为韧带纤维部分撕裂,增粗、边缘模糊,与附近脂肪分界不清,并且韧带可有移位,不平行于骨皮质,PD-FS 呈高信号(图 11-2-23)。Ⅲ级损伤,MRI 表现为韧带完全撕裂,关节显著不稳定。韧带连续性中断,增粗、肿胀,断端挛缩成团状,PD-FS 呈弥漫性高信号,波浪状改变(图 11-2-24)。伴有膝关节其他结构的损伤,包括半月板损伤、前后交叉韧带损伤、骨挫伤或撕脱性骨折、关节囊损伤等。在 MCL 中,浅层的前纵束体积较大,它是 MCL 结构中最强的部分,相对不易受损伤,而深层较薄弱易引起撕裂,但在 MRI 上很难区别其深层或浅层的撕裂,一般根据位于深浅两层之间的内侧副韧带滑囊有无积液来判断,若有则代表深层有撕裂,表现为于深浅两层间的 T_1WI 低信号,在 T_2WI、脂肪抑制序列上呈高信号,边界清楚,长轴和韧带平行;有时在滑囊内积液或 MCL 内高信号单纯依靠冠状面难与大量髌上囊积液区分,加扫横断面脂肪抑制 T_2 加权序列可以有效地将二者区分开来。外侧副韧带在后冠状面显示最佳,损伤分级与内侧副韧带损伤一致。水肿和血肿表现为韧带的增厚,T_2WI 上信号增高。外侧副韧带完全破裂表现为韧带呈波浪状、连续性中断。髂胫束是阔筋膜在大腿外侧部增厚形成的一纵行带状腱膜,髂胫束撕裂常常伴有外侧副韧带破裂。

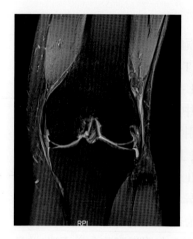 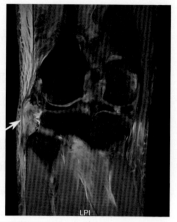

图 11-2-23 侧副韧带Ⅱ级损伤

患者女性,61 岁,反复左膝疼痛活动受限 10 余天。PD-FS 冠状面显示内侧副韧带部分撕裂,韧带增粗、边缘模糊,与周围脂肪分界不清,呈高信号

图 11-2-24 侧副韧带Ⅲ级损伤

患者男性,25 岁,外伤后右膝关节疼痛 5 天,右膝关节外侧肿胀、局部压痛。PD-FS 冠状面,外侧副韧带连续性中断,韧带增粗、肿胀,断端挛缩成团状(箭),呈弥漫性高信号,伴股骨挫伤

【诊断要点及鉴别诊断】

　　MCL 损伤在膝关节损伤中发生的频率高,50% 发生在股骨侧,多为复合性损伤,MRI 可对侧副韧带损伤进行分级。MCL 为关节外结构,单独损伤时不会导致关节积液。需注意退行性关节炎膝关节内翻时,MCL 屈曲也可见同样的增厚现象。LCL 断裂在膝关节韧带损伤中的发生频率较小,单独损伤少见,多由交通事故等强大的外力作用引起,部分损伤为 LCL 厚度增加、信号增高;完全撕裂表现为纤维连续性中断、断裂的韧带呈波浪状或匍匐样改变,可有膝关节脱位等严重损伤及复合韧带损伤。

(三) 半月板损伤

半月板损伤是引起膝关节疼痛和活动障碍的常见原因。正常半月板是随着膝关节运动而移动的,由于半月板的游离缘缺乏血供,损伤后不能自行修复,因此,半月板损伤后往往需要及时手术治疗。

【病因与临床表现】

半月板是位于股骨和胫骨之间的纤维软骨板,内外各一块,是膝关节最重要的结构之一。半月板主要由胶原纤维和软骨细胞构成,胶原纤维成束状平行排列,十分坚韧,具有很强的抗拉伸应力的性能,所以半月板具有传导载荷、吸收震荡、加强关节稳定和协助润滑关节等功能。半月板血供来源于膝内、外侧及膝中动脉,仅提供半月板周缘 10%~30% 纤维的血运,这一部分在关节镜下称为红区,损伤后经过修补可以愈合。中央部没有血运,所以称为白区,是靠关节液的渗透来营养,因而损伤后缺乏修复再生能力。内侧半月板较大呈 "C" 形,与关节囊疏松附着,仅与内侧副韧带处连接较紧密并限制或协调半月板的活动。外侧半月板较小近似 "O" 形,通常被分为前角、体部和后角,断面呈三角形,周缘厚,约 5mm,关节中央缘薄、游离。外侧半月板体部和后角大部分与关节囊尤其外侧副韧带之间隔以肌腱及腱鞘,因此半月板前后角固定较为牢固,而其关节囊附着缘连接较为疏松,加上半月板关节中央缘呈游离状态,从而构成了半月板桶柄状撕裂的解剖学基础。半月板撕裂往往有膝关节外伤史,主要临床表现是活动时疼痛、肿胀,进行性关节失稳和功能障碍。关节压痛、研磨试验和麦氏征阳性。

【MRI 表现】

目前临床诊断膝关节半月板损伤的"金标准"是膝关节镜检查,但是关节镜检查是有创的且检查费用昂贵。而磁共振成像具有高的组织分辨率,可以多方位、任意断面成像,是目前检查半月板的首选影像检查方法,可准确地判断半月板撕裂的部位、程度，较准确地显示半月板撕裂的类型。半月板由纤维软骨组成，在 MRI 所有序列上图像均呈低信号。随着年龄增长，在 T_1WI、PDWI 和 T_2WI 像上，半月板内可见局灶性的高信号区，这表明半月板内有局灶性的退化变性。半月板之所以会逐渐出现退化变性，主要是由于半月板内长时间缺乏血供以及在直立位时半月板需承受较大的压力所致。半月板变性和撕裂时，纤维软骨内的游离氢质子增加，关节腔内滑液经半月板关节面缺口渗入半月板，使水分子局限于分界面区域；半月板内大分子和滑液相互作用使质子的旋转率降低，缩短了 T_1、T_2 值，因此 PDWI 对于显示半月板损伤较为敏感，在各种脉冲序列中均表现为高信号。MRI 诊断的关键点：①半月板大体形态异常；②半月板内信号异常。

按损伤形态进行分类，半月板损伤主要包括①水平撕裂：高信号方向与胫骨平台平行，内缘达半月板的游离缘，此型少见；②垂直撕裂：高信号的方向与胫骨平台垂直；③斜行撕裂：高信号的方向与胫骨平台成一定角度，此型最常见；④纵行撕裂：高信号的方向与半月板长轴方向平行；⑤放射状撕裂：高信号的方向与半月板的长轴方向垂直，好发于外侧半月板的内 1/3 部；⑥复合损伤，上述表现复合出现。此外，桶柄样撕裂为纵行撕裂的一个特殊类型，呈 "U" 形或 "C" 形的广泛性撕裂。在矢状面缺乏正常的半月板形态，而撕裂的半月板可以移位到髁间窝（图 11-2-25A），表现出领结征、双半月板前角征、双前或后交叉韧带征（图 11-2-25B）。

根据 MRI 信号变化半月板损伤可分为 4 度。0 度：半月板为均匀一致的低信号，未出现异常信号；Ⅰ度：半月板内有椭圆形或球形高信号，但未达半月板关节面；Ⅱ度：半月板内高信号呈线状，也不能达半月板关节面，可达半月板关节囊缘（图 11-2-26）；Ⅲ度：半月板高信号与半月板上和 / 或下关节面相通（图 11-2-27）。Ⅰ度和Ⅱ度为半月板实质内黏液样变性；

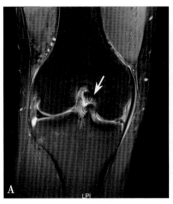
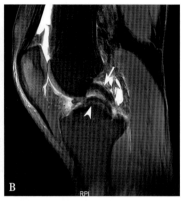

图 11-2-25 内侧半月板后角桶柄样撕裂

患者男性,26 岁,左膝关节扭伤 2 周,膝关节绞索,不能伸直。A. PD-FS 冠状面显示左膝关节髁间区条片状低信号半月板碎片影(箭),为碎块内移征;B. PD-FS 矢状面显示正常内侧半月板后角形态消失,PCL(箭)和内移的半月板碎块(箭头)共同形成双 PCL 征

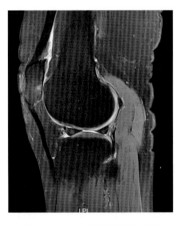
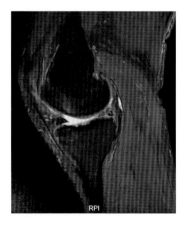

图 11-2-26 半月板Ⅱ度损伤

患者女性,53 岁,左膝关节活动疼痛 2 个月。PD-FS 矢状面,显示外侧半月板前后角内三角形高信号,延伸至半月板的关节囊缘,但未达到半月板的关节面缘

图 11-2-27 半月板Ⅲ度损伤

患者男性,75 岁,左膝关节疼痛、肿胀 1 周,左膝关节弹响、行走困难。PD-FS 矢状面,显示内侧半月板后角弥漫性高信号,到达上下关节面,模糊不清

Ⅲ度则提示半月板撕裂。有学者提出在正常年轻人的半月板中也可看到高信号,不是半月板损伤,可能与年轻人的半月板血供丰富有关。半月板损伤的并发症常有:半月板囊肿、韧带损伤、骨挫伤、软骨损伤、骨软骨骨折、骨折、关节积液、关节周围软组织内淤血等。

【诊断要点及鉴别诊断】

半月板病变包括撕裂、变性、盘状和囊肿等,MRI是显示半月板结构最为理想的检查方法,T_2WI半月板和关节液信号对比强烈,利于观察半月板表面,PD-FS对半月板信号变化十分敏感。诊断以矢状面为主,需结合冠状面、横断面。斜行撕裂最常见,水平撕裂较少见,对半月板撕裂的准确分类对手术方案的制订很重要。需与膝横韧带、板股韧带、腘肌肌腱、半月板松弛、手术瘢痕等半月板假性撕裂相鉴别。

(四)急性滑脱性髌股关节撞击症

急性滑脱性髌股关节撞击症,又称为急性髌骨脱位、创伤性髌骨脱位、一过性髌骨外侧脱位(transient lateral patellar dislocation,TLPD),是一种常见的运动相关损伤,是指膝关节急性屈曲外翻时,髌骨脱位后自行复位,髌骨内侧面及股骨外髁相互撞击而造成的膝关节正常解剖结构的损伤。

【病因与临床表现】

髌骨是人体最大的籽骨,位于胫股关节的前方,与股骨滑车共同形成髌股关节,正常膝关节伸屈运动中髌骨就具有向外侧移趋势。髌骨周围软组织的解剖结构与其稳定性密切相关,可分为主动、被动和静力稳定结构三部分。主动稳定结构包括股四头肌中股内侧肌和股外侧肌远端的斜肌结构,被动稳定结构主要为内侧支持带、内侧髌股韧带(medial patellofemoral ligament,MPFL)和外侧支持带,具有防止髌骨向外脱位的重要作用。静力稳定结构由髌骨或股骨滑车表面几何学和形态学构成,股骨滑车外侧髁倾斜度及高度增加均促进了髌股关节对合的稳定,正常膝关节伸直位时髌骨外侧缘超过股骨外髁非常少。急性滑脱性髌股关节撞击症与急性髌骨外侧脱位或半脱位的发病机制基本相同。当膝关节突然屈曲、外翻时,髌骨外侧面滑过股骨外髁滑车面,髌骨嵴及髌骨内下部对股骨外髁前部产生急性撞击、挤压,造成相应部位骨或软骨损伤,并可发生髌骨半脱位或脱位。绝大多数患者外伤后髌骨能自发复位,在复位的过程中,髌骨嵴及髌骨内下部再次对股骨外髁前外侧缘产生撞击、挤压,造成股骨外髁外侧面软骨损伤、软骨下骨挫伤和骨折。同时髌骨内侧结构在此过程中也可受到不同程度损伤,形成"对吻伤",伴有髌内侧支持带损伤、内侧髌股韧带损伤、继发关节积液等。髌股关节撞击的过程和髌骨脱位密切相关,有学者将上述损伤瞬间连续过程划分为髌骨半脱位期、髌骨全脱位、自发复位期、复位后期。

本病好发于年轻人,占所有膝关节疾病的 2%~3%,是导致青少年膝关节腔积血的第二大致病因素。主要临床表现为膝关节肿胀、疼痛、活动受限及关节绞索;膝关节外髁及髌骨内侧缘压痛;浮髌试验阳性;脱位试验阳性。与其他创伤性脱位不同之处在于本身具有髌骨不稳的基础。髌骨脱位的危险因素包括胫骨结节-股骨滑车凹(tibialtubercle to trochlear groove,TT-TG)间距过宽、股骨滑车发育不良和髌骨发育不良、高位髌骨,内侧髌股韧带(medial patellofemoral ligament,MPFL)发育不良等使股四头肌和髌股支持带力量不平衡等。髌骨长期处于不稳定的生物力学状态下,在受到轻微外伤或运动时,特别是旋转膝关节、上下楼梯或在不平的路面上行走时,容易脱位,保守治疗后也易复发。

【MRI 表现】

急性滑脱性髌股关节撞击症通常为非直接暴力所致的膝关节复合性损伤,部分患者只发生短暂撞击且自行复位,伤后受检查手段和技术的局限,并未发现髌骨脱位或半脱位征象,不能将膝关节各结构不同程度损伤全面而准确地展现出来,易造成漏诊或误诊。MRI 具有良好的软组织分辨率和骨髓成像能力,并且能多层面、多方位成像,可准确显示急性滑脱性髌股关节撞击造成骨、软骨、韧带、滑膜等结构不同程度的损伤及髌骨脱位或半脱位。其特点包括以下几点:①髌骨嵴及髌骨内下缘与股骨外髁外侧前缘发生特定撞击而引发骨挫伤、骨髓水肿。②关节内游离体,为髌骨内缘与股骨外髁外侧缘撞击时剥脱的骨软骨块,仔细阅片或可发现这两个部位存在软骨缺损。③内侧髌股韧带损伤,MPFL 起自股骨内收肌结节与内上髁间,止于髌骨内侧缘中上部,是维持髌骨稳定的最重要的静态稳定结构。髌骨向外侧脱位的瞬间绝大多数患者会伴有 MPFL 的损伤。常见撕裂部位分股骨侧、髌骨侧及体部,髌骨侧损伤有时可见髌骨内缘的撕脱骨折。④大量关节积液,积液性质一般为血性或者脂肪血性液体。⑤髌骨外倾或向外侧半脱位。⑥膝关节解剖结构发育异常,具有股骨滑车发育不良、高位髌骨、TT-TG 异常等髌骨脱位的危险因素(图 11-2-28)。

【诊断要点及鉴别诊断】

急性滑脱性髌股关节撞击症常常缺乏有效病史,患者通常对其髌骨脱位并不知情。因此,在 X 线片上表现很隐蔽,可有大量关节腔积液。MRI 是评估 TLPD 的有效手段,显示骨软骨损伤、髌骨缺损、髌骨 - 滑车不良或髌骨高位时,可怀疑近期脱位。需鉴别外伤导致的骨软骨骨折。

六、踝关节

(一) 距骨骨软骨损伤

距骨骨软骨损伤(osteochondral lesions of the talus,OLT)是造成慢性踝关节疼痛的原因之一,又称作距骨剥脱性骨软

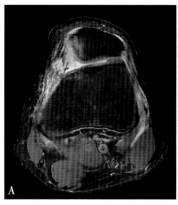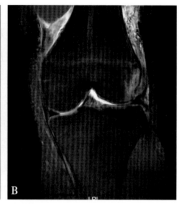

图 11-2-28 急性滑脱性髌股关节撞击症

患者男性,17岁,左膝外伤疼痛3天,外院行髌骨脱位复位。A. PD-FS 横断面;B. PD-FS 冠状面,显示 MPFL 髌骨侧撕裂、髌骨内下部骨软骨骨折、股骨外髁前侧骨挫伤,伴有关节大量积液;股骨滑车发育不良

骨炎、经软骨距骨骨折、距骨骨软骨病等,是指距骨滑车关节面下局限性的骨软骨损伤。临床主要表现为局部的关节软骨剥离,同时会累及到深部的软骨下骨。

【病因与临床表现】

距骨是足部最重要的骨骼之一,和胫骨远端、腓骨下端共同组成踝关节,成为人体最大的负重关节,并与下方的跟骨及前方的舟状骨互成关节,它支撑身体并将上身负荷分配给足部。研究发现炎症不是导致此病的重要因素,而外伤、缺血是最可能的病因。距骨穹窿表面的大部分(约3/5)被关节软骨覆盖,穹窿呈梯形,其内缺少血管及淋巴管,损伤后一般不会自愈。而距骨颈有较多的动脉吻合供应。因此当距骨发生骨折、脱位时易导致距骨颈动脉血流障碍,最初于骨坏死区域出现充血区,将坏死骨与正常骨组织隔离。骨坏死后毛细血管重建,继而死骨逐渐吸收,内生新骨出现新生血管和成纤维细胞沉积,最终导致小片死骨分离剥脱,表现为软骨缺损、囊性变、骨缺损等一系列变化。非创伤因素所导致的距骨骨软骨损伤包括先天性或获得性因素引发微血管血供减少、内分泌、遗传因素、应用激素及酗酒等。OLT 通常发生在 20~30 岁之间,约占全身软骨损伤的 4%,双侧发病者占 10%,男性多于女性。从发病时间来分,距骨骨软骨损伤可分为急性和慢性。急性距骨骨软骨损伤一般为高能量创伤所致,慢性损伤的原因较多,包括不断的微小创伤或骨折后缺血坏死、肿瘤或感染造成骨破坏、剥脱性骨软骨炎后距骨塌陷等。从损伤缺损程度可分为:距骨骨软骨损伤、距骨软骨下骨损伤、距骨骨缺损。距骨骨软骨损伤可发生于距骨骨软骨面的任何部位,但典型的距骨骨软骨损伤发生距骨穹窿的后内侧和前外侧。前者是由于足内翻、跖屈和胫骨外旋暴力联合造成,该力导致距骨穹窿内侧缘与内踝关节面发生撞击,后者是由足外翻、背伸和胫骨内旋暴力联合造成,该力导致距骨穹窿外侧缘与外踝关节面发生撞击。OLT 多数患者有踝扭伤病史,伤后踝关节慢性持续性疼痛,肿胀迁延不愈,经常伴有僵硬、无力、弹响甚至绞索。部分合并踝关节外侧副韧带损伤的患者还会出现踝关节反复扭伤伴踝关节不稳的情况。查体可有损伤处压痛。对于踝关节急性损伤的患者还应注意是否合并韧带损伤和腓骨骨折或胫骨远端骨折。

【MRI 表现】

X 线片虽然可以检出距骨骨软骨损伤的小片状软骨下骨压缩、骨软骨碎片部分撕裂以及移位的骨软骨碎片撕脱现象,但是对隐匿性小骨折、骨挫伤、软骨损伤和软组织损伤等显示能力并不理想,与高分辨率磁共振成像相比,在病灶显示上存在明显不足。关节镜能清楚暴露软骨表面病变,但对于深部软骨、软骨下骨病变却无能为力,常常低估软骨下骨的病损程度。MRI 可明确距骨骨软骨损伤的大小,同时能发现软骨下骨折,对早期的骨髓水肿和软组织损伤,都能清晰显示,为距骨骨软骨损伤最为有效的无创性检查方法,有利于患者早发现、早治疗。OLT 的 MRI 主要包括冠状面和矢状面扫描。冠状面扫描是距骨 MRI 扫描的主方位,适宜于评价距骨的内、外侧缘。覆盖距骨穹窿的关节软骨通常较薄,软骨损伤也较轻微,因而距骨软骨 MRI 需选用薄层成像,T_1WI、T_2WI 和 PD 是应用最广泛的脉冲序列。T_1WI 信噪比高,可展示软骨的解剖细节,但易受关节积液影响,对软骨局部缺损的显示不佳,T_2WI、PD-FS 对于关节软骨表面破损区,特别是有关节积液时显示较好,但仍存在检出率不高以及对软骨下受损骨质显示欠佳的弱点。GRE 序列中 3D-SPGR 序列可明显提高软骨破损检出率。软骨延迟增强磁共振成像(delayed gadolinium enhanced MRI of cartilage,dGEMRIC)、旋转框架内自旋晶格弛豫(spin lattice relaxation in the rotating frame,Tlρ)、T_2 mapping 图像、磁共振扩散张量成像(diffusion tensor imaging,DTI)、化学交换饱和传递(chemical exchange saturation transfer,CEST)、超短回波时间脉冲序列(ultrashort echo time,UTE)等关节软骨新兴扫描序列,可清晰显示软骨损伤的部位、形态和程度。1999 年 Hepple 在 Berndt 和 Harty 的分型基础上修正了 OLT 的 MRI 分型。1 期:代表了只有关节软骨损伤;2A 期:代表了软骨下骨折的关节软骨损伤和骨髓水肿;2B 期:与 2A 期相似,只是没有骨髓水肿;3 期:出现分离的骨软骨片但没有移位(图 11-2-29);4 期:骨软骨片移位;5 期:软骨下骨囊肿形成。2003 年 Mintz 等提出了同时适用于 MRI 和关节镜的分期系统,对临床具有很好的指导意义。0 期,正常;1 期,关节软骨面保持完整但在 T_2WI 上出现高信号;2 期,关节面有裂隙形成,但未累及软骨下骨质;3 期,软骨片悬垂或软骨下骨质暴露;4 期,有松弛、无移位的骨碎片;5 期,有移位的骨碎片。De Smet 等提出了确认 OLT 不稳定的 4 个标准:①骨碎片和宿主骨之间细线状长 T_1、长 T_2 信

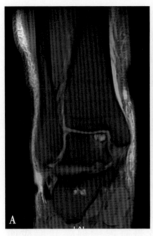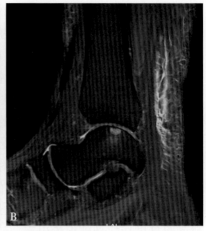

图 11-2-29 距骨骨软骨损伤

患者男性,24 岁,运动后右外踝间歇性疼痛 3 年余。A. PD-FS 冠状面; B. T₂WI 脂肪抑制序列矢状面,显示距骨顶内上方局限性高信号周围环形低信号,表明骨和软骨的完全剥脱,但是无移位;胫后皮下软组织水肿

号影(长度 >5mm);②损伤区下方不连续的圆形不均匀长 T_1、长 T_2 信号影(直径 >5mm);③损伤的关节表面局灶性缺损(宽度 >5mm);④自损伤区贯穿关节软骨和软骨下骨板的长 T_1、长 T_2 信号影。

【诊断要点及鉴别诊断】

距骨骨软骨损伤患者的典型临床表现是在踝关节扭伤后出现慢性持续性踝关节疼痛,特别是损伤处的间歇性疼痛。根据其发病部位和影像学表现易于诊断,但须与距骨滑车关节面骨折及关节面下局限性囊变鉴别。距骨滑车关节面骨折,骨折线清楚,碎骨边缘锐利,密度均匀,内可见骨小梁影,踝关节周围软组织肿胀明显。距骨滑车关节面下局限性囊变,距骨滑车关节面完整,囊性病变位于关节面下,密度均匀,病变区边界清楚,囊壁轻度硬化,多为退行性骨关节病所致。

（二）前踝关节撞击综合征

踝关节扭伤是常见的运动损伤,多见于运动量较大的青年人及职业运动员,约占人群运动创伤发病率的 30%,在运动员中发病率为 40%,为踝关节慢性疼痛的重要原因之一。随着 CT 及 MRI 技术的不断发展和应用,踝关节撞击综合征越来越被认识,分类也越来越完善。

【病因与临床表现】

踝关节撞击综合征为运动时踝关节周围软组织或骨相互撞击、挤压所致的疼痛状态。1943 年,Morris 首次提出踝关节撞击综合征这一概念,根据其发病机制及临床表现,可分为前侧、前外侧、后侧、前内侧及后内侧撞击综合征。前踝撞击是以鸟嘴样骨赘形成为特征,而这些骨刺位于胫骨远端关节面前缘及与之相对应的距骨颈部关节面,在踝关节经常强力背屈时相互接近并撞击。其形成机制目前还没有得到统一。有学者认为足的反复过度跖屈致前关节囊附着处张力增加,从而引起局部牵引性骨刺形成。其高危人群是专业运动员,特别是足球运动员、芭蕾舞演员,必须反复的强制性背屈,或反复的微创伤,在愈合时将形成骨赘。此外反复的强力踝关节背屈导致关节内的胫骨下段前缘骨软骨损伤,损伤骨软骨细胞自我修复,促进软组织及软骨组织增生及钙化,在这一过程中,如踝关节仍有慢性不稳及反复过度背屈,会导致韧带、滑膜炎性增生和骨赘加重,关节活动时增生的滑膜嵌入骨赘中而产生挤压疼痛。主要临床表现是踝关节前方疼痛,同时伴背屈活动受限。查体可于踝关节前方触及肿胀软组织。

【MRI 表现】

踝关节的运动创伤非常多见,普通 X 线片为首选评价手段,它可以满足大多数骨折脱位性病变的诊断。前踝撞击综合征时 X 线片容易发现胫骨前缘和附在距骨颈部边

缘的骨赘、外生骨疣等骨性结构(图 11-2-30A)。Scranton 和
McDermott 根据骨赘的大小将踝关节前方撞击综合征分为
四度。Ⅰ度:滑膜撞击,X 线提示有炎性改变,骨赘大小为
3mm。Ⅱ度:骨软骨反应性骨赘 >3mm。Ⅲ度:严重的外生性
骨赘,伴或不伴骨赘碎裂,在距骨侧可见继发性骨赘,常伴有
骨赘碎裂。Ⅳ度:胫距关节骨性关节炎改变。但对是否有软
组织创伤和软骨创伤,普通 X 线不能提供有效的诊断信息。
MRI 高分辨率薄层三维扫描可以获得高质量图像,为踝关节
韧带、软骨等损伤提供了不可替代的优势。MRI T_1WI 上撞击
骨赘表现为低信号,位于邻近胫骨骨赘的关节囊处可见积液
及滑膜增生,而软骨下骨硬化则表现为低信号。T_2WI、PD-FS
可清楚显示软骨磨损情况,邻近胫距关节面下可见片状 T_2WI
抑脂高信号影(图 11-2-30B、C)。胫骨骨赘附近关节囊处的积
液和增生滑膜呈等高信号,异常增生纤维结缔组织则呈高信
号。此外,MRI 还可以发现在伴随骨赘形成的软骨损伤、软

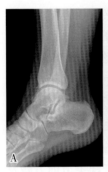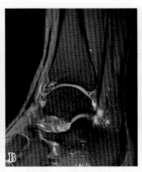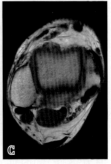

图 11-2-30 前踝关节撞击综合征

患者男性,31 岁,右踝关节扭伤,活动受限 10 余年;右踝关节肿胀,踝关
节背屈活动受限。A. 右踝关节侧位片;B. PD-FS 矢状面;C. T_1WI 横断
面,显示右胫骨前缘和附在距骨颈部边缘的骨赘;T_1WI 上撞击骨赘表
现为低信号,PD-FS 可清楚显示软骨磨损情况,伴随的胫距关节面下片状
高信号影,邻近胫骨骨刺的关节囊处可见中等信号的积液及滑膜增生

骨下骨髓水肿、滑膜炎症及邻近异常软组织。因此,MRI 对于前踝撞击能提供更高的诊断价值。

【诊断要点及鉴别诊断】

前踝关节撞击综合征有典型的发病部位及力学基础,临床表现是踝关节前方疼痛和背屈活动受限。影像学主要表现为胫骨前下缘与距骨颈部前上缘鸟嘴样骨刺形成。主要鉴别踝关节其他几种类型撞击综合征。

(三) 后踝关节撞击综合征(三角籽骨综合征)

踝关节是人体重要的负重关节之一,其承受压力最高可达人体质量的 5 倍,是踝关节易损伤和发生退行性变的原因之一。后踝关节解剖复杂,疼痛病因多样,后踝关节撞击综合征的早期诊断对治疗有重要意义,可有效防止慢性踝关节不稳、骨性关节炎。

【病因与临床表现】

后踝关节撞击综合征(posterior ankle impingement syndrome,PAIS),既往又被称为距后三角骨综合征(os trigoanm syndrome,OTS)、距骨挤压综合征或踝关节后方功能障碍,是指急性跖屈并内翻损伤或踝关节反复过度跖屈后,距骨后突、跟骨后突、胫骨后方的骨性结构及其间的软组织受压而造成踝后部的骨与软组织撞击的一类疾病。其高危人群是芭蕾舞演员,足球、登山运动员及活动量大的人。踝关节后部的解剖学特征易致跖屈时距骨后突或距后三角骨及其周围软组织结构被跟骨与胫骨的挤压,即"胡桃夹现象",是后踝关节撞击综合征发生的解剖基础。后踝关节撞击综合征发病因素包括骨性撞击因素、软组织撞击因素。骨性撞击因素包括:①距后三角骨存在和 / 或损伤,距骨后外侧骨化中心出现于 7~13 岁,常于 1 年内闭合,若这一过程形成大的距骨外突,称为 Stieda 突。若骨化中心未闭合,则形成三角籽骨,与距骨之间通过三角软骨相连,发生率为 7%~14%,50% 为双侧对称出现。②距骨后突过长或增生、胫骨后缘过度向下倾斜、后踝游离体形成。这些变异结构的出现，特别是三角籽骨，本身并不会导致撞击，只有在一定条件下如踝关节旋后损伤、硬地上跳舞，踝关节反复微创伤及慢性炎症，造成三角籽骨与距骨体骨软骨联合不稳，才会导致撞击疼痛。踝关节后方软组织损伤，如后距腓韧带、踝间韧带、后胫腓下韧带部分撕裂或肥厚增生，姆长屈肌腱鞘炎、后踝关节滑囊炎，均是发生后方撞击的软组织病因。临床表现为足背屈时后踝疼痛、跖屈受限，或患者膝关节屈曲 90° 时足于自然状态下突然过度跖屈时诱发后踝部明显疼痛。查体时后踝部触痛，偶尔可触到软组织肥厚，未累及跟腱。休息后症状可缓解，恢复活动后症状再次出现。

【MRI 表现】

常规 X 线片可显示距骨外后突或距后三角骨的形态，当距后三角骨形态不规则时，则应采用 CT 进一步观察距骨后方的骨性结构形态。MRI 能为临床提供客观诊断依据，可作为首选检查，能清晰显示踝关节后部骨性结构改变：①距后三角骨存在和 / 或损伤，可累及距骨后缘、跟骨上缘、胫骨后下缘，早期表现为三角籽骨或距骨后三角结构模糊和变形，受累骨质在 SE T_1WI 序列表现为不均匀稍低信号，FSE T_2WI 呈不均匀稍高、高信号，PD-FS 高信号，骨质边缘毛糙不整，晚期可出现小囊状改变，距骨后缘与三角骨之间低信号连接中断，出现液体信号（图 11-2-31），三角籽骨本身可碎裂成多个结节状。②可并发跟骨后突增生、胫骨后缘过度向下倾斜、后踝游离体形成等。周围软组织撞击后改变包括：胫距和距下关节炎、滑膜增生，表现为滑膜增厚，关节腔积液；周围脂肪水肿，表现为 SE T_1WI 序列信号不均稍减低、STIR 序列信号增高；姆长屈肌腱鞘炎，表现为腱鞘内不同程度扩张并见长 T_1、长 T_2 液性信号影；距腓后韧带损伤，胫腓后下韧带损伤

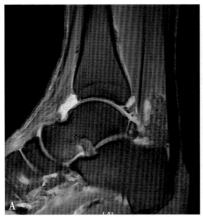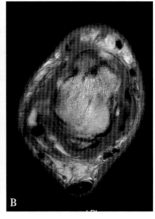

图 11-2-31　后踝关节撞击综合征

患者男性,46 岁,右踝反复肿痛不适伴活动受限 1 个月余;后踝部压痛,足跖屈时疼痛症状加重,局部软组织肿胀。A. PD-FS 矢状面;B. T₁WI 横断面,显示三角籽骨内片状 T₁WI 低、PD-FS 高信号,边界不清,距骨后缘骨质毛糙,距骨后缘与三角骨之间出现液体信号,周围软组织水肿

和 / 或增生,踝间韧带损伤,均表现为韧带增粗、扭曲、连续性不佳,FSE T₂WI、STIR 序列信号增高;三角韧带后部(胫距后韧带)损伤。

【诊断要点及鉴别诊断】

距后三角骨的存在是后踝关节撞击综合征的解剖学基础,三角骨与距骨后外侧突反复撞击,临床表现为后踝疼痛,活动受限。MRI 检查距后三角骨及周围软组织有水肿信号,距后三角骨和距骨之间正常的低信号纤维连续性中断,出现液体信号。需鉴别其他引起后踝疼痛的常见原因如跟后滑囊炎、跛长屈肌肌腱炎等。

(四) 跗骨窦综合征

跗骨窦综合征(tarsal sinus syndrome)是韧带损伤引起跗

骨窦的滑膜炎和瘢痕组织形成所致的距下关节不稳、疼痛。由于跗骨窦的结构和功能的特殊性，在损伤后容易出现韧带撕裂、关节不稳、腱鞘囊肿等病理改变，造成跗骨窦区域的慢性疼痛。多见于跳舞者、篮球、排球运动员。扁平足和过度内旋畸形的患者更容易发生跗骨窦综合征，另外，体重过重也容易发病。

【病因与临床表现】

　　跗骨窦位于足外侧、外踝的前方，是跟骨前上份与距骨颈之间由后外上向前内下走行的腔隙性结构。由距骨颈下方、距 - 跟后关节前方、跟骨上方、距骨头及距 - 跟前中关节后方构成，其外缘略呈不等边四角形，向前内下延伸接近外缘呈近椭圆形。其上方有三个关节面，即前距、中距、后距关节面，分别与距骨的前跟、中跟、后跟关节面组成前、中、后距下关节。跗骨窦周围的支持韧带有：内上外方主要为伸肌下支持韧带内侧束、伸肌下支持韧带中间束、伸肌下支持韧带外侧束、内下缘为跗骨管韧带、外前缘为距 - 跟骨韧带、颈韧带。跗骨窦内含脂肪、血管和神经组织。O'Connor 于1957年首先提出跗骨窦综合征这一概念。指足旋后损伤时，跗骨窦外口距 - 跟骨韧带、颈韧带过度拉伸或断裂，引起跗骨窦或跗骨管位置改变，伤及跗骨窦内软组织，进而引发的一系列无菌性炎症、水肿、变性和纤维化，关节滑膜增生疝入窦腔等导致窦内压力增高的病理改变过程。最常见的病因为足部的内翻、外翻、外旋和垂直压迫导致的肌腱韧带损伤和关节创伤后的纤维化。其余多为炎症性反应，如强直性脊柱炎、类风湿关节炎、痛风、腱鞘囊肿及足部畸形（高弓足、平足症）等，另外足部肿瘤和医源性因素也可引起跗骨窦综合征。70% 患者有踝关节内翻扭伤史，常合并外侧韧带损伤，尤其是跟腓韧带损伤，外踝前下方疼痛及深压痛或伴足底痛，行走、跑步或负重时疼痛可加重，休息后缓解，足后跟部稳定性较差。

【MRI 表现】

跗骨窦综合征早期在 X 线片上无明显骨质与关节病变，创伤严重时可看到跗骨窦周围的距骨、跟骨骨折，及骨折愈合后引起的距骨、跟骨形态不规则，断端骨质硬化等改变。在 CT 上能更清晰地显示跗骨窦综合征的骨质改变，但对早期病变仍然无能为力。MRI 检查适用于创伤后不明原因的持续性疼痛患者，有助于早期发现跗骨窦部位病理改变。跗骨窦 MRI 矢状面位于图像中央，由外向内逐渐缩小，形态由矩形渐变成类圆形；冠状面由前向后由横行的 V 形向后逐渐变成横行的 U 形；横断面跗骨窦由上向下的形态为杯口状到倒 Y 形。正常跗骨窦由脂肪填充，在 T_1WI 和 T_2WI 上均呈高信号，PD-FS 序列呈低信号，但在跗骨窦综合征中，由于正常脂肪组织炎症水肿和积液，跗骨窦内软组织界限不清，T_1WI 上的高信号被低信号代替，而在 PD-FS 序列上呈高信号（图 11-2-32）。急性损伤时期，MRI 多表现为韧带肿胀、不连续，伴条片状 T_1WI 低信号，T_2WI 高信号。另外可伴有跗骨骨质异常，踝关节周围及跗骨窦周围滑膜改变，在距下关节面前、后隐窝处可见积液。踝外侧韧带撕裂常见到。慢性患者的跗骨窦会出现纤维化，在 MRI 各序列中均呈低信号，韧带信号减低、断端回缩。

【诊断要点及鉴别诊断】

患者多有踝关节内翻扭伤史，踝关节长期疼痛不适，外踝尖前下方有明显深压痛。X 线片骨质无明显异常。MRI 显示跗骨窦信号改变，窦内韧带结构走行、完整性及邻近外侧韧带异常，滑膜炎及关节腔积液。鉴别踝关节外侧副韧带陈旧性损伤：症状以不稳为主，压痛点在距腓前韧带或跟腓韧带处，抽屉试验和内翻试验发现踝关节稳定性差，MRI 可显示韧带陈旧损伤。距下关节损伤：X 线或 MRI 有距下关节骨

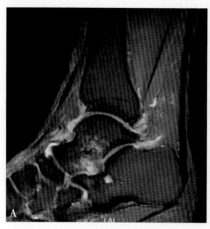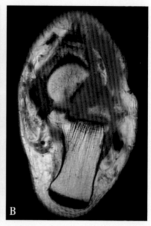

图 11-2-32　跗骨窦综合征

患者男性,58 岁,左踝关节扭伤后酸痛不适 2 个月,外踝前下方压痛明显。A. PD-FS 矢状面;B. T_1WI 横断面,显示跗骨窦内软组织结构边界不清,T_1WI 低信号,PD-FS 呈高信号;距骨下缘骨髓水肿

软骨损伤征象。

(五) 跟腱损伤

跟腱损伤是指直接或间接暴力使跟腱过度牵拉,从而引起跟腱纤维部分或完全断裂。近年群众体育的广泛开展和运动水平的不断提高,跟腱断裂的发病率逐年提高。跟腱损伤可发生于任何年龄段的体育活动、某些全身及局限性疾病引起肌腱变性的基础上,除少数跟腱原位外伤导致的开放性跟腱断裂外,大部分跟腱断裂是由间接外力引发。早期准确的诊断对于本病治疗及预后非常关键。

【病因与临床表现】

跟腱是由小腿后群浅层肌群的腓肠肌和比目鱼肌的肌腱汇合而成,止于跟骨结节,是足踝后部最强大的肌腱,能承受很大的张力,长 10.0~15.0cm,前后径平均 6.0mm,肌腱由上向下逐渐增厚、变窄呈扁带状,宽径大于前后径。跟腱分 3 段,上段为跟腱与肌肉结合部,中段为跟腱,下段为跟腱与跟骨结合部。跟腱附着点附近有跟后滑液囊和跟腱后滑液囊。跟腱前脂肪垫内含有纤细的网状间质和丰富的毛细血管。跟腱是人体重要的功能肌腱,通过站立时固定踝关节、防止身体前倾和维持平衡等,在行走、站立、负重、奔跑、跳跃时起到重要的支撑、稳定等作用。跟腱是足踝部各肌腱中最容易损伤的部位,损伤的发生率为 0.18‰。常发生在跟腱跟骨附着点上方 3~4cm 处即跟腱中段,这可能与其解剖结构特点有关,因为该段血液供应较差,并且是跟腱宽薄部分与厚窄部分的移行区,抵抗张力的能力较弱,最易产生退变,因而易在外力的作用下引起撕裂,且愈合不佳。多见于肌肉发达的学生、运动员和演员等,除直接暴力导致外,间接暴力导致跟腱断裂的机制是当踝关节处在过伸位小腿三头肌突然发力引起跟腱断裂。男性发病率较女性高 5~6 倍,可发生于任何年龄段,通常见于 30~50 岁。跟腱断裂高危因素还包括激素、喹诺酮类抗生素的使用;痛风、甲状腺功能亢进、肾功能不全、动脉硬化;既往的跟腱损伤或病变;感染、系统性炎性疾病;高血压及肥胖等。局部诱发因素为跟腱正常血供纤细不足或解剖变异。临床表现为跟腱处剧烈疼痛肿胀和功能障碍,足跟后方有棒击感,随即出现提踵无力,无法完成蹬地、跳跃等动作,表现为行走困难及推进无力并伴有跛行,完全性断裂时可出现局部的凹陷。

【MRI 表现】

MRI 信噪比(signal-to-noise ratio,SNR)高对跟腱病变的显示优于 X 线片、CT 和超声,它可明确跟腱病变的位置、范围和程度,对于治疗方案的制订具有重要意义。正常跟腱两侧大小外形对称、轮廓光整、边界清楚,连续性良好,内部信号均匀,T_1WI、T_2WI 上与肌肉相比均呈低信号,部分正常人偶见细条状稍高信号。跟腱组织与其他肌腱有所不同,由于肌腱内供血少,损伤后会有大量新生血管和肉芽组织生成,局部的出血、水肿和渗液会使跟腱内信号发生异常;T_1WI 常表现为略高信号,部分患者可呈等信号;T_2WI 一般都表现为高信号,但信号可以不均匀。跟腱发生不完全性撕裂时,肌腱连续性欠佳,可不同程度增粗,以前后径为主,边缘光整或部分毛糙。矢状面和横断面上 T_1WI、T_2WI 上表现为跟腱内局限性片状或条状高信号,周围可有轻度软组织损伤信号表现及少量积液、出血信号等改变。当跟腱完全性撕裂时,则表现为连续性中断,轮廓毛糙、边界不清;断裂处卷曲挛缩,断端呈"毛刷状"改变,跟腱完全分离、回抽,中断处由脂肪及软组织充填。肌腱周围的出血亚急性期 T_1WI 上呈高信号,水肿在 T_2WI 或 PD-FS 上呈高信号(图 11-2-33)。

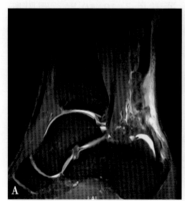
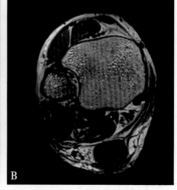

图 11-2-33 跟腱损伤

患者男性,27 岁,外伤致左足跟部疼痛 1 天,左踝跖屈活动受限。A. PD-FS 矢状面;B. T_1WI 横断面,显示跟腱完全性撕裂,轮廓毛糙、边界不清,断裂处卷曲挛缩,其间可见细条索状 T_1WI 中等信号,PD-FS 高信号影;跟腱前脂肪垫模糊变形,周围软组织肿胀

【诊断要点及鉴别诊断】

跟腱断裂有明显直接/间接外伤史,临床表现典型,诊断不难。MRI可以清晰显示跟腱断裂的位置、范围及肿胀、扭曲、缺损、分离的程度。本病须与以下疾病鉴别:

1. 肌腱炎　因肌腱反复轻微撕裂造成胶原纤维破坏,肌腱因瘢痕组织增生而增粗。

2. 非附着点跟腱炎　多发生在低血流灌注的区域,因跟前脂肪垫富含神经末梢,对疼痛非常敏感,表现为跟腱局部或弥漫增厚,在 T_2WI 上呈弥漫或线状的低到中等信号,可并发跟腱前脂肪炎症。

3. 附着点跟腱炎　见于老年人和过度肥胖者,表现为肌腱附着点处疼痛。

(六) 距腓前韧带损伤

距腓前韧带薄弱,所受张力最大,是踝关节外侧副韧带中最容易损伤的韧带。如不能正确诊断和治疗,会造成关节失稳和骨性关节炎等永久性的关节损伤,因此,准确诊断和及时治疗对韧带损伤的痊愈及功能恢复具有重要意义。

【病因与临床表现】

踝关节运动损伤是常见的外伤性病变,占全部运动损伤的 16%~21%,其中踝关节的内翻损伤是最常见的急性运动损伤之一,踝关节的内翻会造成踝关节外侧韧带的损伤。外侧韧带包括距腓前韧带、距腓后韧带和跟腓韧带。距腓前韧带是踝关节外侧韧带中最薄弱的一条,大体形态呈两端较宽、中段稍窄的扁平四边体状,起自外踝下 1/3 前缘,近似水平状向踝关节前内侧走行,止于距骨前外侧面,主要作用是限制踝关节内旋和跖屈运动,当踝部中立位此韧带可防止距骨向前移位,在平时运动生活中受到跖屈内翻应力时,此韧带最为紧张。当踝关节屈曲时骤然内翻,外侧副韧带受到强烈的拉伸力量,常导致距腓前韧带和/或跟腓韧带断裂,其中单纯距腓前韧带断裂最多,其次为距腓前韧带和跟腓韧带同时断裂,而距腓后韧带则很少受损。临床常发生于走路、跑步、跳跃等活动时,有明确的踝关节内翻扭伤史,外侧疼痛、肿胀、青紫淤血,同时伴有踝关节活动受限、跛行。

【MRI 表现】

Black 通过拍摄应力位 X 线片来诊断踝关节韧带损伤,并认为当出现距骨倾斜 10° 时,提示仅有距腓前韧带损伤。当距骨倾斜 >20° 时,所有的外侧副韧带均会撕裂。MRI 能清楚地显示踝关节内的正常结构和急性损伤的韧带,明确韧带损伤的具体部位。MRI 采用常规自然体位,即足背向上,跖屈约 20°,能使患者舒适的接受检查,并能够较为清晰地显示距腓前韧带的全程,减少魔角效应。距腓前韧带在横断面显示最优,而在冠状面及矢状面显示不佳。外侧韧带损伤在 MRI 上可以分为 3 度:Ⅰ度,韧带拉伤未断裂,表现为轻度肿胀、松弛呈波浪状改变,T_2WI 上信号增高,连续性较好,积液无或很少。轻Ⅱ度与重Ⅱ度,韧带肿胀或韧带变细,松弛呈波浪状改变,韧带连续性部分中断(轻Ⅱ度撕裂小于 1/2,重Ⅱ度撕裂大于 1/2),T_2WI、PD-FS 信号不均匀增高,有少量积液或较多积液(图 11-2-34)。Ⅲ度,连续性中断,断端不整齐,呈"破布样"改变,跟腓韧带可见断端挛缩,有较多积液(图 11-2-35)。重Ⅱ度和Ⅲ度时常伴随其他损伤征象,如骨髓、软骨、其他肌腱韧带(如内侧副韧带、下胫腓联合韧带、跟腱、腓骨长/短肌肌腱等)等损伤。

【诊断要点及鉴别诊断】

距腓前韧带损伤是踝关节常见的一种运动损伤形式。踝关节有明确的内翻扭伤史,外侧疼痛、肿胀,同时伴有踝关节活动受限、跛行。患者急性期疼痛难忍,踝关节前抽屉试验及内翻外翻应力试验阳性,压痛点位于腓骨尖前缘。MRI 能充分评估外侧副韧带损伤情况,多方位显示韧带完全断裂

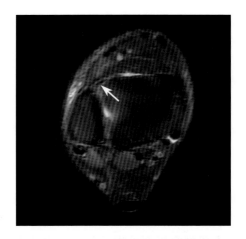

图 11-2-34 距腓前韧带Ⅱ度损伤

患者男性,19岁,右踝疼痛不适2个月,外踝疼痛、肿胀,伴踝关节活动受限。PD-FS 横断面,显示距腓前韧带肿胀,边界模糊不清,信号不均匀增高,有少量积液(箭)

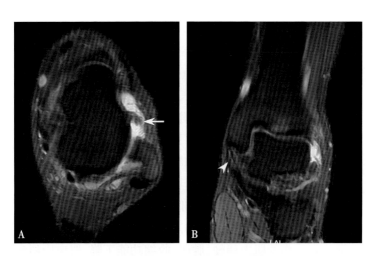

图 11-2-35 距腓前韧带Ⅲ度损伤

患者男性,21岁,运动时左踝关节扭伤1天,左踝节活动受限、跛行。A. PD-FS 横断面;B. T₁WI 冠状面,显示距腓前韧带连续性中断(箭),断口不整齐,有较多积液,伴跟腓韧带损伤(箭头)

或部分撕裂,明确是单一损伤还是合并有其他韧带损伤,判断有无关节脱位、骨折等情况。

七、运动相关性肌肉疾病

(一) 肌肉损伤

MRI 独特的软组织分辨能力,使其成为诊断肌肉损伤的准确和实用的检查。

【病因与临床表现】

肌肉肌腱单位由肌肉、肌肉肌腱交界和肌腱组成,两端连接不同的骨骼,肌肉有弹性,能收缩和舒张,牵动所连接的骨运动。肌肉肌腱交界部承担负荷的能力较弱,最易损伤。肌肉损伤最常发生在下肢肌肉,包括股四头肌、股二头肌、半腱肌和腓肠肌内侧头等。受伤肌肉组织发生出血、水肿、变性坏死及炎性细胞浸润等一系列病理过程。按原因肌肉损伤可分为直接和间接损伤。直接损伤包括肌肉挫伤、刺伤等;间接损伤包括肌肉拉伤或撕裂,以及神经、血管因素所造成的肌肉受损;其中,肌肉拉伤在肌肉损伤中最常见。按损伤时间分为急性和慢性损伤。急性损伤的严重程度依赖于应力的速度、幅度和作用时间的长短。慢性损伤多发生在已经有慢性退变或炎症的肌肉、肌腱,因肌力有所减弱,受到相对较小的应力就可以使其损伤。另外,疲劳也是肌肉拉伤的一个隐患因素。Peetrons 根据肌肉损伤的严重程度,将肌肉损伤分为 3 度:Ⅰ度,肌肉水肿,但无结构的中断;Ⅱ度,肌肉结构部分中断(部分撕裂),受伤部位仍存在连续性;Ⅲ度,肌肉或肌腱的完全中断(完全撕裂),伴有或不伴有肌肉回缩。临床常伴有受伤的肌肉僵硬、肿胀、收缩功能下降、肌肉剧烈疼痛、肌肉超微结构改变和血液中相关酶增加等表现。肌肉的直接或间接损伤都可能导致肌肉内出血,当血液大量集聚,就在肌肉中形成血肿,表现为肌肉内边界清楚的肿块,常伴有肌肉体积增大、水肿和周围散在的出血。

【MRI 表现】

早期肌肉损伤的诊断,主要依靠病史和临床症状,对病变缺乏客观有效的观察手段。超声、CT 等影像检查受软组织分辨率低的限制,远不如 MRI 独特的分辨能力。MRI 可以清楚地显示血肿的部位、范围、形态及信号改变,是诊断肌肉损伤、血肿的实用和可靠的检查方法。正常的肌肉形态规则、边缘光整,肌腹稍显凸起,MRI 所有序列均表现为中等偏低信号。肌肉间隙的脂肪组织呈线、枝、羽状高信号影,以 T_1WI 序列显示最佳。不同程度的损伤,在 MRI 上主要表现为形态和信号不同。Ⅰ度损伤,即肌肉和 / 或肌腱单元的微小损伤,肌肉或肌腱纤维的撕裂 <5%,肌肉和肌腱的形态如常,损伤区域因为水肿和出血,在 T_2WI 和 PD-FS 呈现高信号,沿肌肉的筋膜面"羽毛状"扩展,或向邻近肌肉扩展,而 T_1WI 常显示正常。Ⅱ度损伤,为肌肉与肌腱连接处部分撕裂,多呈弥漫性"羽毛状"及斑片状长 T_1 长 T_2 信号,肌肉、肌腱局部不连续、缺如或变薄松弛,肌纤维断裂处呈"星状"的组织缺损,损伤区水肿和出血较Ⅰ度损伤更明显。Ⅲ度损伤,MRI 表现为肌肉肌腱交界部或肌腱的连续性完全中断,断裂的肌肉及肌腱回缩增粗,挛缩成团块状,并软组织广泛性肿胀。肌肉血肿表现为单块肌肉内边界清楚的分叶状肿块,常伴有肌肉体积增大、水肿和出血,其 MRI 表现随时间的变化而不同,出血的各个阶段中强顺磁性物质所占的比例均较大。梯度回波序列具有成像时间短,图像对比良好及对顺磁性物质敏感等特点,是诊断肌肉损伤常用的成像序列。血肿 MRI 成像基础主要与血红蛋白的成分、含量和状态有关,随着时间的演变,各期的表现也不同:①急性血肿(<2d),MRI 信号改变与细胞内去氧血红蛋白及水分含量有关,T_1WI 常为等或稍低信号,T_2WI 可呈细胞内去氧血红蛋白所致低信号影或液性成分所致高

信号影。②亚急性血肿(<30d),正铁血红蛋白的沉积,在高磁场强下 T_1WI、T_2WI 和 PD-FS 均呈较高信号(图 11-2-36)。③随着时间的变化,血肿内部退变产物的不同,MRI 上呈现混杂信号,因含铁血黄素的沉积,常致慢性血肿形成一环状低信号边缘。慢性血肿最终可完全机化,此时 T_1WI、T_2WI 和抑脂序列上,均呈低信号影。薄壁环形强化是肌肉血肿最常见、最基本的表现,实质为血肿形成后较迅速产生的新生肉芽组织。强化环厚薄与损伤时间有关,时间越短者,壁越薄越规整;时间越长且处于亚急性后期者,壁越厚,内壁欠规整部分呈锯齿状。慢性血肿有时与纤维瘤或纤维肉瘤一样,边界不清楚,增强扫描甚至可见强化。但慢性血肿MRI 上可见断裂回缩的肌纤维或韧带,并常伴有肌纤维化、肌纤维退变和慢性炎性细胞的浸润。肌肉损伤不仅累及肌纤维组织,还可导致肌筋膜及筋膜周围组织损伤,在磁共振

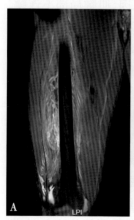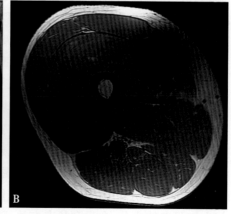

图 11-2-36　肌肉损伤

患者男性,31 岁,外伤后右膝肿痛活动受限 5 天。A. PD-FS 冠状面;B. T_1WI 横断面,显示股中间肌肿胀,T_1WI 内见点片状高信号,PD-FS 呈不均匀高信号,边界不清

成像图像上可见筋膜增厚,沿筋膜走行区可见条带状的液体积聚。

【诊断要点及鉴别诊断】

肌肉损伤是由直接或间接外力作用引起的肌肉挫伤、拉伤、扭伤等运动损伤。MRI 可显示肌肉和肌腱损伤的程度和范围,是否合并有血肿及不同时期的表现,同时还可以观察到邻近骨骼是否受到累及,具有 X 线和 CT 无法比拟的优势。T₁WI 高信号或 MRI 呈高低混杂信号,结合患者有明显运动损伤史,不难诊断肌肉内血肿。血肿多边缘强化,需鉴别软组织内肿瘤,后者可见软组织肿块大部分强化。另累及较大范围的肌肉软组织水肿、挫伤及出血信号应提示临床医师密切注意是否有骨筋膜室综合征存在。

(二) 去神经肌萎缩

骨骼肌是周围神经系统的靶器官,其发生、结构和功能的维持均由神经支配和调节,一旦失去神经支配,肌肉失去神经营养就会发生变性,体积将很快缩小并失去收缩功能。随着时间的延长,经过一系列的病理过程,失神经肌肉纤维化,最终导致不可逆性萎缩。MRI 可清晰地显示不同时期失神经支配肌肉的形态及信号变化,为临床确定神经移植或功能重建术提供重要信息。

【病因与临床表现】

失神经改变多源于神经系统的损害继发引起肌肉的改变,其病因纷繁复杂,包括创伤、受压、肿瘤、糖尿病及带状疱疹等,凡是可以引起神经受损的疾病均可导致受支配肌肉出现失神经改变。受累靶肌肉不但会出现形态学上的变化,还会发生电生理学、超微结构、酶组织化学等诸多方面的改变,继而出现疼痛、麻痹等为主的症状和神经肌电图传导相关的改变。主要表现为:

1. 形态学改变　失神经支配后,骨骼肌因废用和失去神经的营养作用导致肌细胞直径及截面积不断缩小,从而出现典型的失神经肌萎缩表现。

2. 肌肉超微结构变化 包括线粒体肿胀溶解、核糖体游离、肌细胞核变形、运动终板减少、胆碱酯酶及突触数减少等。光镜下肌卫星细胞直径及截面积缩小,随时间延长,这些改变进一步加重,肌纤维进行性萎缩。

3. 酶组织化学改变 骨骼肌失神经支配后,线粒体退变,三羧酸循环受阻,钠-钾 ATP 酶和依靠 ATP 供能的钙-ATP 酶活性显著下降。

4. 有研究将肌萎缩与细胞凋亡联系起来,发现骨骼肌萎缩可能有细胞凋亡参与。

常用的分期为急性期 1 个月以内,亚急性期 1~6 个月,慢性期 6 个月以上。

【MRI 表现】

MRI 结合肌电图在判断去神经营养病因方面有较好的作用,可观察遭受去神经营养的肌肉形态和信号的改变。实验报道最早于神经损伤后 24h,MRI 出现肌肉信号异常,明显早于病理学及肌电图检查;临床报道最早于伤后 4d MRI 出现肌肉信号异常。靶肌肉急性期失神经改变的典型 MRI 表现为 STIR 及脂肪抑制 T_2-FSE 等对水敏感的序列上呈高信号,而在 T_1WI 上表现为等信号;至亚急性期,T_2 信号进一步增高,T_1 信号变化不明显。急性期与亚急性期增强扫描均呈显著强化,这可能与失神经支配后,肌间隙毛细血管血流量增加及细胞外水分增多有关。自亚急性期开始,失神经支配的肌肉即发生萎缩和脂肪浸润,细胞外水分继续增加,这也导致了亚急性期失神经支配肌肉在 T_1WI 上仍呈等信号(水与脂肪对 T_1 的影响有相互抵消的作用)。至慢性期,脂肪广泛浸润,T_1WI 上肌束消失,T_1WI 与 T_2WI 均呈明显高信号,脂肪抑制呈低信号(图 11-2-37),增强扫描无明显强化表现。除典

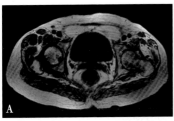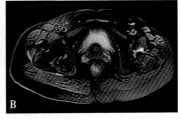

图 11-2-37　去神经肌萎缩

患者女性,54 岁,腰痛伴双下肢疼痛麻木 40 年。A. T_1WI 横断面;
B. T_2WI-FS 横断面,显示双侧臀大肌萎缩、脂肪浸润;T_1WI 高信号,
T_2WI-FS 低信号

型表现之外,有研究发现失神经支配可导致继发性肌炎,出
现肌肉肿胀。MR 扩散成像技术能够反映组织中自由水的运
动程度及在三维空间中的各向异性。急性期即出现 ADC 值
的显著上升以及 FA 值的缓慢上升,ADC 值的改变甚至可以
在肌电图和组织学未显示任何异常时即出现。而在亚急性
期,细胞内外水分子运动达到平衡状态,ADC 值开始回落,慢
性期恢复至正常水平。

【诊断要点及鉴别诊断】

衰老、外伤和运动神经元病等多种原因造成的骨骼肌
去神经支配,可引起骨骼肌萎缩和收缩功能障碍。传统方
法是肌电图检查,MRI 在常规序列上能够很好地显示肌肉
失神经支配后形态和信号的改变。需鉴别炎性肌病、多发
性肌炎、包涵体肌炎、放射性肌炎、药物性肌炎及肌营养不
良症。

(三) 创伤性骨化性肌炎

骨化性肌炎(myositis ossificans,MO)为一种良性、自限
性、骨化性软组织肿块,又称异位骨化、假恶性骨化性软组织
肿瘤及假恶性骨化性肌炎等。可分为进展性、外伤性局限性
和非外伤性局限性 MO 3 型。其中外伤性局限性最常见,患

者一般都有创伤史,有时创伤可能非常小,仅有一小部分肌组织和胶原纤维撕裂。MRI 表现有一定的信号特点和变化规律,有助于诊断和鉴别诊断,避免不必要的手术。

【病因与临床表现】

骨化性肌炎最早由 Guy Patin 于 1692 年提出,1868 年由 Von Dusch 命名,是指骨骼系统外出现的骨结构,这种病变可在皮肤、皮下组织、骨骼肌和关节附近的纤维组织内发生,也可发生于韧带、血管壁,偶尔还可发生于腹膜腔等。创伤性骨化性肌炎好发于男性儿童或青壮年,以下肢股四头肌、腹内侧肌或上臂肌易损伤区多发,病因及发病机制尚不明确,外伤是其主要诱因,可导致局部血肿。病程短至数周,长达数年。早期以细胞变性、出血、机化及结缔组织增生为特点,中晚期发生骨化及钙化,且骨化及钙化过程从病灶的外周向中央发展。创伤性骨化性肌炎成熟后包块呈典型的三层分布。中心为出血层,可见间充质细胞、吞噬细胞和含铁血黄素;中间层为萎缩肌纤维层,以成纤维细胞、内皮细胞为主;外层为骨化层,有骨细胞和破骨细胞进行骨的改建。临床分4 期:反应期、活动期、成熟期、恢复期,具有增大快、钙化快、消肿快的特点。外伤后 1~2 个月,直径可达 4~10cm,活动期可表现为发热、局部皮温高、压痛、质硬肿块。成熟期出现壳状骨性软骨,恢复期停止生长,常在 1 年后坚硬的肿块变小,甚至可完全消失。

【MRI 表现】

X 线空间分辨率高,能较好地显示骨化,但不能显示细小钙化,对软组织改变不敏感。CT 对病变的定位更准确,对软组织改变及骨化特征显示更清晰,能更清晰地观察骨化的范围、形态,有助于对病灶进一步分析、评价。MRI 具有良好的软组织对比度,可以很好地反映骨化性肌炎的病理演变过程。早期,软组织水肿、变性、坏死,有时伴有出血,临床上有软组织肿胀、压痛、发热等,X线及 CT 仅能发现软组织改变(图 11-2-38A),MRI 对软组织的改变敏感,表现为边界模糊欠清,T_1WI 呈等低信号,T_2WI 信号明显增高,环形强化是此期的重要特征。病灶内的出血表现为 T_1WI 高信号,T_2WI 信号为不均匀中高信号,还可出现液 - 液平。中期水肿减轻,肿块趋于局限,边界趋于清晰,质地变硬,疼痛减轻,病变周围出现骨化,呈向心性,表现为“环状”或“蛋壳”骨化(图 11-2-38B、C)。典型的 CT 表现为“分区现象”,分为 3 个区:中心区域为低密度,病理为出血、坏死和细胞增生;中间区域为不成熟的骨化区,密度介于中心区和外周区之间;外周区域是成熟的骨化区,密度最高,形成锐利的边缘。这种分区现象是区别外伤和非外伤性 MO 的特征表现。病灶内的充血减轻和水分减少,其 T_1WI 和 T_2WI 信号比早期都可减低。病灶边缘的钙化在 MRI 上表现为边缘低信号环,纤维化和出血后的含铁血黄素沉着也表现为低信号环。这个低信号环在

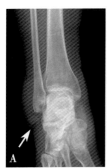
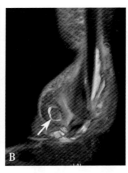
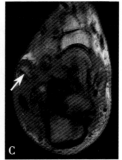

图 11-2-38　骨化性肌炎

患者女性,40 岁,外伤后右侧跟骨、距骨骨折 6 个月,右外踝皮下肿块进行性增大 2 个月,右外踝皮下扪及质硬肿块,压痛明显。A. 右踝正位片,右外踝下缘软组织内不规则密度增高影(箭),边界较清;B. PD-FS 矢状面;C. T_1WI 横断面,显示右外踝前下缘边界较清的肿块(箭),其中间部分呈等偏高信号,边缘低信号环,周围见小片状水肿区

病变的成熟过程中会变得越来越清楚,也是骨化性肌炎特征性表现。后期,水肿、血肿进一步吸收,病灶纤维化,骨化成熟,X线及CT密度更高,边界更清晰,病灶进一步缩小,软组织症状减轻或不明显。由于骨化后的黄骨髓化改变,病变可呈T_1WI、T_2WI高信号,抑脂像低信号,病灶的形态也可变为长圆形和梭形。

【诊断要点及鉴别诊断】

创伤性骨化性肌炎有明确外伤史,且病变增大迅速,MRI可以很好地反映病变的组织学变化。骨化性肌炎早期局部肌肉水肿,MRI表现为T_2WI高信号,中期环状骨化,MRI表现为"蛋壳"征象,后期肌肉水肿消失,MRI显示为离心性分布的骨化团块。本病需与以下疾病鉴别:

1. 滑膜骨软骨瘤病　X线片很有价值,关节周围出现环形或弧形钙化有助于定性诊断,且钙化越多,分布越均匀,表明分化越好。

2. 进行性骨化性肌炎　遗传性、从小起病,颈、肩、臀部多见,新灶、旧灶交替出现,预后不佳。

3. 骨软骨瘤　为软骨源性肿瘤,多为长骨干骺端向外生长的局限性骨块,瘤体表现有环状钙化影。

4. 滑膜肉瘤　表现为跨关节生长的分叶状软组织肿块,瘤体内可出现点状、片状、条状钙化。

(龚向阳　何东)

参 考 文 献

1. 吴昆华,王天朝,梁虹,等.3.0T磁共振不同成像技术对膝关节软骨显示对比分析.实用放射学杂志,2014,30(6):1010-1013.

2. 张鑫,樊健.三角纤维软骨复合体损伤的诊治进展.外科研究与新技术,2017,6(2):121-132.

3. Lee Y H,Yun R C,Kim S,et al.Intrinsic ligament and triangular

fibrocartilage complex（TFCC）tears of the wrist：Comparison of isovolumetric 3D-THRIVE sequence MR arthrography and conventional MR image at 3T.Magn Reson Imaging，2013，31（2）：221-226.

4. 梁宗辉，冯晓源，陈得昶，等.健康成人舟月关节间隙的磁共振测量.中华手外科杂志，2009，25（1）：19-21.

5. 叶薇，詹惠荔，白荣，等.拇指掌指关节侧韧带正常解剖及损伤的MRI表现.中华医学杂志，2015，95（17）：1295-1299.

6. 徐艳惠，李石玲，张伟，等.尺侧腕部撞击综合征的MRI诊断及鉴别诊断.医学影像学杂志，2017，27（3）：531-535.

7. 祁良，王德杭，邹月，等.肱骨外上髁炎及其并发症的MRI表现和相关性研究.放射学实践，2016，31（2）：167-170.

8. 姜庆军，邱中华，郁冰冰，等.肱骨上髁炎的磁共振诊断价值.医学影像学杂志，2011，21（3）：392-394.

9. 杨运平，王钢，徐达传，等.肘关节副韧带的MRI检查方法及影像特点.中国临床解剖学杂志，2002，20（5）：373-374.

10. Ford G M，Genuario J，Kinkart Z，et al.Return-to-play outcomes in professional baseball players after medial ulnal collateral ligament injuries：comparison of operative versus nonoperative treatment based on magnetic resonance imaging findings.Am J Sporta Med，2016，44（3）：723-728.

11. 仲飙，张弛，罗从风，等.肘关节"恐怖三联征"中内侧副韧带及合并损伤的治疗策略.中华骨科杂志，2013，33（5）：534-540.

12. 赵晖，王林森.肩袖损伤的MR诊断进展.医学影像学杂志，2011，21（3）：442-443.

13. 梁治平，刘斯润，曾旭文，等.MRI诊断肩峰下撞击综合征.中国医学影像学技术，2014，30（3）：449-452.

14. 石俊岭，崔建岭，孙英彩，等.肩关节上盂唇前后向损伤特点及MRI、MR关节造影诊断价值.中国CT和MRI杂志，2016，14（3）：124-126.

15. 田春艳，郑卓肇.肩关节MR造影对前下肩关节囊撕裂的诊断价值.磁共振成像，2012，3（4）：250-254.

16. 张慧博，刘敏，王丽，等.股骨髋臼撞击症的3.0T MRI影像分析.中华骨科杂志，2010，30（10）：931-934.

17. Hong S J，Shon W Y，Lee C Y，et al. Imaging findings of femoroacetabular

impingement syndrome:focusing on mixed-type impingement.Clin Imaging,2010,34(2):116-120.

18. 过哲,吴关,张薇,等.髋臼盂唇撕裂的 3.0 T MRI 表现.中国骨与关节杂志,2017,6(8):565-569.

19. 向以四,魏中强,李梅.坐骨股骨撞击综合征的 MRI 诊断.中国医学计算机成像杂志,2017,23(1):67-72.

20. 胡卫东,张卫红,王秀荣,等.髂腰肌囊扩张影像学表现及其相关因素分析.广东医学,2016,37(12):1857-1858.

21. 尹京春,林达,黄晓辉,等.膝关节韧带损伤的 MRI 诊断价值.医学影像学杂志,2011,21(3):418-421.

22. 赵海玲,王之平,金洪先.MRI 对膝关节内侧副韧带损伤的诊断价值.实用放射学杂志,2006,22(5):567-568,580.

23. Subhas N,Sakamoto F A,Mariscalco M W,et al. Accuracy of MRI in the diagnosis of meniscal tears in older patients.AJR Am J Roentgenl,2012, 198(6):W575-580.

24. 姜辉,郑彦宏,孙百胜,等.急性髌骨外侧脱位后内侧髌股韧带损伤模式及其与髌股关节主要解剖参数的相关性.医学影像学杂志,2017,27(5):896-900,905.

25. 赵斌,邢更彦.距骨骨软骨损伤的发病机制与诊断治疗.中国医学前沿(电子版),2014,6(1):40-43.

26. 龙义,陈游.踝关节撞击综合征的进展与研究.中国医师杂志,2015,17(2):310-313.

27. 黎加识,洪春鹏,孙赞,等.踝关节后方撞击综合征的 MRI 诊断价值探讨.中国临床医学影像杂志,2018,29(7):510-513.

28. 杨崇林,徐向阳.跗骨窦综合征.国际骨科学杂志,2011,32(3):149-151.

29. 钱占华,刘悦,白荣杰,等.踝关节外侧韧带解剖及损伤的磁共振表现.中华医学杂志,2017,97(29):2271-2274.

30. 闫东,张景秀,张晶,等.肌肉损伤的 MRI 表现.中国医学影像技术,2008,24(6):811-813.

31. 舒胜雷,杨帆,孔祥泉.肌肉失神经改变的 MRI 表现及研究进展.国际医学放射学杂志,2017,40(1):61-63.

32. 颜凌,刘晓薇,丁晓毅,等.骨化性肌炎的 MRI 表现特点与演变.生物医学工程与临床,2009,13(3):202-206.